安徽省高职高专护理专业规划教材

生 理 学

（可供高职高专卫生职业教育各专业使用）

（第2版）

主　编　汪光宣
副主编　杨祎新　朱洁平
编　者　（以姓氏笔画为序）
　　王国樑（安徽省黄山市卫生学校）
　　邓斌菊（安徽省宿州市卫生学校）
　　朱洁平（安徽省皖西卫生职业学院）
　　汪光宣（安徽省宣城市职业技术学院）
　　金少杰（安徽省阜阳市卫生学校）
　　欧阳锦萍（安徽省阜阳市卫生学校）
　　杨祎新（安徽省阜阳市卫生学校）
　　罗桂霞（安徽省淮南市卫生学校）
　　周爱凤（安徽省计划生育学校）
　　周晓隆（安徽省巢湖市职业技术学院）
　　耿宏柱（安徽省滁州市卫生学校）
　　董克江（安徽省滁州市卫生学校）
　　鲍道林（安徽省医学高等专科学校）

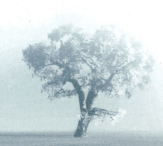

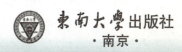

东南大学出版社
·南京·

内 容 提 要

本书是安徽省护理专业高职高专规划教材之一,全书理论知识共分13章,后附实验指导。本书是以整体水平的生理学基础理论知识为起始,以细胞水平的生理学主要理论知识为铺垫,逐一选择性介绍器官、系统水平的生理学理论知识,并通过实验以验证、探求部分生理学理论知识,学习有关动物实验和人体功能的测试技能,力求构成较为完整的生理学学习框架,促使学习者能够较好地掌握和运用生理学理论知识,为后续医学课程和临床医护工作奠定基础。本书内容丰富,深度适中。

本书作为五年制护理专业高职规划教材,可供护理、助产、医学检验技术、医学生物技术、口腔医学技术、医学影像技术、眼视光技术、医疗美容技术、康复治疗技术、医学营养等高职高专医学专业使用。

图书在版编目(CIP)数据

生理学/汪光宣主编.—2版.—南京:东南大学出版社,2011.2(2020.2重印)
安徽省高职高专护理专业规划教材
ISBN 978-7-5641-2636-0

Ⅰ.①生… Ⅱ.②汪… Ⅲ.人体生理学-高等学校:技术学校-教材 Ⅳ.R33

中国版本图书馆 CIP 数据核字(2011)第019666号

生理学(第2版)

出版发行	东南大学出版社
出 版 人	江建中
社　　址	南京市四牌楼2号
邮　　编	210096
印　　刷	江苏徐州新华印刷厂
开　　本	787mm×1092mm　1/16
印　　张	15.25
字　　数	378千字
版　　次	2011年2月第2版　2020年2月第6次印刷
书　　号	ISBN 978-7-5641-2636-0
印　　数	19001—20000册
定　　价	38.50元

* 本社图书若有印装质量问题,请直接与营销部联系,电话:025—83791830。

随着社会经济的发展和医疗卫生服务改革的不断深入,对护理人才的数量、质量和结构提出新的更高的要求。为加强五年制高职护理教学改革,提高护理教育的质量,培养具有扎实基础知识和较强实践能力的高素质、技能型护理人才,建设一套适用于五年制高职护理专业教学实际的教材,是承担高职五年制护理专业教学任务的各个院校所关心和亟待解决的问题。

在安徽省教育厅和卫生厅的大力支持下,经过该省有关医学院校的共同努力,由安徽省医学会医学教育学分会组织的安徽省五年制高职护理专业规划教材编写工作,于2005年正式启动。全省共有10余所高校、医专、高职和中等卫生学校的多名骨干教师参加了教材的编写工作。本套教材着力反映当前护理专业最新进展的教育教学内容,优化护理专业教育的知识结构和体系,注重护理专业基础知识的学习和技能的训练,以保证为各级医疗卫生机构大量输送适应现代社会发展和健康需求的实用性护理专业人才。在编写过程中,每门课程均着力体现思想性、科学性、先进性、启发性、针对性、实用性。力求做到如下几点:一是以综合素质教育为基础,以能力培养为本位,培养学生对护理专业的爱岗敬业精神;二是适应护理专业的现状和发展趋势,在教学内容上体现先进性和前瞻性,充分反映护理领域的新知识、新技术、新方法;三是理论知识要求以"必需、够用"为原则,因而将更多的篇幅用于强化学生的护理专业技能上,围绕如何提高其实践操作能力来编写。

本套教材包括以下30门课程:《卫生法学》、《护理礼仪与形体训练》、《医用物理》、《医用化学》、《医用生物学》、《人体解剖学》、《组织胚胎学》、《生理学》、《病理学》、《生物化学》、《病原生物与免疫》、《药物学》、《护理心理学》、《护理学基础》、《营养与膳食》、《卫生保健》、《健康评估》、《内科护理技术》、《外科护理技术》、《妇产科护理技术》、《儿科护理技术》、《老年护理技术》、《精神科护理技术》、《急救护理技术》、《社区护理》、《康复护理技术》、《传染病护理技术》、《五官科护理技术》、《护理管理学》和《护理科研与医学文献检索》。本套教材主要供五年制护理专业使用,其中的部分专业基础课教材也可供其他相关医学专业选择使用。

成功地组织出版这套教材，是安徽省医学教育的一项重要成果，也是对安徽省长期从事护理专业教学的广大优秀教师的一次能力的展示。作为安徽省高职高专类医学教育规划教材编写的首次尝试，不足之处难免，希望使用这套教材的广大师生和读者能给予批评指正，也希望这套教材的编委会和编者们根据大家提出的宝贵意见，结合护理学科发展和教学的实际需要，及时组织修订，不断提高教材的质量。

卫生部科技教育司副司长 孟群

2006年2月6日

修订说明

在安徽省卫生厅和教育厅领导下,由安徽省医学会医学教育分会和东南大学出版社组织,2006年试编的这本《生理学》高职高专护理专业规划教材,获得了2008年第八届全国高校出版社"优秀畅销书"一等奖。现依据国家卫生部和教育部关于高职高专护理专业人才的培养目标,以及教材使用周期的要求,对原教材进行改版。改版教材结合使用对象部分是初中生的实际,注重教材编写中的思想性、先进性、科学性、创新性,尤其是实用性,突出"必须、够用"的编写原则,在介绍《生理学》基本理论、基本知识和基本技能时,注意参阅新的《生理学》等著述,适当引入生理学新知识,并采用"知识链接"以适当拓宽知识面,运用双色套印以使版面活泼。力图做到框架编排得当、内容衔接严密、新创图表简明准确,文字叙述通俗易懂,凸显职业教育、岗位需求特色,重在为后续课程奠定基础,并紧密联系国家执业护士资格考试和兼顾"专升本"入学考试的要求等,以适应培养现代护理人才的需要。

在教材编写过程中,编委们融入了长期从事生理学教学的心得体会,对编写内容,反复斟酌,相互研讨,严格把关,并多方征求和听取本科高校教授及有关同仁的意见和建议,一定程度上保证了教材质量。本书中,第一章由宣城职业技术学院汪光宣编写;第二章由滁州市卫校耿宏柱编写;第三章由安徽省医学高等专科学校鲍道林编写;第四章由阜阳市卫校欧阳锦萍、安徽省计划生育学校周爱凤编写;第五章由阜阳市卫校金少杰、黄山市卫校王国樑编写;第六章由淮南市卫校罗桂霞编写;第七章由滁州市卫校董克江编写;第八章由阜阳市卫校杨祎新编写;第九章由皖西卫生职业学院朱洁平编写;第十章由宿州市卫校邓斌菊、滁州市卫校董克江编写;第十一章由巢湖职业技术学院周晓隆编写;第十二章由安徽省计划生育学校周爱凤编写;第十三章由巢湖职业技术学院周晓隆编写;实验总论由滁州市卫校耿宏柱编写;实验各论主要由编写理论章节的编委们各自编写。

本书虽是高职高专护理专业规划教材,同时也适合医学高职高专其他专业的学生学习,并可作为临床医护工作者学习参考用书。

由于参与改编本书的编委们水平有限,书中错误疏漏难免,祈望得到使用本教材的广大师生和临床医护工作者批评指正。同时,对各位编委所在学校的大力支持和本教材编写中学用其著述资料的专家学者们表示衷心感谢!

安徽省高职高专护理专业规划教材
《生理学》编委会
2010年12月

前　言

在安徽省卫生厅和教育厅的领导下，由安徽省医学会医学教育学分会组织，我们试编了这本五年制高职护理专业《生理学》教材。本教材的编写是依据国家教育部和卫生部关于高职护理专业人才的培养目标，结合本教材的使用对象主要是初中毕业生的实际，注重教材编写中的思想性、先进性、科学性、创新性，尤其是实用性，突出"必需、够用"的编写原则，在介绍生理学基本理论、基本知识和基本技能的同时，适当注意新知识、新观念的引入，力图做到框架编排得当、内容衔接严密、叙述简明准确、文字通俗易懂，重在为后续课程奠定基础，并兼顾到国家执业护士资格考试和"专升本"入学考试的要求等，以适应培养现代护理人才的需要。

在教材的编写过程中，编委们融入了长期从事生理学教学的心得体会，个人编写，反复斟酌，会议研讨，严格把关，并多方征求和听取了高校教授及有关同仁的意见和建议，一定程度上保证了教材质量。参加本书编写的人员有：第一章芜湖地区卫校汪光宣，第二章滁州卫校耿宏柱，第三章安徽省医学高等专科学校鲍道林，第四章阜阳卫校欧阳锦萍、安徽省计划生育学校周爱凤，第五章黄山卫校王国梁，第六章淮南卫校罗桂霞，第七章滁州卫校董克江，第八章阜阳卫校杨祎新，第九章六安卫校朱洁平，第十章宿州卫校邓斌菊、滁州卫校董克江，第十一章巢湖职业技术学院周晓隆，第十二章安徽省计划生育学校周爱凤，第十三章巢湖职业技术学院周晓隆。实验总论滁州卫校耿宏柱；实验各论，主要是编写理论章节的编写人员各自编写。

本书虽是五年制护理专业高职规划教材，同时也适应医学高职高专其他专业的学生学习，并可作为临床医护工作者学习参考用书。

由于参与编写本书编者们的水平有限，书中错误疏漏难免，祈望得到使用本教材的广大师生和临床医护工作者的批评指正。

《生理学》编委会
2006年5月

目录 CONTENTS

第一章 绪 论

第一节 生理学及其研究和应用 …………………………………………………（1）
  一、生理学及其研究任务 …………………………………………………（1）
  二、生理学的研究水平 ……………………………………………………（1）
  三、生理学的研究方法 ……………………………………………………（2）
  四、生理学的应用 …………………………………………………………（2）
第二节 生命的基本特征 …………………………………………………………（3）
  一、新陈代谢 ………………………………………………………………（3）
  二、兴奋性 …………………………………………………………………（3）
  三、生殖 ……………………………………………………………………（4）
第三节 人体与环境 ………………………………………………………………（4）
  一、外环境与适应 …………………………………………………………（4）
  二、内环境与稳态 …………………………………………………………（5）
第四节 人体生理功能活动的调控 ………………………………………………（5）
  一、人体生理功能活动的调节方式 ………………………………………（6）
  二、人体生理功能活动的反馈控制 ………………………………………（7）

第二章 细胞的基本功能

第一节 细胞膜的跨膜物质转运功能 ……………………………………………（9）
  一、小分子物质的跨膜转运 ………………………………………………（10）
  二、大分子物质的跨膜转运 ………………………………………………（12）
第二节 细胞膜受体的信号转导功能 ……………………………………………（12）
  一、通道蛋白耦联受体介导的信号转导 …………………………………（12）
  二、G-蛋白耦联受体介导的信号转导 ……………………………………（13）
第三节 细胞的生物电现象 ………………………………………………………（13）
  一、静息电位 ………………………………………………………………（13）
  二、动作电位 ………………………………………………………………（14）
第四节 骨骼肌的收缩功能 ………………………………………………………（16）
  一、神经-肌肉接头处的兴奋传递 …………………………………………（16）
  二、骨骼肌的收缩机制 ……………………………………………………（17）

三、骨骼肌的收缩形式 （20）
四、骨骼肌收缩的主要影响因素 （21）

第三章 血 液

第一节 血液的组成与理化特性 （22）
一、血液的组成 （22）
二、血液的理化特性 （23）

第二节 血浆 （24）
一、血浆的成分及其生理功能 （24）
二、血浆渗透压 （24）

第三节 血细胞 （25）
一、红细胞 （25）
二、白细胞 （27）
三、血小板 （28）

第四节 血液凝固与纤维蛋白溶解 （28）
一、血液凝固 （28）
二、纤维蛋白溶解 （30）

第五节 血量、血型与输血 （31）
一、血量 （31）
二、血型与输血 （32）

第四章 血液循环

第一节 心脏生理 （35）
一、心脏的泵血功能 （35）
二、心肌细胞的生物电现象 （38）
三、心肌细胞的生理特性 （40）
四、心音与心电图 （43）

第二节 血管生理 （45）
一、动脉血压与脉搏 （45）
二、微循环 （47）
三、组织液、淋巴液的生成和回流 （48）
四、静脉血压与静脉血流 （49）

第三节 心血管活动的调节 （51）
一、神经调节 （51）
二、体液调节 （53）

第四节 器官循环 （54）
一、冠脉循环 （55）
二、肺循环 （55）
三、脑循环 （56）

第五章 呼 吸

第一节 肺通气 （58）
 一、肺通气的动力 （58）
 二、肺通气的阻力 （61）
 三、肺通气功能的评价指标 （63）

第二节 呼吸气体的交换 （65）
 一、气体交换的动力 （65）
 二、气体交换的过程 （66）
 三、肺换气的影响因素 （66）

第三节 气体在血液中的运输 （68）
 一、氧的运输 （68）
 二、二氧化碳的运输 （70）

第四节 呼吸运动的调节 （71）
 一、呼吸中枢的调节 （71）
 二、呼吸运动的反射性调节 （73）

第六章 消化与吸收

第一节 概述 （76）
 一、消化管平滑肌的生理特性 （76）
 二、消化腺的分泌和消化液的功能 （76）

第二节 口腔内的消化 （77）
 一、咀嚼和吞咽 （77）
 二、唾液 （78）

第三节 胃内的消化 （79）
 一、胃的运动 （79）
 二、胃液 （80）

第四节 小肠内的消化 （82）
 一、小肠的运动 （82）
 二、胰液 （83）
 三、胆汁 （84）
 四、小肠液 （84）

第五节 大肠的功能 （85）
 一、大肠的运动 （85）
 二、大肠液 （86）
 三、大肠内细菌的作用 （86）

第六节 吸收 （86）
 一、吸收的部位 （86）
 二、小肠内主要营养物质的吸收 （88）

第七节　消化器官活动的调节 …………………………………………………（89）
　　一、神经调节 ………………………………………………………………（89）
　　二、体液调节 ………………………………………………………………（90）

第七章　能量代谢与体温

第一节　能量代谢 ……………………………………………………………（92）
　　一、能量的来源、转移、贮存和利用 ………………………………………（92）
　　二、能量代谢的简易测算与衡量标准 ……………………………………（93）
　　三、能量代谢的影响因素 …………………………………………………（93）
　　四、基础代谢 ………………………………………………………………（94）
第二节　体温 …………………………………………………………………（95）
　　一、正常体温及其生理变动 ………………………………………………（95）
　　二、人体的产热与散热 ……………………………………………………（97）
　　三、体温调节 ………………………………………………………………（99）

第八章　肾脏的排泄

第一节　肾脏的结构和血液循环的特点 ……………………………………（101）
　　一、肾脏的结构 ……………………………………………………………（101）
　　二、肾脏血液循环的特点 …………………………………………………（103）
第二节　尿生成的过程 ………………………………………………………（104）
　　一、肾小球的滤过 …………………………………………………………（104）
　　二、肾小管和集合管的重吸收 ……………………………………………（105）
　　三、肾小管和集合管的分泌 ………………………………………………（108）
第三节　影响与调节尿生成的因素 …………………………………………（109）
　　一、影响和调节肾小球滤过的因素 ………………………………………（109）
　　二、影响与调节肾小管和集合管重吸收及分泌的因素 …………………（110）
第四节　尿液及其排放 ………………………………………………………（112）
　　一、尿液 ……………………………………………………………………（112）
　　二、尿的输送、贮存和排放 ………………………………………………（113）

第九章　感觉器官

第一节　概述 …………………………………………………………………（116）
　　一、感受器、感觉器官的概念和分类 ………………………………………（116）
　　二、感受器的一般生理特性 ………………………………………………（116）
第二节　视觉器官 ……………………………………………………………（117）
　　一、眼的折光功能及其调节 ………………………………………………（117）
　　二、眼的感光换能功能 ……………………………………………………（120）
　　三、与视觉有关的几种生理现象 …………………………………………（121）

第三节　听觉器官 (123)
一、外耳与中耳的传音功能 (123)
二、内耳的感音功能 (124)

第四节　前庭器官 (126)
一、椭圆囊、球囊的功能 (126)
二、半规管的功能 (126)
三、前庭反应 (127)

第十章　神经系统

第一节　神经系统活动的一般规律 (128)
一、神经元和神经纤维 (128)
二、神经元间的信息传递 (129)
三、反射中枢的活动规律 (131)

第二节　神经系统的感觉功能 (132)
一、脊髓的感觉传导功能 (132)
二、丘脑及其感觉投射系统功能 (133)
三、大脑皮质的感觉分析功能 (134)
四、痛觉 (136)

第三节　神经系统对躯体运动的调节 (136)
一、脊髓的运动调节功能 (137)
二、脑干的运动调节功能 (138)
三、小脑的运动调节功能 (138)
四、基底神经节的运动调节功能 (139)
五、大脑皮质的运动调节功能 (140)

第四节　神经系统对内脏活动的调节 (141)
一、自主神经系统的主要功能及其生理意义 (141)
二、自主神经系统的外周递质和受体 (142)
三、内脏活动的中枢调节 (144)

第五节　脑电活动、觉醒与睡眠 (145)
一、脑电活动 (145)
二、觉醒与睡眠 (146)

第六节　脑的高级功能 (146)
一、条件反射 (147)
二、学习与记忆 (147)
三、语言功能 (148)

第十一章　内分泌

第一节　概述 (151)
一、激素作用的一般特性 (151)

二、激素的分类及其作用机制 ……………………………………………………… (152)
第二节　下丘脑与垂体 …………………………………………………………………… (154)
　　一、下丘脑与垂体的联系 ………………………………………………………… (154)
　　二、腺垂体激素 …………………………………………………………………… (154)
　　三、神经垂体激素 ………………………………………………………………… (156)
第三节　甲状腺和甲状旁腺 ……………………………………………………………… (156)
　　一、甲状腺激素 …………………………………………………………………… (157)
　　二、甲状旁腺素和降钙素 ………………………………………………………… (158)
第四节　肾上腺 …………………………………………………………………………… (158)
　　一、肾上腺皮质激素 ……………………………………………………………… (159)
　　二、肾上腺髓质激素 ……………………………………………………………… (160)
第五节　胰岛 ……………………………………………………………………………… (161)
　　一、胰岛素 ………………………………………………………………………… (161)
　　二、胰高血糖素 …………………………………………………………………… (162)

第十二章　生　殖

第一节　男性生殖 ………………………………………………………………………… (164)
　　一、睾丸的功能 …………………………………………………………………… (164)
　　二、男性附性器官的功能 ………………………………………………………… (165)
第二节　女性生殖 ………………………………………………………………………… (166)
　　一、卵巢的功能 …………………………………………………………………… (166)
　　二、月经周期 ……………………………………………………………………… (167)
　　三、妊娠与分娩 …………………………………………………………………… (169)

第十三章　人体的生长发育、衰老与健康

第一节　生长发育和衰老 ………………………………………………………………… (172)
　　一、儿童期生理特点 ……………………………………………………………… (172)
　　二、青春期生理特点 ……………………………………………………………… (173)
　　三、老年期生理特点 ……………………………………………………………… (174)
　　四、衰老 …………………………………………………………………………… (175)
第二节　健康 ……………………………………………………………………………… (176)
　　一、健康的概念 …………………………………………………………………… (176)
　　二、健康的主要影响因素 ………………………………………………………… (176)

生理学实验指导

概　论 ……………………………………………………………………………………… (178)
　　一、实验课教学目的和基本要求 ………………………………………………… (178)
　　二、常用实验器材简介 …………………………………………………………… (179)
　　三、实验动物 ……………………………………………………………………… (180)

四、常用生理溶液和实验常用麻醉药物 ……………………………………………… (182)
五、实验报告的填写要求 …………………………………………………………… (183)
    实验一　坐骨神经-腓肠肌标本的制备 ……………………………………… (184)
    实验二　刺激强度与肌肉收缩反应的关系 ………………………………… (186)
    实验三　反射弧分析 …………………………………………………………… (188)
    实验四　刺激频率对肌肉收缩的影响 ……………………………………… (189)
    实验五　红细胞脆性实验 ……………………………………………………… (190)
    实验六　血液凝固及其影响因素 ……………………………………………… (191)
    实验七　人ABO血型鉴定 …………………………………………………… (192)
    实验八　蛙心搏动观察和心源起搏分析 …………………………………… (194)
    实验九　期前收缩和代偿间歇 ……………………………………………… (195)
    实验十　体液因素对离体蛙心搏动的影响 ………………………………… (197)
    实验十一　人体心音听取 …………………………………………………… (199)
    实验十二　人体心电描记 …………………………………………………… (200)
    实验十三　人体动脉血压测量 ……………………………………………… (202)
    实验十四　微循环血流的观察 ……………………………………………… (204)
    实验十五　哺乳动物动脉血压的调节 ……………………………………… (205)
    实验十六　人体肺通气功能的测定 ………………………………………… (208)
    实验十七　胸膜腔负压及其变化的观察 …………………………………… (209)
    实验十八　哺乳动物呼吸运动的调节 ……………………………………… (210)
    实验十九　胃肠运动的观察 ………………………………………………… (211)
    实验二十　人体体温的测量 ………………………………………………… (212)
    实验二十一　影响尿生成的因素 …………………………………………… (214)
    实验二十二　瞳孔反射 ……………………………………………………… (215)
    实验二十三　视敏度测定 …………………………………………………… (216)
    实验二十四　视野测定 ……………………………………………………… (217)
    实验二十五　色盲检查 ……………………………………………………… (218)
    实验二十六　声波的传导途径 ……………………………………………… (219)
    实验二十七　人体腱反射检查 ……………………………………………… (220)
    实验二十八　去一侧小脑动物的观察 ……………………………………… (221)
    实验二十九　大脑皮层运动区功能定位 …………………………………… (222)
    实验三十　去大脑僵直 ……………………………………………………… (224)

主要参考文献 ………………………………………………………………………… (226)

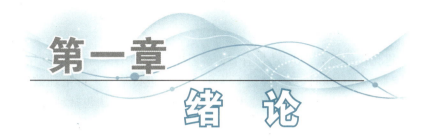

第一章 绪 论

第一节 生理学及其研究和应用

一、生理学及其研究任务

生理学是研究生物机体正常生命活动现象及其规律的科学,是生物科学的一个分支;**人体生理学**是专门研究人体正常生命活动现象及其规律的科学。**生理学研究任务**主要是了解整个机体及其各个组成部分所表现出生命活动现象的具体过程、功能特点、相互关系、体内外环境的影响和调节控制,从中阐明其产生机制,揭示其在整体生命活动中的意义,进而认识和掌握机体生命活动的规律。

二、生理学的研究水平

生理学研究的机体是由各细胞、组织、器官及系统相互联系和相互作用的复杂整体。因此,需要从机体构成的不同层面上,借助自然科学发展的新理论、新技术,从以下三个水平进行研究:

(一)细胞和分子水平

细胞和分子水平是以细胞及其所含的物质分子为研究对象,主要研究细胞内各种物质分子的物理化学变化过程,各种微细结构的功能活动,细胞在完整机体内的生理功能活动分析等。例如,某些离子浓度改变和酶的作用对肌细胞收缩的影响。

(二)器官和系统水平

器官和系统水平是以器官和系统为研究对象,主要研究它们生理功能活动的发生过程、内在机制、外来影响及其在机体中所起的作用等。例如,心脏的射血功能、影响因素及其对血液循环和整个机体生命活动的意义。

(三)整体水平

整体水平是以完整机体为研究对象,主要研究整体内各个器官、系统间的相互关系,机体对环境变化时发生反应的规律等。例如,我国研制的"神舟"飞船载人在太空遨游时,生理学需要研究高空高速时的加速、减速、大气压和减压等因素对人体的影响,以及此时人体内各种生理功能活动的协调和由此产生的机体整体变化。

在研究机体某一生理功能活动时,不仅需要从以上三个水平层面进行综合分析,正确认识完整机体生命活动的规律;同时,还必须以辩证唯物主义思想为指导,把人体视作包括自然和社会环境在内的生态系统组成部分,从生物、社会和心理等多方面观察和理解人体的生命活动现象及其规律。

三、生理学的研究方法

按照生物进化论的观点,人与动物有着许多基本相似的结构与功能,利用动物实验可以获得一定的生理学知识;同时,对人体进行无创实验或进行某些人群生理数据的调查统计,能直接反映人体生命活动的真实情况。因此,生理学的研究方法包括动物实验和人体实验两方面。

（一）动物实验

动物实验法包括急性和慢性两类实验方法,其中急性实验分为急性离体实验和急性在体实验两种,其分类及其比较见表1-1。

表1-1 动物实验方法分类及其比较

分类	概念	优点	缺点	举例
急性离体实验	动物的细胞、组织或器官从体内取出,放置在适宜人工环境中,对人为干预其活动进行观察	有利排除无关因素	未必代表它在正常体内情况	离体蛙心灌流实验
急性在体实验	在麻醉或毁损大脑时的动物身上,进行活体解剖,人为干预暴露部位,对其活动进行观察	方法简单,易于控制	与正常体内活动仍有差别	兔胃肠运动观察
慢性实验	将动物做必要的处理(如外科手术),待清醒、康复,对其体内器官活动或生理指标重复观察	便于观察,接近正常整体情况	实验周期长,影响因素多,难以控制实验条件	狗唾液分泌观察

此外,进行动物实验必需积累大量资料,做到科学分析综合,不能简单地将动物实验结果移用于人体。

（二）人体实验

人体实验分为无创人体实验和人群资料调查两种。无创人体实验是指在人工创设的环境下,利用相应仪器测定有关生理功能,如人体心电图描记。人群资料调查是以人群作为对象,进行调查、测量和统计的实验,如对某地区人群某项生理正常值的调研。

此外,模拟人体功能的仿真学已开始运用于生理学研究,各种模拟人体细胞、组织、器官和系统的数学模型的建立,将开辟未来生理学研究的新途径,标志着人体生命活动的本质和规律将得到进一步阐明。

四、生理学的应用

医学课程学习中,在掌握人体解剖学和组织胚胎学等形态学的基础上,通过学习生理学,了解和掌握正常的人体生命活动过程和规律,才能为学习后续医学课程如病理学、药理学以及各临床课程等奠定坚实基础,才能进一步分析患者的病理变化和临床表现,识别和诊断各种疾病,从而选择正确的治疗原则和护理方案。

此外,生理学的产生、研究和发展是与医学实践紧密联系,医学中的疾病理论研究是以生理学理论为基础;因此,通过医学实践还可以检验生理学理论的正确性。诺贝尔基金会设立的"诺贝尔生理学及医学奖",则可以充分证明生理学学习的重要性,以及生理学与医学之间的密切关系。

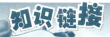

近代生理学的诞生

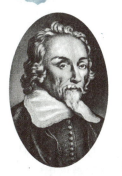

17世纪初,英国医生威廉·哈维(William Harvey)在动物实验中发现,如用镊子夹住搏动的动脉血管,则通往心脏一头的血管很快膨胀起来,而另一端血管马上塌陷下去,说明血液是从心脏流出的;他用同样方法,用镊子夹住大静脉血管,其结果与夹住动脉血管相反,说明静脉血管的血液是流向心脏的。经过十二年的努力,采用八十余种动物反复实验,他得出一个结论,即血液由心脏"泵"出,经由动脉血管流向全身各处,再从静脉血管流回心脏,从而完成血液循环。1628年,威廉·哈维将《论动物的心脏和血液运动的解剖学研究》的成果公布于世,正式提出血液循环理论。恩格斯曾经给过高度评价,说:"由于威廉·哈维发现了血液循环而把生理学确立为一门科学",此标志着以实验为特征的世界近代生理学的诞生。

1926年,中国生理学家林可胜教授创建《中国生理科学杂志》(英文版),标志着中国近代生理学的诞生。

第二节 生命的基本特征

通过对原始的单细胞生物体到高等动物乃至人类的观察和研究证实,生命具有新陈代谢、兴奋性和生殖等基本特征。了解这些基本特征,有助于理解机体正常生命活动的现象及其规律。

一、新陈代谢

新陈代谢是指机体与外环境之间进行的物质和能量交换,以及机体内部不断进行的物质变化和能量转化,从而实现自我更新的过程。新陈代谢包括同化作用(合成代谢)和异化作用(分解代谢)两个方面。**同化作用**是指机体不断地从外环境中摄取营养物质,合成自身成分,并贮存能量的过程;**异化作用**是指机体不断地分解自身成分、释放能量,以供应机体生理功能活动需要,并将代谢终产物排至体外的过程。新陈代谢是机体与环境之间最基本的联系,新陈代谢一旦停止,机体也随之死亡。

二、兴奋性

兴奋性是指机体或组织对刺激发生反应(通常表现为产生动作电位)的能力或特性。

(一)刺激

当环境发生变化时,机体或其组织的生理活动也随之发生相应的改变,这种能为机体或其组织感受,并引起反应的各种体内外环境变化称为**刺激**。刺激按其性质不同可分为:①物

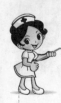

理性刺激,如声、光、电流、机械、温度和放射线等;②化学性刺激,如酸、碱、各种离子和药物等;③生物性刺激,如细菌、病毒等。在人类,社会和心理因素也可构成对人体的刺激,并且有着十分重要的意义。

(二)反应

机体或其组织受到刺激后所发生的生理功能活动状态的改变称为**反应**。反应有两种基本方式,即兴奋和抑制。**兴奋**是指机体或其组织接受刺激后,某种生理功能活动的发生或加强;**抑制**是指机体或其组织接受刺激后,某种生理功能活动的减弱或停止。例如,肾上腺素作用于心脏,使心跳加快,心肌收缩力增强,产生兴奋作用;乙酰胆碱作用于心脏,使心跳减慢,心肌收缩力减弱,产生抑制作用。兴奋与抑制,两者之间对立统一,并且可在一定条件改变下互相转化。

(三)刺激与反应的关系

刺激使机体或组织发生反应,是以机体或组织具有兴奋性作为前提;同时刺激必需具备三个条件,即强度、作用时间和强度-时间变化率。生理学实验中,通常固定刺激作用时间和强度-时间变化率,通过改变刺激强度判断组织兴奋性高低。

通过改变刺激强度观察组织反应时,把能够引起组织发生反应的最小刺激强度,称为**阈强度**或**阈值**。刺激强度等于阈值的刺激,称为**阈刺激**;刺激强度小于阈值的刺激,称为**阈下刺激**;刺激强度大于阈值的刺激,称为**阈上刺激**;引起最大反应的最小刺激称为**最适刺激**。

组织的兴奋性与阈值之间呈反变关系,即阈值愈小,说明组织的兴奋性愈高;阈值愈大,说明组织的兴奋性愈低。在机体各种组织中,神经、肌肉和腺体的兴奋性较高,接受刺激后反应迅速;同时,这些组织接受刺激后生理功能的改变易于观察。如神经纤维兴奋后出现动作电位的产生和传导,肌肉兴奋后出现收缩,腺体兴奋后出现分泌。在生理学中,将这些组织称为**可兴奋组织**。

刺激与反应的关系,取决刺激的性质、强度以及机体的生理功能状态。刺激的性质不同,反应也不同;如肾上腺素和乙酰胆碱对心脏的不同影响。同样性质的刺激,强度不同,引起的反应也不同;如光线强弱变化时,由于对视网膜的刺激不同,瞳孔大小会发生相应的改变。不同的生理功能状态下,同一刺激引起的反应不同,如饥饿、饱食或不同精神状态时,对食物的反应是不同的。

三、生殖

生殖是指生物体生长发育成熟后,能够产生与自己相似的子代个体的生理过程;人类生殖的生物学意义是繁衍后代、延续种族(详见第十二章)。

第三节 人体与环境

人体的生理功能活动都在一定的环境中进行,环境分为外环境与内环境。

一、外环境与适应

外环境是指人体生活的外界环境,包括自然环境和社会环境。人与自然环境之间存在相互依存、相互影响的关系。一方面是自然环境随着春夏秋冬四季气温、气压、湿度和光照等不断变化,影响着人体的生理功能活动;而人类通过长期的进化,已逐步具备了适应自然环境变化的能力。如当气温降低时,皮肤血管收缩,以减少散热量,甚至还会通过寒颤以增加产热量;而气温升高时,皮肤血管扩张,汗腺活动增强,致使散热量增加。人体这种随着各种环境变化不断调整自身内部生理功能活动的过程称为**适应**。在自然环境变化中,人体的适应能力是有一定限度的,如气温过高或过低,人体都无法适应。但是人类可以运用先进的科学技术改造自然环境,使其适合于自己生存以达到主动适应自然环境的目的。另一方面,人类的活动对自然环境也会产生影响。值得重视的是,随着人类社会生产和生活的发展,人类赖以生存的自然环境不断受到破坏,例如"温室效应"的加剧、酸雨的形成、臭氧层的破坏和生物多样性的减少等,对生态系统平衡的不良影响,已经严重威胁着人类的健康和生存。

社会环境是影响人体生理功能活动的另一个重要因素。随着社会的发展,人们的生活节奏不断加快,学习、就业和工作压力越来越重,因精神过度紧张导致心理疾病的人明显增多,社会心理因素对人体健康的影响已经受到人们的高度关注。

二、内环境与稳态

(一) 内环境

内环境是指体内各种细胞赖以生存的环境。人体内绝大部分细胞并不与外环境直接接触,而是生存在细胞外液之中。细胞外液是体液的一部分,**体液**是人体内液体的总称,约占体重的60%,其中约2/3存在于细胞内,称为**细胞内液**;其余约1/3存在于细胞外,称为**细胞外液**,包括血浆、淋巴液、组织液、脑脊液、各种浆膜腔液(如胸膜腔液、腹膜腔液、关节腔液)等。由于细胞外液是体内绝大部分细胞直接生存的液体环境,所以将细胞外液称为人体的**内环境**。

内环境能为人体细胞的活动提供适宜的理化条件,细胞代谢所需要的氧气和营养物质直接从内环境中获取;细胞代谢产生的二氧化碳和代谢产物也直接排到内环境中去,然后通过血液的运输,由排泄器官排至体外。因此,内环境对维持人体细胞的正常生理功能活动有着十分重要的作用。

(二) 内环境稳态

正常情况下,内环境的化学成分和理化性质,如温度、渗透压、酸碱度、各种离子浓度等,只在一个非常窄小的范围内波动,这种内环境的化学成分和理化性质保持相对稳定的状态称为内环境**稳态**。它为细胞的正常功能活动提供了相对稳定的理化环境,保证其新陈代谢和生命功能活动的正常进行。

内环境稳态是一种复杂的动态平衡。一方面外界环境的变化和细胞的代谢活动不断使内环境稳态受到破坏;另一方面人体又通过各种调控机制不断恢复至内环境稳态。因此,内环境稳态是一个相对稳定的状况。如果内环境稳态遭到严重破坏,超过人体的调控能力,新陈代谢不能正常进行,将会影响人体的正常生理功能活动,可以导致疾病,甚至危及生命。

目前,稳态的概念已运用到机体的各个水平,即凡能保持协调、有序和相对稳定的各种生理过程均属稳态。

第四节 人体生理功能活动的调控

当人体的内外环境发生变化时,体内一些系统器官、组织细胞能够作出相应的功能改变,使人体适应内外环境的变化,保持内环境稳态。人体生理功能活动的调控过程是通过下述调节方式和反馈控制实现的。

一、人体生理功能活动的调节方式

(一) 神经调节

神经调节在整个调节中起主导作用,其调节的基本方式是反射。**反射**是指在中枢神经系统参与下,人体对内外环境刺激产生的规律性应答反应。反射活动的结构基础是反射弧,典型的**反射弧**是由感受器、传入神经、神经中枢、传出神经和效应器五个部分组成(图1-1)。感受器能将所感受到的各种刺激转换为电信号,沿着传入神经传向神经中枢,神经中枢对传入的信号加以分析综合,然后将整合后的信息通过传出神经,传至效应器,并改变效应器的活动,完成反射动作。反射活动的正常进行,有赖于反射弧结构与功能的完整性,反射弧中任何一个部分受到破坏或发生功能障碍,相应的反射都不能完成。

反射可分为非条件反射和条件反射两类。**非条件反射**是先天遗传的,反射弧和反应方式都比较固定的反射,是一种初级的神经活动,多为人和动物生命的本能。例如,食物进入口腔引起唾液分泌,手指触及火焰时的迅速缩回等。**条件反射**是在非条件反射的基础上,经过后天学习训练获得的反射,属于高级神经活动,如"望梅止渴"、"谈虎色变"等。条件反射的建立,因其数量无限,大大扩展了人类适应环境变化的范围和能力。

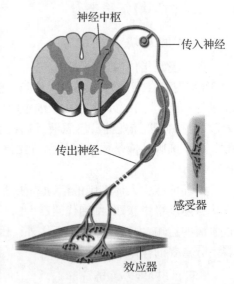

图1-1 反射弧示意图

(二) 体液调节

体液调节可分为全身性体液调节和局部性体液调节。**全身性体液调节**是指激素(如甲状腺激素、胰岛素等)通过血液循环运送到全身各相应的器官或组织细胞而发挥作用的调节,这是体液调节的主要方式。**局部性体液调节**是指由某些组织细胞产生的代谢产物(如 CO_2、H^+ 等)和分泌的一些生物活性物质(如组胺、缓激肽等),通过局部组织液扩散,对邻近组织细胞发挥作用的调节。

由于人体的大部分内分泌腺或内分泌细胞直接或间接地受到神经系统的支配,所以体液调节实际上是神经调节的一部分,是反射传出通路的延长。这种以神经调节为主导,有体液因素参加的调节方式称为**神经-体液调节**(图1-2)。人体内生理功能活动的调节大多数属于这种调节方式。

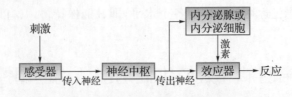

图1-2 神经-体液调节示意图

（三）自身调节

自身调节是一种适应性反应。例如，肾血管的自身调节。当动脉血压在一定范围内降低时，肾血管舒张；当动脉血压升高时，肾血管收缩，从而维持肾血流量的相对稳定。

上述三种调节方式各有不同（表1-2），彼此相互联系，密切配合，以保证人体生理功能活动的正常进行。

表1-2 人体生理功能活动调节方式的比较

项目	神经调节	体液调节	自身调节
概念	指通过神经系统的活动，对人体相应组织细胞或器官生理功能活动进行的调节	指体内一些组织细胞分泌的某些特殊化学物质，通过体液运输到达相应组织细胞或器官后，对其生理功能活动进行的调节	指周围环境变化时，组织细胞不依赖神经和体液调节而产生的适应性反应
方式	神经反射	体液运输	适应性反应
类型	条件反射与非条件反射	全身性和局部性体液调节	—
特点	作用迅速、短暂、精确、局限，自动控制	全身性体液调节缓慢持久、范围广泛；局部性体液调节范围局限	调节幅度小，较稳定，范围局限
意义	主要参与机体内环境的快速反应	主要参与机体缓慢发生的生理过程，与持续调节有关	调节局部组织细胞功能活动过程

二、人体生理功能活动的反馈控制

人体的控制系统可以看作是由控制部分和受控制部分组成的自动控制系统，是一个闭合式环路。该系统的基本特点是控制部分与受控制部分之间存在着往返的双向联系。由控制部分发送到受控部分的信息称为**控制信息**，由受控部分返送到控制部分的信息称为**反馈信息**。反射中枢或内分泌腺可被视为控制部分，而对其所支配的效应器或靶器官则可视为受控部分。由受控部分发送反馈信息对控制部分的活动施加影响的过程称为**反馈控制**。

根据反馈信息的作用效应不同，可将反馈控制分为负反馈和正反馈两类。

（一）负反馈控制

负反馈是指从受控部分发出的反馈信息，经由感受装置传送至控制部分，抑制或减弱控制部分的活动，使反馈后的效应与原效应相反。例如，某种原因使血压升高，通过压力感受器，将血压升高的信息传到心血管活动中枢，经过心血管中枢整合，通过传出神经抑制心脏和血管的活动，引起心跳减慢、心肌收缩力减弱、血管舒张，使升高的血压逐渐向正常水平恢复。因此，负反馈的生理意义在于使机体的某种生理功能保持相对稳定，以维持内环境稳态。在人体生理功能活动的反馈控制中，负反馈控制最为常见。

（二）正反馈控制

正反馈是指从受控部分发出的反馈信息，经由感受装置传送至控制部分，促进或加强控制部分的活动，使反馈后的效应与原效应相同。例如，血液凝固、排尿反射和分娩过程都是正反馈。这些过程一旦被启动，就会通过正反馈使这些过程加强加快，直到全部过程完成。因此，正反馈的生理意义在于使机体的某种生理功能逐步加强并迅速完成。

总之，正是由于人体存在着反馈控制系统，所以对各种刺激的反应才能及时、准确和适

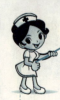
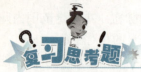

度,从而维持人体对外环境的适应和内环境的相对稳定状态。

1. 名词解释：新陈代谢　兴奋性　阈值　兴奋　抑制　适应　内环境　内环境稳态　神经调节　条件反射　非条件反射　体液调节　负反馈　正反馈
2. 生理学研究的三个水平各有何特点？它们之间有何联系？
3. 反射、反应和反馈各有何不同？试举例说明。
4. 如何理解人体生理功能活动的调节方式和反馈控制？试举例说明。
5. 护士给病人肌内注射时,为什么要进针快、出针快、推药慢,即"两快一慢"？

（汪光宣）

第二章 细胞的基本功能

细胞是人体结构和功能的基本单位,细胞活动是人体生命活动的基础,人体的各种功能活动都是由各种细胞协同配合完成的。因此,了解细胞的基本功能对于机体各个器官系统生理功能的学习有着重要意义。

第一节 细胞膜的跨膜物质转运功能

细胞膜是细胞内外的分界,细胞的新陈代谢需要多种营养物质,同时也会产生许多代谢产物。细胞外营养物质的进入以及细胞内代谢产物的排出,都要经过细胞膜的跨膜物质转运。细胞膜是一种具有特殊结构和功能的半透膜,它对物质的通过有着严格的选择性,如此才能保持细胞正常代谢所需理化环境的相对稳定。

细胞膜主要由脂质、蛋白质和极少量的糖类等物质组成。膜的基本结构是以液态的脂质双分子层为基架,其中镶嵌着具有不同结构、不同生理功能的蛋白质(图2-1)。

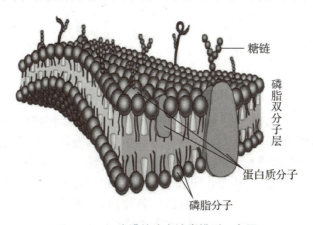

图2-1 细胞膜的液态镶嵌模型示意图

细胞在进行新陈代谢时,不断有各种各样的物质进出。这些物质中除极少数脂溶性的物质能够直接通过脂质层进出细胞外,大多数物质分子或离子的跨膜转运都与镶嵌在膜上的各种特殊蛋白质有关。一些大分子物质或物质团块的进出,则与细胞膜更复杂的生物学过程有关。因此,不同的物质通过细胞膜的方式是不同的。

一、小分子物质的跨膜转运

小分子物质主要包括脂溶性的氧气和二氧化碳,水溶性的离子,有机小分子物质如单糖、氨基酸等。这些小分子物质通过以下三种方式进行跨膜转运。

(一)单纯扩散

脂溶性物质由高浓度一侧向低浓度一侧移动的跨膜转运过程称为**单纯扩散**,单纯扩散是物理扩散过程,不需要消耗细胞本身的能量。氧、二氧化碳和氮等气体分子以及一些类固醇激素,依靠单纯扩散方式进行跨膜转运。

影响单纯扩散转运量的因素主要有:①细胞膜两侧的浓度差;②细胞膜对该物质的通透性。**通透性**是指物质通过细胞膜的难易程度。浓度差越大,通透性越高,转运量越多;反之,浓度差越小,通透性越低,转运量越少。

(二)易化扩散

非脂溶性物质通过膜上特殊蛋白质的帮助,顺浓度差或顺电位差进行的跨膜转运过程称为**易化扩散**。易化扩散可以分为以下两种类型:

1. **依靠载体蛋白转运的易化扩散**　膜结构中存在载体蛋白(简称载体),其中存在着一个或数个能与某种被转运物质相结合的位点;载体先在膜的高浓度一侧与某种物质分子选择性地结合,并引起载体蛋白结构改变,使被结合的物质移向膜的低浓度一侧,随后载体恢复原有构型,准备进行新一轮的转运。葡萄糖、氨基酸等营养物质进入细胞,属于此类型的易化扩散(图2-2)。

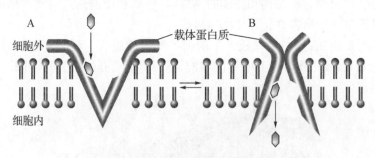

图2-2　载体蛋白转运示意图

载体转运有其共同特性:①特异性,即一种载体只能转运相应的特定物质,如葡萄糖的载体只能转运葡萄糖,氨基酸的载体只能转运氨基酸;②饱和现象,易化扩散的量一般与膜两侧被转运物质的浓度差成正比,如果膜两侧的浓度差超过一定限度,转运量不再随浓度差增大而增加,此即饱和现象,原因是由于膜上的载体数量有限;③竞争性抑制,有的载体特异性不高,如某种载体既能转运A物质又能转运B物质,如果A物质的浓度差增加使A物质的转运量增加时,B物质转运量就会减少,此即竞争性抑制。

2. **依靠通道蛋白转运的易化扩散**　膜结构中存在通道蛋白(简称通道),如Na^+通道、K^+通道、Ca^{2+}通道等。通道蛋白受到某种刺激而发生构型改变时,分子内部形成允许某种离子通过的孔道,即通道开放,相应的离子可以快速地由膜的高浓度一侧移向低浓度一侧。

根据通道开放需要的条件,可以将其分为多种:①电压依从性通道(电压门控通道),开闭取决于膜两侧的电位差,例如Na^+通道、Ca^{2+}通道;②化学依从性通道(化学门控通道),开闭取决于膜两侧某种化学物质的存在和浓度差,例如N_2型乙酰胆碱通道(图2-3)。另还有机械门控通道等。

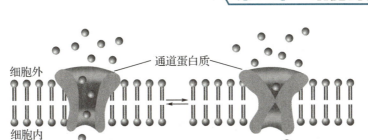

图 2-3 通道蛋白转运示意图

单纯扩散和易化扩散都属于被动转运，即物质顺浓度差或电位差移动，只消耗本身的势能，而不消耗细胞的能量。

（三）主动转运

在"泵"蛋白的参与下，物质分子或离子逆浓度差或电位差的跨膜转运过程称为**主动转运**。物质由低浓度区域向高浓度区域移动，如同水从低处流向高处一样，需要消耗能量。主动转运的结果使高浓度一侧的物质浓度愈来愈高，而低浓度一侧的物质愈来愈少。如小肠上皮细胞对营养物质的吸收和肾小管上皮细胞对某些物质的重吸收，均属于主动转运。

关于对主动转运的研究，目前对 Na^+ 和 K^+ 的主动转运过程了解得比较详细。在哺乳类动物的细胞膜上，普遍存在着一种能够逆着浓度差转移 Na^+ 和 K^+ 的特殊蛋白质即**钠-钾泵**，简称**钠泵**。钠泵具有 ATP 酶的活性，也称 **Na^+-K^+-ATP 酶**。它能在膜外高 K^+ 和膜内高 Na^+ 的情况下被激活，分解 ATP 释放能量，逆浓度差将细胞内的 Na^+ 移出膜外，同时把细胞外的 K^+ 移入膜内，因而保持了膜内高 K^+ 和膜外高 Na^+ 的不均衡离子分布。一般情况下，每分解一个 ATP 分子，可以使 3 个 Na^+ 移到膜外，同时有 2 个 K^+ 移入膜内(图 2-4)。

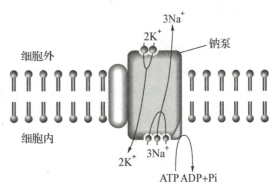

图 2-4 钠-钾泵转运示意图

主动转运是人体最重要的物质转运形式之一，除上述的 Na^+ 泵外，目前了解还有 Ca^{2+} 泵、H^+ 泵、碘泵等。这些泵蛋白在功能上和钠泵相似，都以直接分解 ATP 为能量来源，使有关离子能够进行逆浓度差的转运。

知识链接 血库里的血液为什么不能存放时间太久？

为了抢救病人的需要，血站需要把献血者所献的血液存放到血库中，以方便随时取用。为减少细菌污染，延长存放时间，血库的温度一般为 4℃ 左右。但即使如此也不宜存放时间过长，全血一般不能超过五周。原因之一就是因为低温降低了酶的活性，致使血细胞膜上的 Na^+-K^+ 泵活性降低，功能减弱。Na^+-K^+ 泵的正常功能是把细胞内的 Na^+ 转运至细胞膜外；把细胞外的 K^+ 转运至细胞膜内；其功能减弱的结果会造成细胞膜外 K^+ 浓度升高，将这样的血液输给病人，可能会造成病人血钾升高，抑制心脏功能，引发严重后果。

二、大分子物质的跨膜转运

大分子物质或物质团块是通过出胞和入胞进行跨膜转运。

（一）入胞作用

大分子物质或物质团块通过细胞膜的运动，从细胞外进入细胞内的跨膜转运过程称为**入胞作用**（又称胞吞）。进入细胞内是固态物质，称为**吞噬**；进入细胞内是液态物质，称为**吞饮**。两种跨膜转运过程大体相同。入胞进行时，首先是被吞噬的物质与细胞膜接触，引起该处的细胞膜发生内陷或伸出伪足，然后包裹被吞噬的物质，再出现膜结构的断离，使被吞噬的物质连同包裹在外面的细胞膜一同进入细胞质。

（二）出胞作用

大分子物质或物质团块通过细胞膜的运动，从细胞内到细胞外的跨膜转运过程称为**出胞作用**（又称胞吐）。出胞主要见于细胞的分泌或释放活动，如腺细胞的分泌以及神经递质释放等。

细胞膜跨膜物质转运方式及其比较见表2-1。

表2-1 细胞膜跨膜物质转运方式及其比较

转运方式	转运物质	转运方向	转运机制	是否耗能
单纯扩散	脂溶性小分子（O_2、CO_2等）	高→低	物理扩散	否
易化扩散	非脂溶性小分子（葡萄糖等）	高→低	载体转运	否
	离子（K^+、Na^+等）	高→低	通道转运	否
主动转运	离子（K^+、Na^+等）	低→高	泵转运	是
入胞作用	大分子、物质团块	细胞外→细胞内	细胞膜运动	是
出胞作用	大分子、物质团块	细胞内→细胞外	细胞膜运动	是

第二节 细胞膜受体的信号转导功能

人体维持内环境稳态、实现自身的复杂功能和适应环境的各种变化，是基于细胞正常代谢和功能的发挥。调节这些细胞的代谢和功能，是通过细胞间数百种信号分子实现的。这些信号包括化学信号（如神经递质、激素、细胞因子等）、电信号、机械刺激信号等。由化学信号介导的细胞跨膜转导功能与细胞的受体密切相关。**受体**是指能与信号分子进行特异性结合而发挥信号转导作用的蛋白质。根据受体存在部位不同，分为细胞膜受体、胞质受体和核受体。细胞膜的信号转导途径简介以下两类。

一、通道蛋白耦联受体介导的信号转导

（一）化学依从性通道（化学门控通道）

这类通道存在能与信号分子结合的位点，当其与信号分子结合后，引起通道蛋白变构，导致通道的开放或关闭，实现化学信号的跨膜转导功能。如神经冲动到达神经末梢处时，先由末梢释放一定数量的乙酰胆碱分子，后者再同终板膜上的受体（通道蛋白质分子的一部分）相结合，引起终板膜产生电变化，最后引起整个肌细胞的兴奋和收缩。终板膜上完成乙酰胆碱跨膜信号传递的蛋白质是一种通道蛋白，通道蛋白中有两个亚单位具有同乙酰胆碱

分子特异地相结合的能力,并能因此引起通道蛋白质的变构作用而使通道开放,然后依靠相应离子的易化扩散而完成跨膜信号转导。

（二）电压依从性通道（电压门控通道）

这类通道存在对跨膜电位变化敏感的基团或亚单位,当跨膜电位改变时,引起通道蛋白变构,导致通道开放或关闭,实现电学信号的跨膜转导功能。体内神经细胞和肌细胞的细胞膜中,具有多种电压门控通道蛋白质,它们可因同一细胞相邻的膜两侧出现的电位改变而使通道开放,随之出现的跨膜离子流,致使这些通道所在膜的特有的跨膜电位改变。例如,当动作电位在神经纤维膜上传导时,由于一些电压门控通道被邻近已兴奋的膜的电变化所激活,结果使这些通道所在的膜也相继出现特有的电位变化,完成跨膜信号转导。

二、G-蛋白耦联受体介导的信号转导

很多激素类物质作用于相应的靶细胞时,都是先同膜表面的特异受体相结合,再引起膜内胞浆中环一磷酸腺苷(cAMP)含量的改变,实现激素对细胞内功能的影响。在膜受体因结合特异化学信号被激活时,首先作用于膜中鸟苷酸结合蛋白,即G-蛋白质,它们激活(或抑制)膜结构中的G-蛋白效应器酶(如腺苷酸环化酶),后者的激活(或抑制)可以引致胞浆中cAMP物质的生成增加(或减少),如此完成跨膜信号转导。

另还有酶耦联受体介导的信号转导方式。

第三节 细胞的生物电现象

生物细胞在安静和活动时伴有的电现象称为细胞的**生物电现象**,人体各器官的生物电的产生是以细胞水平的生物电现象为基础的。细胞水平的生物电现象主要有两种表现形式,即安静时的静息电位和受到刺激时产生的动作电位。

> **知识链接**　生物电的临床应用
>
> 人体器官和功能活动的异常改变可以通过其生物电反映出来,由于生物电的监测通常是无创伤的,容易被病人接受,因此临床上常用生物电监测对疾病进行辅助诊断,如心电图、脑电图、胃电图、肌电图等。此外,通过对生物电的干预还有一定的治疗作用,如使用电击除颤对心脏骤停病人的抢救;以及在肢体残疾病人特定部位埋藏电子芯片,促进病人的功能康复等。并且,人的思维活动也可通过测试脑神经细胞的电活动得到一定了解,这对于探索人的心理变化有着重要的科学价值。

一、静息电位

（一）静息电位的现象

细胞安静状态下（未受刺激时）存在于细胞膜两侧的电位差称为**静息电位**。因为这一电位差存在于安静时细胞膜两侧,故称为跨膜静息电位,简称静息电位。

实验中如将细胞外接地,使膜外电位为 0 mV,则膜内电位为负值,大都在 $-10\sim$

—100 mV之间；如人的红细胞约—10 mV，神经细胞约—70 mV，心室肌肌细胞约—90 mV等。静息电位通常用膜内电位表示。在大多数细胞，静息电位是一种稳定的直流电位（具有自律性的心肌细胞和胃肠平滑肌细胞除外），只要细胞未受到外来刺激而且保持正常的新陈代谢，静息电位就稳定在某一相对恒定的水平。

静息电位时，膜两侧外正内负的状态称为**极化**。膜两侧电位差增大，即静息电位向着负值增大的方向变化时称为**超极化**（通常表示细胞发生抑制）；相反，如果膜两侧电位差减小，即静息电位向着负值减小的方向变化时称为**去极化**（通常表示细胞发生兴奋）。去极化后膜内电位变为正值称为**反极化**，高于零电位的部分称为**超射**。去极化后再向极化状态恢复称为**复极化**。例如，神经细胞静息电位是—70 mV，如果因某种原因变成了—100 mV，是超极化；变成了—60 mV，是去极化；变为+30 mV，是反极化；如去极化后又回到了—70 mV，则是复极化。

（二）静息电位的产生机制

1. 前提条件 ①膜内外离子分布不均衡，膜内阳离子以钾离子为主，阴离子以蛋白质有机负离子为主，膜外阳离子以钠离子为主，阴离子以氯离子为主；②在安静状态下，膜仅对钾离子通透，对钠离子通透性较小，对蛋白质有机负离子则不能通透。

2. 产生过程 安静状态下膜仅对钾离子具有通透性，膜内钾离子浓度又较膜外高出30倍之多，浓度差促使膜内钾离子外流。但因膜内蛋白质有机负离子不能随钾离子外流，于是在膜两侧建立了电场，即膜外是钾离子形成的正电场，膜内是蛋白质有机负离子形成的负电场，电位差开始形成。电位差成为钾离子外流的阻力，即钾离子外流同时受到膜外正电场（阳离子）的排斥和膜内负电场（阴离子）的吸引。随着钾离子的外流，浓度差形成的动力逐渐减小，电位差形成的阻力逐渐增大，当促使钾离子外流的浓度差和阻止钾离子外流的电位差力量相等时，钾离子外流停止，电位差不再继续增大，此时稳定在一个固定的数值即静息电位。故静息电位是钾离子外流形成的电-化学平衡电位（图2-5）。

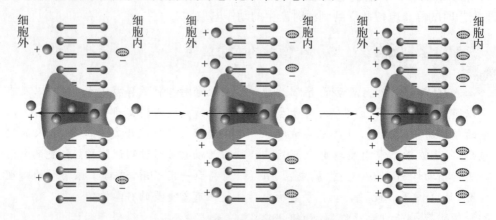

图2-5 静息电位产生机制示意图

注：●，带正电荷的钾离子；⬮，有机负离子（A⁻）

二、动作电位

（一）动作电位的现象

细胞受到刺激时，在静息电位的基础上，膜电位发生一次短暂的、扩布性的电位变化称为**动作电位**（图2-6）。动作电位是细胞兴奋的标志。

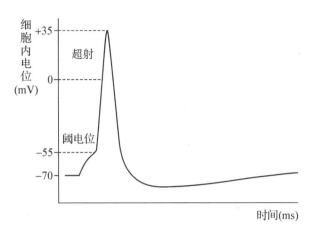

图 2-6　神经纤维动作电位示意图

（二）动作电位的产生机制

当细胞受到阈刺激或阈上刺激时,膜上有少量钠离子通道开放,钠离子少量内流,膜内外电位差逐渐减少,当减少到一定数值时,膜上钠通道全部开放,钠离子大量快速内流,从而引发动作电位。造成膜上钠通道大量开放,钠通透性突然增加的临界膜电位数值,称为**阈电位**。

动作电位快速的去极化和复极化表现为短促而尖锐的脉冲变化,称之为峰电位。以神经细胞为例,当其受到有效刺激后,膜内外电位差减小,减小到阈电位时,膜上钠通道开放,膜外的钠离子借助于浓度差和电位差的双重动力,大量快速内流,使膜内电位迅速升高而去极化,并使膜电位由原来的外正内负变成外负内正,形成反极化。反极化的形成成为钠离子内流的阻力,当促使钠离子内流的浓度差和阻止钠离子内流的电位差力量相等时,钠离子内流停止,膜内电位达到最高峰,构成动作电位的上升相。故动作电位的上升相是钠离子内流形成的电-化学平衡电位。此时钠通道关闭,钾通道开放,钾离子借助于浓度差和电位差的双重动力,大量快速外流,膜内电位迅速下降,当促使钾离子外流的浓度差和阻止钾离子外流的电位差力量相等时,钾离子外流停止,形成复极化,构成动作电位的下降相。在动作电位期间,上升相有较多的钠离子内流,下降相有较多的钾离子外流,致使膜内钠离子增多和膜外钾离子增多,此时钠-钾泵被激活,逆着浓度差将钠离子转运至膜外,钾离子转运至膜内,恢复细胞膜两侧原先的离子分布状态,以利于动作电位再次产生。

（三）动作电位的传导过程

兴奋(动作电位)在同一个细胞上扩布称为**传导**。

1. 传导机制(局部电流学说)　细胞膜上已兴奋部位为内正外负的反极化状态,和未兴奋部位之间形成电位差,从而导致局部自由电子的移动产生局部电流,刺激相邻的未兴奋部位,产生新的兴奋,然后以这种方式迅速向两端扩布即双向传导(图 2-7)。在神经纤维上传导的动作电位称为**神经冲动**。

2. 传导特点　包括①不衰减性:动作电位的幅度不因传导距离的增大而减小。②"全或无"现象:给予阈刺激,动作电位将达到最高幅度,不会因刺激强度的增大而增高幅度,即"全";低于阈刺激,就不能引起动作电位产生,即"无"。③双向性:刺激神经纤维的中间某处,兴奋可以向两端传导。④脉冲式:即发生的动作电位不会发生融合叠加,表现为一个个分离的脉冲式电位波动。

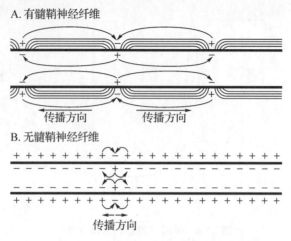

图 2-7 动作电位传导机制示意图

第四节 骨骼肌的收缩功能

人体各种形式的运动,需要依靠肌细胞的收缩活动完成。例如,躯体的各种运动和呼吸运动是由骨骼肌收缩完成;心脏的射血活动由心肌收缩完成;一些中空器官如胃肠、膀胱、子宫、血管等器官的运动,则由平滑肌收缩完成。不同肌肉组织在功能和结构上各有特点,但从分子水平来看,各种收缩活动都与细胞内所含的收缩蛋白质有关。本节以骨骼肌为例,说明肌细胞的收缩功能。

一、神经-肌肉接头处的兴奋传递

兴奋(动作电位)从一个细胞扩布至其他细胞称为**传递**,如运动神经纤维通过神经-肌接头,将兴奋传至骨骼肌,使骨骼肌兴奋和收缩。

(一)神经-肌接头的结构

神经-肌接头主要由三部分组成(图 2-8)。

1. 接头前膜 由轴突末梢形成,轴突末梢内有接头小泡,小泡内含有大量的神经递质即乙酰胆碱。

2. 接头间隙 是接头前膜和接头后膜之间的间隙,约为 50nm,充满组织液,电位变化不能直接传布。

3. 接头后膜 又称为终板膜,由肌细胞膜增厚而形成,上面分布有乙酰胆碱受体和能够分解乙酰胆碱的胆碱酯酶。

(二)神经-肌肉接头处的兴奋传递过程

当动作电位到达神经末梢时,接头前膜去极化,引起该处特有的电压门控式 Ca^{2+} 通道瞬间开放,Ca^{2+} 进入轴突末梢(Ca^{2+} 的进入量决定着囊泡释放的数目),促使大量的接头小泡向接头前膜的内侧面移动,并与接头前膜发生融合,继而融合处出现破裂,接头小泡中的乙酰胆碱全部进入接头间隙。随后与终板膜上的乙酰胆碱受体结合,引起蛋白质分子内部构象变化,通道开放,导致 Na^+、K^+ 的跨膜流动,并且 Na^+ 的内流远大于 K^+ 的外流,使终板膜处

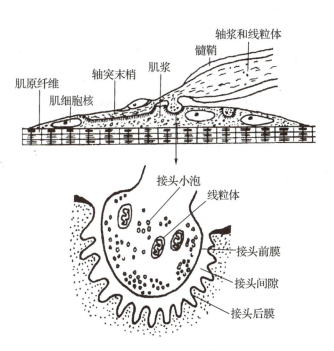

图 2-8 神经-肌接头结构示意图

原有静息电位减小,出现膜的去极化,这一电位变化称为**终板电位**。与终板膜邻近的肌细胞膜由于受到终板电位的影响而去极化到阈电位水平时,就会引发一次动作电位,后者通过"兴奋-收缩耦联",引起肌细胞出现一次收缩。

正常情况下,一次神经冲动所释放的乙酰胆碱以及它所引起的终板电位的大小,大约超过引起肌细胞膜动作电位所需阈值的3~4倍,乙酰胆碱的清除主要靠胆碱酯酶的降解作用完成,它们可以在很短的时间内将一次神经冲动所释放的乙酰胆碱给予迅速水解;从而保证神经-肌接头处的兴奋传递为1:1,即一次神经冲动只引起一次肌细胞收缩。

二、骨骼肌的收缩机制

(一)骨骼肌细胞的微细结构

骨骼肌由许多的肌细胞组成,每一个肌细胞内含有大量肌原纤维。

1. **肌原纤维** 肌原纤维平行排列,纵贯肌纤维全长,在一个细胞中可达上千条之多。每条肌原纤维的全长都呈现规则的明暗相间,分别称为明带和暗带;而且在平行的各肌原纤维之间,明带和暗带又都分布在同一水平上。暗带的长度比较固定,不论肌肉处于静止、受到被动牵拉或进行收缩时,它都保持固定的长度。在暗带中央,有一段相对透明的区域,称为 **H区**,它的长度随肌肉所处状态的不同而有变化。在 H 区中央亦即整个暗带的中央,又有一条横向的暗线,称为 **M 线**。明带的长度是可变的,它在肌肉安静时较长,并且在一定范围内可因肌肉受牵拉而变长,但在肌肉收缩时可变短。明带中央也有一条横向的暗线,称为 **Z 线**。肌原纤维上每一段位于两条 Z 线之间的区域,它包含一个位于中间部分的暗带和两侧各 1/2 的明带,称为**肌节**(图2-9)。肌节是肌肉收缩的基本结构和功能单位。

在肌节的明带和暗带中,包含有更细的、平行排列的丝状结构,称为**肌丝**。暗带中含有的肌丝较粗,称为**粗肌丝**,其长度与暗带相同,中间的细胞骨架蛋白将其固定,形成 M 线。明

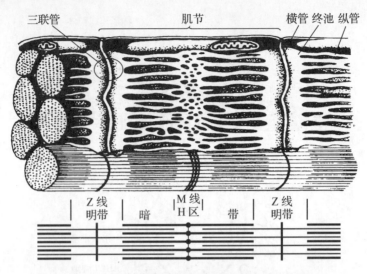

图 2-9 骨骼肌细胞肌原纤维和肌管系统示意图

带中的肌丝较细,称为**细肌丝**,它们由 Z 线向两侧明带伸出,其游离端的一段伸入暗带,和粗肌丝处于交错重叠的状态。

粗肌丝由肌球蛋白组成,肌球蛋白呈豆芽状,杆状部朝向 M 线并聚集成束,形成粗肌丝的主干,头部(又叫横桥)朝向 Z 线,并有规律性的裸露在粗肌丝的主干表面(图 2-10)。横桥有两个特性:①在一定条件下可以和细肌丝上的肌动蛋白分子呈可逆性结合;②具有 ATP 酶的作用。横桥与肌动蛋白分子结合后被激活,分解 ATP 作为横桥扭动的能量来源。横桥向 M 线方向扭动,牵引细肌丝向 M 线方向滑行,进而横桥和细肌丝解离、复位,然后再同细肌丝上后续的位点结合,出现新的扭动,如此反复,使细肌丝持续向 M 线方向滑行,肌肉缩短。

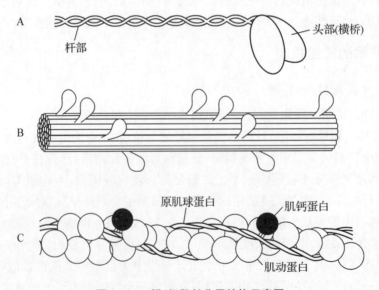

图 2-10 粗、细肌丝分子结构示意图

注:A,肌球蛋白;B,粗肌丝;C,细肌丝

细肌丝由三种蛋白质组成(图 2-10),其中以肌动蛋白为主。肌动蛋白与肌丝滑行有直

接的关系,故与肌球蛋白一同被称为收缩蛋白质。肌动蛋白分子单体呈球状,在细肌丝中聚合成双螺旋状,成为细肌丝的主干。细肌丝中的另外有两种蛋白质,它们不直接参与肌丝滑行,但可影响和控制收缩蛋白质之间的相互作用,故称为调节蛋白质。其中一种是原肌球蛋白,又称为原肌凝蛋白,也呈双螺旋结构,在细肌丝中和肌动蛋白双螺旋并行。在肌肉安静时位置正好在肌动蛋白和横桥之间,阻碍两者的相互结合,这种作用称为**位阻效应**。另一种调节蛋白质称为肌钙蛋白,以一定的间隔结合在原肌凝蛋白的双螺旋结构上。

2. 肌管系统　包绕在每一条肌原纤维周围的膜性囊管状结构称为**肌管系统**,由横管和纵管组成。**横管**又称 T 管,与肌原纤维垂直,由肌细胞膜向内凹陷形成,凹入位置一般相当于 Z 线附近,T 管的作用是将细胞兴奋时出现在细胞膜上的电位变化传入细胞内部。**纵管**又称 L 管,与肌原纤维平行,互相吻合成网,包绕在肌原纤维周围,称肌浆网。肌浆网在 Z 线附近与横管相靠近的部分,管腔较膨大,称为**终池**,内有大量钙离子。横管和其两侧的终池合称为"**三管区**"或"**三联管**"。终池的作用是通过对钙离子的贮存、释放和再积聚,触发肌节的收缩和舒张。三联管结构是将肌细胞膜的电变化和细胞内的收缩过程衔接或耦联起来的关键部位。

(二)兴奋-收缩耦联

肌肉兴奋的电位变化与肌肉收缩的机械变化耦联的中间过程,称为**兴奋-收缩耦联**。其中三联管是其结构基础,钙离子是媒介物质。目前认为,兴奋-收缩耦联至少包括三个主要步骤:①肌细胞膜上的兴奋通过横管系统传至肌细胞深处的终池近旁;②三联管处的信息传递;③肌浆网,即纵管系统对 Ca^{2+} 释放和再积聚。

(三)肌丝滑行的基本过程

肌肉收缩机制,现多用"肌丝滑行学说"解释。根据肌丝滑行学说,肌肉收缩时,肌丝长度并无改变或卷曲,而是由于细肌丝向粗肌丝内滑行形成的(图 2-11)。

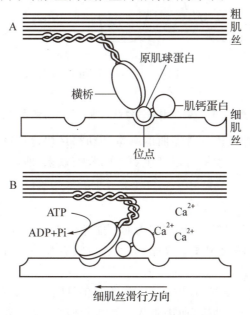

图 2-11　肌丝滑行机制示意图

注:A,肌舒张;B,肌收缩

1. 安静时,由于肌动蛋白上与横桥相结合的部位被原肌球蛋白所掩盖(位阻效应),横桥不能与细肌丝的肌动蛋白结合,而与ATP结合。

2. 神经冲动传来时,动作电位沿肌细胞膜传到"三管区",终池膜钙通道开放,钙离子进入肌浆,肌浆中钙离子浓度升高并与肌钙蛋白结合。肌钙蛋白构象改变,原肌球蛋白位移,位阻效应解除,横桥与肌动蛋白结合形成肌动球蛋白。横桥ATP酶活性增加,ATP分解释放能量,横桥扭动,拉动细肌丝向肌节中央滑行,并不断重复这一过程,使肌节缩短,肌肉收缩。

3. 兴奋结束时,终池膜钙泵被激活,肌浆中钙离子被钙泵重新运回终池,肌浆内钙离子浓度下降,肌钙蛋白与钙离子解离,位阻效应产生,肌动球蛋白分离,细肌丝从暗带内滑出,肌肉舒张。

三、骨骼肌的收缩形式

肌肉收缩可因不同刺激而有不同的形式,表现为长度的缩短或张力的增加。

(一)单收缩与强直收缩

1. **单收缩** 骨骼肌受到一次短促刺激出现的一次机械收缩,称为**单收缩**。

2. **强直收缩** 肌肉受到连续刺激,出现强而持久的收缩称为**强直收缩**。由于刺激频率不同又可分为两种(图2-12):①不完全强直收缩:连续刺激,使新刺激落在前一次收缩的舒张期(在肌肉还没有完全舒张时就给予新的刺激),这种收缩称为**不完全性强直收缩**;②完全强直收缩:若进一步提高刺激频率,使新刺激落在前一次收缩的收缩期(在肌肉还处于收缩状态时就给予新的刺激),这种收缩称为**完全性强直收缩**。

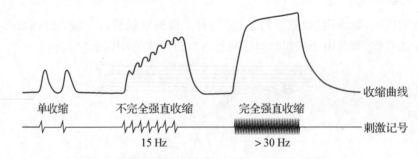

图2-12 刺激频率对骨骼肌收缩形式影响示意图

由于正常体内运动神经传到骨骼肌的兴奋冲动都是快速连续的,因此体内骨骼肌的收缩形式都是强直收缩。强直收缩可以产生更大的收缩效果,所能产生的最大张力可达单收缩的3~4倍。

(二)等长收缩与等张收缩

1. **等长收缩** 肌肉在收缩时,因遇阻力而不能缩短长度,只是增加张力,称为**等长收缩**。如用力未能提起重物,虽然肌肉发生收缩,但其长度没有缩短,此时肌肉收缩的程度可以根据其肌张力的大小来判断。

2. **等张收缩** 肌肉收缩时,长度缩短,而张力在肌肉缩短后不再增加,称为**等张收缩**。从地上提起重物放到另一个地方,肌肉首先进行等长收缩,增加张力以提起重物;然后肌肉缩短移动重物,而肌张力不再增加,后者属于等张收缩。

在生理情况下,骨骼肌收缩时既有长度改变,也有张力改变,但根据不同的肌肉的附着点或机能特点而各有侧重。如咬肌收缩以等长收缩为主,眼轮匝肌收缩以等张收缩为主。

四、骨骼肌收缩的主要影响因素

骨骼肌收缩的主要影响因素包括前负荷和后负荷,以及肌肉的收缩能力。

(一)前负荷

肌肉收缩前承受的负荷称为**前负荷**。肌肉收缩之前的长度称为**初长度**。前负荷使肌肉在收缩前就处于被拉长状态而影响肌肉初长度。在一定的范围内,前负荷越大,肌张力越大。

(二)后负荷

肌肉在收缩过程中承受的负荷称为**后负荷**。有后负荷时,肌肉收缩张力变化在前、长度缩短在后。增大后负荷,肌肉开始缩短的时间推迟,缩短的速度减慢,肌肉缩短长度也减小。

(三)肌肉收缩力

肌肉收缩力是指与前后负荷无关,决定肌肉收缩效能的肌肉内在特性。凡能影响粗、细肌丝的性质、横桥的功能等都可影响肌肉收缩力。例如,缺氧、酸中毒、肌肉中能源物质缺乏、低钙等,可降低肌肉收缩力;而钙离子、肾上腺素等体液因素,则可通过影响肌肉的收缩机制而提高肌肉的收缩力。此外,经常性的体育锻炼有助于增强肌肉收缩力。

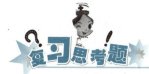

1. 名词解释:单纯扩散　易化扩散　主动转运　入胞和出胞　受体　静息电位　动作电位　阈电位　极化　去极化　超极化　复极化　反极化　传导　传递　神经冲动　兴奋-收缩耦联　前负荷　后负荷
2. 不同细胞膜跨膜物质转运的方式之间有何异同点?
3. 静息电位、动作电位的概念以及它们产生的机制有何不同?
4. 简述神经-肌接头处的兴奋传递过程。
5. 肌肉收缩时,细肌丝、粗肌丝、明带、暗带、H 区有何变化?
6. 单收缩、不完全强直收缩、完全强直收缩有何不同?
7. 前负荷和后负荷对肌肉收缩的影响有何不同?

(耿宏柱)

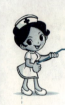

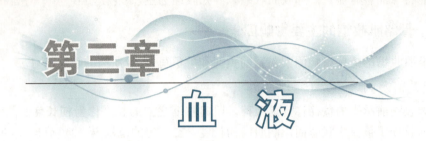

第三章 血液

　　血液是在心血管系统内循环流动着的液体组织,由血浆和血细胞组成。血液对于机体各部分正常生理功能的实现及其生命的维持极其重要。血液在向组织器官运输 O_2 和营养物质的同时,也将代谢终产物运输到排泄器官后排至体外,以维持机体内环境稳态。此外,血液对机体还有防御和保护作用。当血液总量或组织器官的血液灌流量不足时,可造成代谢紊乱和组织损伤,严重时甚至危及生命。很多疾病都可能导致血液的成分或性质发生特异性的变化,故血液检查在医学诊断和治疗上有着重要意义。

第一节　血液的组成与理化特性

一、血液的组成

　　血液由血浆和悬浮于其中的各种血细胞组成。将一定量的血液与抗凝剂混匀后,置于刻度管(如比容管)中进行离心,血液出现分层现象:上层浅黄色的液体为血浆,下层是深红色不透明的红细胞,中间是薄层灰白色不透明的白细胞和血小板(后二者约占血液总量的1%,在计算容积时可忽略不计)。血细胞在血液中所占的容积百分比,称为**血细胞比容**。正常成年男性为40%～50%,成年女性为37%～48%,新生儿约为55%。

　　血液的组成(图3-1)概括如下:

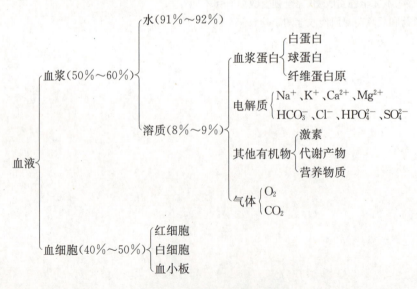

图3-1　血液的组成示意图

二、血液的理化特性

（一）血液的颜色

血液呈红色,这是红细胞内含血红蛋白的缘故。动脉血中血红蛋白含氧丰富,呈鲜红色;静脉血中血红蛋白含氧较少,呈暗红色。血浆中因含有微量胆色素,故呈淡黄色。

（二）血液的比重

正常人全血的比重为 1.050~1.060,与血液中红细胞数量呈正变关系;血浆的比重为 1.025~1.030,与血浆蛋白含量呈正变关系;红细胞的比重为 1.090~1.092,与红细胞内血红蛋白含量呈正变关系。利用血浆和红细胞比重的差异,可以进行血细胞比容、红细胞沉降率的测定,以及血浆和红细胞的分离。

（三）血液的黏滞性

液体的黏滞性源自液体内部分子或颗粒之间的摩擦,即内摩擦。如以水的黏滞性为 1,温度为 37℃时,全血的相对黏滞性为 4~5,血浆的相对黏滞性为 1.6~2.4。当温度不变时,全血的黏滞性主要取决于红细胞的数量及其分布状态;血浆的黏滞性主要取决于血浆蛋白的含量。此外,血液的黏滞性还与血液流动速度呈反变关系。血液黏滞性升高,血流阻力明显增大,将会影响微循环的正常血液灌流量。

（四）血浆的 pH 值

正常人血浆的 pH 为 7.35~7.45,其相对稳定依赖于血液中的缓冲物质和正常的肺、肾功能。血浆 pH 主要取决于血浆中最重要的缓冲对,即 $NaHCO_3/H_2CO_3$ 的比值。当酸性或碱性物质进入血液时,由于缓冲系统的作用,对血浆 pH 值的影响很小;同时,肺和肾持续不断地排出体内过多的酸或碱,因此血浆 pH 值能够保持相对稳定。

> **知识链接　酸中毒和碱中毒**
>
> 酸中毒或碱中毒是指由于某些致病因素引起体内酸碱平衡失调,造成酸血症或碱血症,此时动脉血的酸碱度高于或低于正常范围(7.35~7.45),酸血症或碱血症达到一定程度就形成酸中毒或碱中毒。一般说,动脉血的 pH<7.35 时为酸中毒,pH>7.45 时则为碱中毒;由于产生原因有呼吸和代谢两个方面,故可分为呼吸性酸中毒、呼吸性碱中毒、代谢性酸中毒和代谢性碱中毒。如血浆中 pH<6.9 或 pH>7.8 时,有可能危及生命。

（五）血浆的渗透压

血浆渗透压主要由无机盐和血浆蛋白形成。正常人体血浆渗透浓度约为 300 mmol/L 即 300 mOsm/(kg·H₂O),相当于 770 kPa 或 5 790 mmHg。

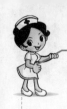

第二节 血 浆

一、血浆的成分及其生理功能

血浆是血细胞的细胞外液,其中主要是水,并含有多种溶质;溶质主要包括血浆蛋白、无机盐、小分子有机物等。

(一)血浆蛋白

血浆蛋白是血浆中多种蛋白的总称。用盐析法可将血浆蛋白分为清蛋白、球蛋白和纤维蛋白原三类;用电泳法又可进一步将球蛋白区分为 α_1、α_2、β 和 γ-球蛋白等。正常成人血浆蛋白总量为 65~85 g/L,其中清蛋白为 40~48 g/L,球蛋白为 15~30 g/L。清蛋白/球蛋白的比值为(1.5~2.5):1。除 γ-球蛋白来自浆细胞外,清蛋白和大多数球蛋白主要由肝脏产生。患有肝病时,可引起血浆清蛋白/球蛋白的比值下降。

血浆蛋白具有多种生理功能,其中清蛋白主要功能是形成血浆胶体渗透压,运输离子、维生素、代谢产物以及一些异物(包括药物)等物质;球蛋白主要功能是抵御病原微生物和毒物,参与免疫反应及运输物质;纤维蛋白原主要功能是参与血液凝固、生理性止血和纤维蛋白溶解等生理过程。

(二)无机盐

血浆中无机盐的含量约为 0.9%,绝大部分以离子状态存在。其中主要的阳离子为 Na^+,此外还有少量的 K^+、Ca^{2+} 和 Mg^{2+} 等;主要的阴离子为 Cl^- 和 HCO_3^-,此外还有少量 HPO_4^{2-} 和 SO_4^{2-} 等。这些离子对维持血浆晶体渗透压、酸碱平衡、神经和肌肉的正常兴奋性等起着重要作用。

(三)小分子有机物

小分子有机物包括葡萄糖、氨基酸、脂类和维生素等。葡萄糖是供应机体能量的物质;氨基酸可参加组织蛋白的合成;脂类包括脂肪、磷脂、胆固醇等,有其各自作用。另一些有机物为代谢产物,如尿素、尿酸和肌酐等,其中所含的氮称为非蛋白氮(NPN)。测定其可了解蛋白质代谢状况和肾的排泄功能。

此外,血浆中还有一些微量元素、O_2 和 CO_2 等气体。

二、血浆渗透压

(一)血浆渗透压的形成

血浆的渗透压主要来自溶解于其中的晶体物质(电解质为主)。由晶体物质所形成的渗透压称为**晶体渗透压**,80%来自 Na^+ 和 Cl^-;由蛋白质所形成的渗透压称为**胶体渗透压**,75%~80%源自白蛋白。血浆中虽然含有较多的蛋白质,但因蛋白质的分子量大,分子数目少,所形成的胶体渗透压很小,仅为 1.3 mOsm/(kg·H_2O),相当于 3.3 kPa(25 mmHg),约占血浆总渗透压的 0.4%。

渗透压与血浆渗透压相等或相近的溶液称为**等渗溶液**;如 0.9% NaCl 溶液、5% 葡萄糖溶液;渗透压低于血浆渗透压的溶液称为**低渗溶液**;渗透压高于血浆渗透压的溶液称为**高渗**

溶液。

(二) 血浆渗透压的生理作用

1. 血浆晶体渗透压的作用 晶体物质大部分不易通过细胞膜,如果血浆晶体渗透压发生改变,只有通过水的转移来平衡细胞内外的晶体渗透压。血浆晶体渗透压升高时,水从红细胞中转移到血浆,红细胞发生皱缩;血浆晶体渗透压降低时,水从血浆转移到红细胞,红细胞发生膨胀甚至破裂;若红细胞中的血红蛋白逸出,将导致**溶血**。所以,血浆晶体渗透压保持相对稳定,对调节细胞内外的水平衡,保持红细胞正常形态和功能具有重要作用。

2. 血浆胶体渗透压的作用 水及晶体物质可自由通过毛细血管壁,血浆与组织液之间晶体渗透压基本相等。但是血浆蛋白不易通过毛细血管壁,而且血浆胶体渗透压高于组织液胶体渗透压,这种差异成为组织液中水分子进入毛细血管的主要力量。因此,血浆胶体渗透压在调节血管内外水的平衡和维持正常的血浆容量中起着重要作用。

第三节 血细胞

血细胞包括红细胞、白细胞和血小板三类,它们起源于骨髓的造血干细胞。

一、红细胞

(一) 红细胞的数量和功能

红细胞是血液中数量最多的血细胞,一般用 1 L 血液中所含红细胞的个数来表示红细胞的数量。我国成年男性红细胞的数量为 $(4.5 \sim 5.5) \times 10^{12}/L$,女性为 $(3.5 \sim 5.0) \times 10^{12}/L$。血红蛋白(Hb)是红细胞的主要成分。我国成年男性血红蛋白含量为 120~160 g/L,成年女性为 110~150 g/L。

正常情况下,红细胞数量和血红蛋白含量不仅有性别差异,还可因年龄、生活环境和机体功能状态等不同有所区别。例如,儿童低于成人(新生儿例外);高原居民高于平原居民;妇女妊娠后期因血浆量增多而致红细胞数量和血红蛋白浓度相对减少。若血液中红细胞数量、血红蛋白浓度低于正常,称为**贫血**。

红细胞的主要功能是运输 O_2 和 CO_2。血液中 98.5% 的 O_2 与血红蛋白结合,以氧合血红蛋白的形式运输;血液中的 CO_2 主要以碳酸氢盐和氨基甲酰血红蛋白的形式运输。红细胞运输 O_2 和 CO_2 的功能依赖红细胞内的血红蛋白进行。若红细胞膜破裂,血红蛋白逸出,红细胞将丧失其运输 O_2 和 CO_2 的功能。

(二) 红细胞的生理特性

红细胞具有渗透脆性、悬浮稳定性和可塑变形性,这些特性都与红细胞呈双凹圆碟形有关。

1. 渗透脆性 红细胞在低渗盐溶液中发生膨胀破裂的特性称为红细胞**渗透脆性**。红细胞在等渗的 NaCl 溶液中可保持其正常形态和大小。若将红细胞置于一系列浓度递减的低渗 NaCl 溶液中,水将在渗透压差的作用下渗入细胞,红细胞由正常双凹圆碟形逐渐双侧凸起胀大,成为球形;当 NaCl 浓度降至 0.42% 时,部分红细胞开始破裂;当 NaCl 浓度降至 0.35% 时,全部红细胞发生破裂溶血。这一现象表明红细胞对低渗盐溶液具有一定的抵抗力。

生理情况下,衰老的红细胞对低渗溶液的抵抗力降低,即脆性高;而新生的红细胞的抵抗力高,即脆性低。某些疾病可影响红细胞的脆性,如遗传性球形红细胞增多症患者,红细胞脆性变大;巨幼红细胞贫血患者,红细胞脆性减少。故测定红细胞的渗透脆性有助于临床上某些疾病的辅助诊断。

2. 悬浮稳定性　红细胞能相对稳定并分散悬浮于血浆中不易下沉的特性称为**红细胞悬浮稳定性**。通常以红细胞在第一小时末下沉的距离,即血柱上方出现的血浆层高度表示红细胞的沉降速度,即**红细胞沉降率**(ESR),简称**血沉**。用魏氏法测定,正常成年男性红细胞沉降率为 0～15 mm/h,成年女性为 0～20 mm/h。血沉越快,表示红细胞的悬浮稳定性越小。某些疾病,如活动性肺结核病、风湿病、某些肿瘤等,都可能导致血沉加快。

3. 可塑变形性　正常红细胞在外力作用下具有变形的能力称为**可塑变形性**。外力撤消后,变形的红细胞又可恢复其原有的形态。红细胞的这一特性与其形态、膜的流动性、内容物的性质和数量有关。红细胞在全身血管中循环运行时,必须经过变形才能通过口径比它小的毛细血管和血窦孔隙。正常的双凹圆碟形使红细胞具有较大的表面积与体积比,这使得红细胞在受到外力时易于发生变形。此外,红细胞膜的弹性下降、红细胞内血红蛋白发生变性或血红蛋白浓度过高时,可降低红细胞的变形能力。

(三) 红细胞的生成与破坏

在成人,红骨髓是生成红细胞的唯一场所。红骨髓内的造血干细胞首先分化成为红系定向祖细胞,再经过原红细胞、早幼红细胞、中幼红细胞、晚幼红细胞及网织红细胞的阶段,最后发育为成熟红细胞。

1. 红细胞的生成　红细胞的生成需具备三个必要条件,包括:①骨髓正常的造血功能,骨髓的造血功能可因物理或化学因素(如 X 射线、放射性同位素、氯霉素、某些抗癌药物等)的影响而发生异常,使红细胞生成减少,导致**再生障碍性贫血**;②足够的造血原料,红细胞中的主要成分是血红蛋白,蛋白质和铁是合成血红蛋白的主要原料,造血原料的不足可使血红蛋白的合成减少而导致贫血,蛋白质不足引起的贫血称为**营养性贫血**,铁缺乏引起的贫血称为**缺铁性贫血**;③必要的成熟因子,叶酸和维生素 B_{12} 是红细胞发育成熟所必需的物质,当叶酸和维生素 B_{12} 缺乏时,红细胞发育障碍,使得红细胞数量和血红蛋白含量均低于正常,称为**巨幼红细胞性贫血**。

2. 红细胞生成的调节　红细胞的生成主要受促红细胞生成素(EPO)和雄激素的调节。

促红细胞生成素主要由肾组织产生,肝也能生成少量 EPO。缺 O_2 可促进肾分泌 EPO,这可能是高原居民红细胞高于平原居民红细胞的缘故。晚期肾病患者,肾产生 EPO 减少,红细胞生成减少,可导致**肾性贫血**。

雄激素可以直接刺激骨髓的造血功能,增加红细胞的生成;也可通过促进促红细胞生成素的分泌间接促进骨髓的造血。这可能是青春期后男性的红细胞数和血红蛋白量高于女性的原因之一。

3. 红细胞的破坏　正常人红细胞的平均寿命约为 120 天。当红细胞衰老时,其变形能力减退,难以通过小血管和血窦孔隙,因此容易滞留于脾和骨髓中而被巨噬细胞所吞噬,称为血管外破坏,约占红细胞破坏量的 90%。巨噬细胞吞噬红细胞后,将血红蛋白消化,释放出铁、氨基酸和胆红素,其中铁和氨基酸可被重新利用,而胆红素则由肝脏排入胆汁后排至体外。另有少量的衰老红细胞在血管中受机械冲击而破损,称为血管内破坏。脾功能亢进时,不仅吞噬衰老的红细胞,而且还吞噬正常的红细胞,使红细胞破坏增加,导致**脾性贫血**。

二、白细胞

(一) 白细胞的正常值及分类计数

白细胞是无色、有核的血细胞,在血液中一般呈球形。正常成年人白细胞数是$(4.0\sim10.0)\times10^9$/L。根据其形态、功能和来源可分为粒细胞、单核细胞和淋巴细胞三大类。根据粒细胞胞浆颗粒的嗜色性质不同,又分为中性粒细胞、嗜酸性粒细胞和嗜碱性粒细胞(表3-1)。

表3-1 我国健康成人白细胞分类计数及主要功能

名 称	百分比(%)	主要功能
中性粒细胞	50~70	吞噬细菌与衰老死亡细胞
嗜酸性粒细胞	0.5~5.0	限制过敏反应,杀伤蠕虫
嗜碱性粒细胞	0~1	释放某些化学物质,引发相关反应
单核细胞	3~8	吞噬细菌与衰老死亡细胞
淋巴细胞	20~40	参与特异性免疫

(二) 白细胞的功能

白细胞具有变形、游走、趋化和吞噬等特性,是机体执行防御功能的生理基础。

白细胞(除淋巴细胞外)都能伸出伪足做变形运动,通过变形运动,白细胞得以穿过毛细血管壁并在组织内游走。白细胞朝向某些化学物质运动的特性,称为**趋化性**。能吸引白细胞发生定向运动的化学物质,称为趋化因子,如人体细胞的降解产物、抗原-抗体复合物、细菌毒素和细菌等。白细胞游走到炎症部位,将这些物质包围并吞噬,进而消化、杀灭。

1. 中性粒细胞　中性粒细胞是血液中主要的吞噬细胞,其变形游走能力和吞噬作用很强。在炎症区域细菌产生的趋化因子影响下,中性粒细胞被吸引至病变部位吞噬细菌,其内含有大量溶酶体酶将细菌进行分解,以防病原微生物在体内扩散。当中性粒细胞吞噬数十个细菌后,其本身即解体,释放的各种溶酶体酶又可溶解周围组织而形成脓液。当血液中的中性粒细胞数减少时,机体的抵抗力就会降低,发生感染的可能性增大。此外,中性粒细胞还可吞噬衰老的红细胞及抗原-抗体复合物等。

2. 嗜酸性粒细胞　嗜酸性粒细胞缺乏溶菌酶,基本上无杀菌能力。其主要作用是:①限制嗜碱性粒细胞和肥大细胞在速发型过敏反应中的作用;②参与对蠕虫的免疫反应。当机体发生过敏反应及寄生虫感染时,常伴有嗜酸性粒细胞增多。

3. 嗜碱性粒细胞　嗜碱性粒细胞的胞质中存在较大的碱性染色颗粒,颗粒内含有肝素、组胺、过敏性慢反应物质和嗜酸性粒细胞趋化因子A等多种生物活性物质。肝素具有很强的抗凝血作用,有利于保持血管的通畅。组胺和过敏性慢反应物质可使毛细血管壁通透性增加,局部充血水肿,并可使支气管平滑肌收缩,从而引起荨麻疹、支气管哮喘等过敏反应症状。嗜酸性粒细胞趋化因子A,可吸引嗜酸性粒细胞,使之聚集于局部,以限制嗜碱性粒细胞在过敏反应中的作用。

4. 单核细胞　从骨髓进入血液的单核细胞是尚未成熟的细胞。单核细胞在血液中停留2~3天后迁移入组织,继续发育成巨噬细胞,此时具有比中性粒细胞更强的吞噬能力,可吞噬更多、更大的细菌和颗粒。巨噬细胞的溶酶体含有大量的酯酶,可以分解某些细菌(如结核杆菌)的脂膜。此外,巨噬细胞还参与激活淋巴细胞的特异性免疫功能,识别和杀伤肿瘤细胞,以及清除衰老和损伤的红细胞、血小板等。

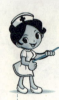

5. 淋巴细胞　淋巴细胞在免疫应答反应过程中起核心作用。淋巴细胞可分成T淋巴细胞和B淋巴细胞两大类。T细胞主要参与细胞免疫；B细胞主要参与体液免疫。

三、血小板

(一)血小板的形态与数值

血小板是从骨髓中成熟的巨核细胞胞浆裂解脱落下来的具有生物活性的小块胞质,无细胞核,呈两面微凸的圆盘状。正常成年人的血小板数量是$(100\sim300)\times10^9$/L,运动、进食、缺氧及妊娠中晚期血小板增多；妇女月经期血小板减少。

(二)血小板的功能

1. 维持血管内皮的完整性　血小板有维持血管内皮完整性的功能,这是由于血小板能随时附着于受损的毛细血管内皮,以填补内皮细胞脱落留下的空隙。用同位素标记血小板进行示踪和电子显微镜观察,也发现血小板可以融合毛细血管内皮细胞,表明血小板对毛细血管内皮细胞的修复具有重要作用。当血小板减少到50×10^9/L以下时,可产生自发出血倾向,皮肤和黏膜下出现淤点,甚至出现大块淤斑,称为**血小板减少性紫癜**。

2. 参与生理性止血和血液凝固　当小血管损伤后发生出血时,不经过任何处理,几分钟内出血能够自行停止的现象称为**生理性止血**。小血管损伤时,除血管局部发生反射性收缩外；血小板转入激活状态,释放出缩血管活性物质使血管进一步收缩,并可在血管破损处形成血小板血栓堵塞创口,所以血小板在生理性止血过程中起着重要作用。此外,血小板含有与凝血有关的血小板因子,参与血液凝固过程。

第四节　血液凝固与纤维蛋白溶解

一、血液凝固

血液凝固是指血液由流体状态变成不能流动的凝胶状态的过程,其实质就是血浆中的可溶性纤维蛋白原转变成为不溶性纤维蛋白的过程。纤维蛋白交织网罗血细胞及血液的其他成分,以形成血凝块。血液凝固是多种凝血因子参与的、复杂的酶促反应过程。

(一)凝血因子

血浆与组织中直接参与血液凝固的物质,统称为**凝血因子**。目前已知凝血因子主要有14种,其中按国际命名法依发现的先后顺序用罗马数字编号的有12种(表3-2),即凝血因子Ⅰ~Ⅻ(其中Ⅵ除外,因其是血清中活化的Ⅴ)；此外还有前激肽释放酶、高分子激肽原等。

表3-2　按国际命名法编号的凝血因子

凝血因子	中文名称	凝血因子	中文名称
因子Ⅰ	纤维蛋白原	因子Ⅷ	抗血友病因子
因子Ⅱ	凝血酶原	因子Ⅸ	血浆凝血活酶成分
因子Ⅲ	组织因子	因子Ⅹ	斯图亚特因子
因子Ⅳ	钙离子	因子Ⅺ	血浆凝血活酶前质
因子Ⅴ	前加速素易变因子	因子Ⅻ	接触因子
因子Ⅶ	前转变素稳定因子	因子ⅩⅢ	纤维蛋白稳定因子

在凝血因子中,除Ⅳ是Ca^{2+}外,其余的凝血因子均为蛋白质。因子Ⅱ、Ⅶ、Ⅸ、Ⅹ、Ⅺ、Ⅻ、ⅩⅢ和前激肽释放酶都是无活性的蛋白酶,必须通过其他酶水解而暴露或形成活性中心后,才具有酶的活性,这一过程称为凝血因子的激活。被激活的凝血因子,在其代号的右下角标注"a",表示其是活化型。除因子Ⅲ外,其他凝血因子均存在于血浆中,并且多数凝血因子在肝内合成,其中因子Ⅱ、Ⅶ、Ⅸ、Ⅹ的合成需要维生素K的参与。当肝功能受损或维生素K缺乏时,可出现凝血机制障碍。

(二)血液凝固的过程

凝血过程可分为凝血酶原酶复合物的形成、凝血酶的形成和纤维蛋白的形成,包括三个基本步骤(图3-2):

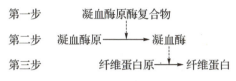

图3-2 血液凝固的基本步骤示意图

1. 凝血酶原酶复合物的形成 凝血酶原酶复合物可通过内源性凝血途径和外源性凝血途径生成。两条途径的主要区别在于启动方式和参与的凝血因子不相同,同时两条途径中的某些凝血因子可以相互激活。两条途径均通过激活因子Ⅹ而生成凝血酶,最终生成纤维蛋白(图3-3)。

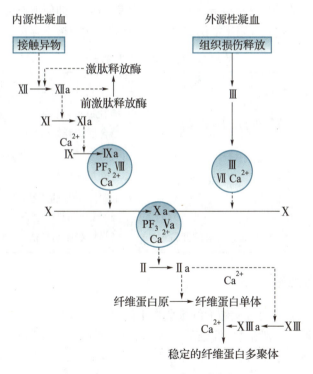

图3-3 血液凝固过程示意图
注:实线表示转化过程,虚线表示催化作用

(1)内源性凝血途径:内源性凝血途径是指由血液内的因子启动的凝血过程,并且参与

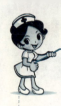

凝血的因子全部来自血液。通常因血液与异物表面(如胶原纤维、玻璃等)接触而启动。当血管内膜损伤时,因子Ⅻ被血管内膜下的胶原纤维激活,激活的因子Ⅻ相继激活其他无活性的因子(例如因子Ⅺ、Ⅸ、Ⅷ),并在血小板3因子(PF_3)和Ca^{2+}参与下使X激活,因子Xa、Va又在血小板3因子和Ca^{2+}参与下,形成凝血酶原酶复合物。

(2) 外源性凝血途径:外源性凝血途径是由来自血液之外的因子Ⅲ进入血液内启动的凝血过程。在血管损伤的情况下因子Ⅲ释放,与血浆中的因子Ⅶ、Ca^{2+}形成复合物,激活因子X;因子Xa、Va在血小板3因子和Ca^{2+}参与下,形成凝血酶原酶复合物。

2. 凝血酶生成　凝血酶原在凝血酶原酶复合物的作用下激活成为凝血酶。凝血酶的主要作用是使纤维蛋白原转变成纤维蛋白单体。

3. 纤维蛋白的生成　在凝血酶催化下生成纤维蛋白单体的同时,由于Ca^{2+}的作用,凝血酶还能激活因子ⅩⅢ。因子ⅩⅢa使纤维蛋白单体相互聚合,形成不溶于水的纤维蛋白多聚体。

由于凝血是一系列凝血因子相继激活的过程,前一步反应的产物常作为后一步反应的催化酶,且有逐级放大效应,使整个凝血过程大大加强。

血液凝固后1～2小时,由于血凝块中的血小板激活,使血凝块回缩,析出淡黄色的液体,称为**血清**。因在凝血过程中一些凝血因子被消耗,故血清与血浆的区别在于血清中缺乏纤维蛋白原等凝血因子。

(三) 体内的抗凝物质

正常情况下,血管内的血液保持流体状态而不会发生凝固,即便遇有轻微的小血管损伤而发生生理性止血时,止血栓也只局限于损伤部位。这主要是因为血液中存在抗凝物质(表3-3)。

表3-3　血液中的主要抗凝物质

名　称	产生部位	主要功能
抗凝血酶Ⅲ	肝脏和血管内皮细胞	抑制凝血酶及其他有关凝血因子活性,与肝素结合后抗凝作用增强
蛋白质C系统	肝脏	灭活因子Ⅷa、Va,抑制因子X和Ⅱ激活,促进纤维蛋白溶解
组织因子途径抑制物	血管内皮细胞	抑制因子Xa的活性,并在Ca^{2+}的作用下,灭活因子Ⅶa与Ⅲ的复合物
肝素	肥大细胞和嗜碱性粒细胞	增强抗凝血酶Ⅲ活性,发挥间接抗凝作用

二、纤维蛋白溶解

纤维蛋白被分解液化的过程称为**纤维蛋白溶解**,简称**纤溶**。

纤溶系统由纤溶酶原激活物、纤维蛋白溶解酶原(简称纤溶酶原)、纤溶酶与纤溶抑制物四种成分组成。纤溶的基本过程分为两个阶段,即纤溶酶原的激活与纤维蛋白(或纤维蛋白原)的降解(图3-4)。

1. 纤溶酶原的激活　纤溶酶原主要在肝脏中合成,血浆中的浓度最高。能够激活纤溶酶原的物质统称为**纤溶酶原激活物**,其激活途径主要有两条:一是内源性凝血系统中的因子Ⅻa,能使前激肽释放酶激活成为激肽释放酶,后者使纤溶酶原转变为纤溶酶,此为内源性激

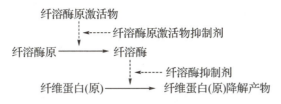

图 3-4 纤维蛋白溶解系统的激活与抑制示意图

活途径；二是来自血管内皮细胞的组织型纤溶酶原激活物和肾脏合成的尿激酶，也能使纤溶酶原转变为纤溶酶，此为外源性激活途径。内源性激活途径可使凝血与纤溶相互配合，保持平衡；外源性激活途径可防止血栓形成，在组织修复、愈合中发挥作用。

2. 纤维蛋白与纤维蛋白原的降解　纤溶酶可使纤维蛋白或纤维蛋白原分解为许多可溶性的纤维蛋白降解产物，而且其中一部分还有抗凝血作用。血管内出现血栓时，纤溶主要发生于血栓局部，这可能是由于血栓中的纤维蛋白可吸附较多的纤溶酶原及其激活物的缘故。

3. 纤溶抑制物及其作用　血液中能抑制纤溶的物质有两类：一类是纤溶酶原激活物抑制物，如纤溶酶原激活物抑制物-1，可抑制组织型纤溶酶原激活物；另一类为纤溶酶抑制剂，如 α_2-抗纤溶酶，它能与纤溶酶结合形成复合物，从而使纤溶酶失去活性。

血液凝固与纤维蛋白溶解是两个既对立又统一的功能系统。在血管内，如果凝血作用大于纤溶，将会发生血栓，反之就会造成出血倾向。血凝和纤溶两个系统，正常情况下保持动态平衡。在人体出血时能有效止血，另可防止血块堵塞血管，从而维持血流的正常状态。

知识链接　弥散性血管内凝血

弥散性血管内凝血（disseminated or diffuse intravascular coagulation, DIC）是指在某些致病因子作用下，凝血因子或血小板被激活，大量可溶性促凝物质入血，从而引起一个以凝血功能失常为主要特征的病理过程（或病理综合征）。此时微循环中广泛形成纤维蛋白性微血栓或血小板团块，同时一系列血浆凝血因子被消耗，血小板减少，并有继发性纤维蛋白溶解（纤溶）过程加强。在临床上，DIC 患者主要表现为出血、多脏器功能障碍以及休克等。

第五节　血量、血型与输血

一、血量

正常成人的血液总量相当于自身体重的 7%～8%，即每千克体重有 70～80 ml 血液；因此，体重 60 kg 的人，血量约为 4.2～4.8 L。安静时，绝大部分血液在心血管中快速循环流动，称为**循环血量**；少部分血液滞留于肝、肺、腹腔静脉、以及皮下静脉丛等处，流动缓慢，称为**贮存血量**，这些贮存血液较多的器官称为贮血库。当人体在情绪激动、剧烈运动或大量失血时，贮血库的血液可被动员出来以补充循环血量，维持机体生命活动的需要。

血量的相对恒定是维持正常机体生命活动的必要条件。足够的血量能保持心血管系统一定的充盈度，维持正常的血压水平。一般说来，如果一次失血不超过血液总量的 10%，机体可通过反射活动引起心脏加强兴奋、血管收缩;同时,贮血库的血管收缩,释放出部分贮存血液,迅速补充循环血量,使心血管内血液充盈度不发生显著变化,因而不会出现明显的临床症状。血浆中丢失的水和电解质,可在1～2小时内由组织液进入毛细血管而得以补充;丢失的血浆蛋白,可由肝脏加速合成而在1～2天内得到补充;由于失血使机体缺氧,肾脏产生促红细胞生成素增多,骨髓造血功能增强,红细胞数量可在一个月左右恢复正常。健康成人一次献血200～300 ml,通过机体调节,血量可以很快恢复。但是,如果一次失血超过血液总量的20%,则血压显著降低,导致机体生理活动的障碍而出现一系列临床症状;若一次失血量超过血液总量的30%,就可能危及生命。因此,大量失血时需要立即进行输血治疗。

二、血型与输血

血型通常是指红细胞膜上特异性抗原的类型。自1901年奥地利科学家Landsteiner发现第一个人类血型系统即ABO血型系统以来,至今已经发现25个不同的红细胞血型系统。其中,与临床关系最为密切的是ABO血型系统和Rh血型系统。

(一)ABO血型系统

1. ABO血型的分型　ABO血型中红细胞膜上有两种抗原(又称凝集原),即A抗原和B抗原。根据红细胞膜上抗原的有无和种类,可将ABO血型分为四型:红细胞膜上只含A抗原者为A型;只含B抗原者为B型;含有A与B两种抗原者为AB型;A和B两种抗原都没有者为O型。同时,ABO血型的血浆中还含有与两种抗原对应的抗体(又称凝集素),即抗A抗体和抗B抗体。抗原与对应的抗体相遇时可使红细胞发生凝集反应,继而引起溶血。故一个人的血浆中不会含有与自身红细胞抗原相对应的抗体。在A型血者的血清中只含有抗B抗体;B型血者的血清中只含有抗A抗体;AB型血者的血清中既不含抗A也不含抗B抗体;而O型血者的血清中则含有抗A和抗B两种抗体(表3-4)。

表3-4　ABO血型系统中的抗原和抗体

血　型	红细胞膜抗原(凝集原)	血浆抗体(凝集素)
A	A	抗B
B	B	抗A
AB	A、B	无
O	无	抗A,抗B

2. ABO血型的鉴定　临床上ABO血型的鉴定是用两种的已知抗体(抗A和抗B血清)分别与受试者的红细胞混合,根据凝集反应的结果,判断受试者红细胞膜上的抗原,从而确定血型。

3. ABO血型与输血

(1)输血的原则:输血的原则是要保证在输血的过程中,红细胞不发生凝集反应。紧急情况下,则主要保证供血者的红细胞不被受血者血清中抗体凝集。

(2)ABO血型的输血关系:根据上述原则,ABO血型的输血关系为:① 同型血者之间可以相互输送;② O型血者中由于不含抗原可以输给其他各型,但是输血量要少,输血速度要慢,使供血者的抗体能被受血者血浆稀释,以保证受血者红细胞不易发生凝集反应;③ AB型血者由于不含抗体可以接受其他各型输血,但是同样需要少量、缓慢输入。

此外，虽然 O 型血者的红细胞膜上没有 A、B 抗原，不会被受血者的血浆凝集；然而 O 型血者中含有的抗 A 和抗 B 抗体，仍有可能与其他血型受血者的红细胞发生凝集反应。当输入的血量较多或输入速度较快时，由于供血者血中的抗体未被受血者的血浆充分稀释，受血者的红细胞会被广泛凝集。同样，当 AB 型的人接受其他任何 ABO 血型供血者的血液时，也有可能发生红细胞凝集。

为了避免红细胞凝集引起的输血反应，输血前必须进行交叉配血试验(图 3-5)。将供血者的红细胞与受血者的血清进行配合试验，称为**交叉配血主侧**；将受血者的红细胞与供血者的血清进行配合试验，称为**交叉配血次侧**。这种试验方法，不仅可以检验血型鉴定是否有误，还能判断供血者和受血者之间能否输血。如果交叉配血试验的两侧都没有发生凝集反应，即为配血相合，可以进行输血(见于同型输血)；如果主侧发生凝集反应，则为配血不合，受血者不能接受该供血者的血液；如果主侧不发生凝集反应，而次侧发生凝集反应，则只能在紧急情况下进行输血(见于 O 型血供血者输给其他血型的受血者或 AB 型受血者接受其他血型供血者的血液)，但输血量及速度应予控制，并在输血过程中密切观察受血者的情况，如发生输血反应，立即停止输血，并采取一定的治疗措施。

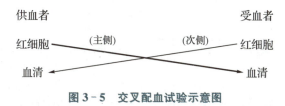

图 3-5 交叉配血试验示意图

知识链接 为什么临床上提倡成分输血？

由于血液分离技术和成分血质量的不断提高，输血疗法已经从原来的输全血发展为成分输血，即将人血中的各种不同的有效成分，如红细胞、粒细胞、血小板和血浆，分别制备成高纯度或高浓度的制品，再输给病人。不同的病人对输血有不同的要求，严重贫血的患者，主要是红细胞数量不足，故适宜输入浓缩红细胞悬液；大面积烧伤的患者，主要是由于创面渗出，使水和蛋白质大量丢失，因此适宜输入血浆；对各种出血性疾病的患者，可根据疾病的情况，输入浓缩的血小板悬液或含凝血因子的新鲜血浆，以促进止血或凝血过程。成分输血不仅可增强治疗的针对性，提高疗效，减少不良反应，还能节约血源。

(二) Rh 血型系统

1940 年，Landsteiner 和 Wiener 通过实验，发现人类的红细胞上具有与恒河猴(Rhesus monkey)同样的抗原，故将这一血型系统称为 Rh 血型系统。

1. Rh 血型系统的抗原与分型　Rh 血型系统是红细胞血型中最复杂的一个系统。已发现 40 多种 Rh 抗原(也称 Rh 因子)。其中 D 抗原的抗原性最强，故临床意义最为重要。医学上通常将红细胞膜上含有 D 抗原者称为 Rh 阳性血型；而红细胞膜上缺乏 D 抗原者称为 Rh 阴性血型。在我国汉族及其他大部分民族的人 Rh 阳性血型者约占 99%，Rh 阴性血型者只占 1% 左右。但是在某些少数民族中，Rh 阴性血型的人较多，因此在这些民族居住的地区，

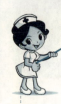

Rh 血型的问题应予高度重视。

2. Rh 血型的特点及其临床意义　Rh 血型系统与 ABO 血型系统最大的不同,是血清中不存在抗 Rh 的天然抗体。只有当 Rh 阴性血型者在接受 Rh 阳性血型的血液后,才会通过免疫产生抗 Rh 的免疫性抗体(抗 D 抗体)。因此,Rh 阴性血型受血者在第一次接受 Rh 阳性血型血液后,一般不产生明显的输血反应;但再次输入 Rh 阳性血型的血液时,即可发生抗原-抗体反应而产生溶血。故临床上即使是重复输入同一个人的血液,也要做交叉配血试验,以防止 Rh 血型不合引起的输血反应。

当 Rh 阴性血型的女性孕育 Rh 阳性血型的胎儿时,Rh 阳性血型胎儿的少量红细胞可以进入母体,使母体产生抗 D 抗体。这种抗体主要是 IgG,可以透过胎盘进入胎儿的血液,使胎儿的红细胞发生溶血,严重时可导致胎儿死亡。由于一般只有在分娩时才有大量的胎儿红细胞进入母体,并且母体血液中的抗 D 抗体的浓度是缓慢增加的,故 Rh 血型阴性的女性孕育第一胎 Rh 血型阳性的胎儿时,很少出现胎儿溶血的情况;但在第二次妊娠时,母体内的抗 D 抗体可进入胎儿体内而引起溶血,严重时导致胎儿死亡。

汉族 ABO 血型系统与 Rh 血型系统的比较见(表 3-5)。

表 3-5　汉族 ABO 血型系统与 Rh 血型系统的比较

项　目	ABO 血型系统	Rh 血型系统
血型种类	A、B、AB、O 四种	Rh 阳性、Rh 阴性两种
天然抗体	有	无,后天刺激可获得
抗体特点	不能通过胎盘	能通过胎盘
人群比例	A、B、O 血型各约占 30%,AB 血型约占 10%	Rh 阳性血型约占 99%、Rh 阴性血型约占 1%
输血反应	快,为立即输血反应	慢,为延迟输血反应

此外,白细胞与血小板也有红细胞上的某些抗原和自身的特有抗原,这些抗原具有临床意义,尤其是组织相容性抗原对选择器官移植和血液成分输注的合格供者有重要作用。

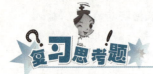

1. 名词解释:血细胞比容　晶体渗透压　胶体渗透压　贫血　红细胞沉降率(血沉)　生理性止血　血液凝固　纤维蛋白溶解　血清　血浆
2. 试述血液的组成和理化特性。
3. 简述血浆蛋白、红细胞、白细胞、血小板的生理作用。
4. 简述血液凝固过程及其促、抗凝因素的作用机制。
5. 简述血型与输血的关系。
6. 重复输同型血时,为什么要做交叉配血实验?

(鲍道林)

第四章 血液循环

循环系统由心脏和血管组成。血液在心血管系统中按一定方向周而复始的流动过程称为**血液循环**。心脏是推动血液循环的动力器官;血管是血液运行的通道和与组织进行物质交换的场所,并有分配血液、调节组织器官血流量的作用。血液循环的主要功能是进行物质运输,以保证机体新陈代谢的正常进行,实现对机体的体液调节、维持内环境相对稳定以及发挥血液的免疫、防御等功能。此外,心脏和血管还具有内分泌功能。

第一节 心脏生理

一、心脏的泵血功能

心脏的泵血功能由左右两个心泵完成。每个心泵由心房和心室组成,通过其规律性的收缩和舒张活动,将血液从静脉抽吸入心房,再由心室射入动脉,以推动血液循环流动。

(一)心率与心动周期

1. 心率 每分钟心跳的次数称为**心率**。正常成人安静状态下心率约为 60~100 次/分,平均约 75 次/分。心率可因年龄、性别及其他生理状态不同而有明显的个体差异。新生儿心率很快,可达 130 次/分以上,以后随年龄的增长逐渐减慢,至青春期接近于成人;在成人中,女性心率比男性稍快;同一个人安静或睡眠时心率变慢,运动或情绪激动时心率加快。

心跳的节律称为**心律**。正常人心律规整,即每次心跳的间隔时间基本相等。如果心跳的间隔时间不等(即心跳快慢不一),则称为**心律不齐**。

2. 心动周期 心脏每收缩和舒张一次称一个**心动周期**(图 4-1)。每一个心动周期中,心房和心室的活动都可分为收缩期和舒张期,并按一定顺序交替进行。首先是两心房收缩,继而舒张;心房舒张的同时,两心室开始收缩,随后舒张;在心室舒张末期,心房又开始收缩进入下一个心动周期。

在一个心动周期中,如果以平均心率 75 次/分计算,则每一心动周期为 0.8 秒。其中心房收缩期持续约 0.1 秒,心房舒张期持续约 0.7 秒;心室收缩期持续约 0.3 秒,心室舒张期持续约 0.5 秒。从心室开始舒张到心房开始收缩之前的 0.4 秒期间,心房和心室均处于舒张状态称**全心舒张期**。由此可见,不论心房还是心室,其舒张期均长于收缩期,这一特点既保证有足够的时间使静脉血回流充盈心脏,又能使心肌得到充分的休息而不易疲劳,从而使心脏能更有效的完成其泵血功能。

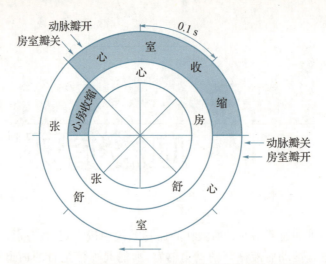

图 4-1 心动周期中心房、心室活动顺序和时间关系示意图

心动周期的长短与心率的快慢呈反比。心率减慢时,心动周期延长;心率加快时,心动周期缩短,并以舒张期缩短更显著。所以当心率过快时,心脏的充盈和休息时间均减少,既不利于心脏射血,也影响心脏的持久活动。

(二)心脏的泵血过程

心室在心脏的泵血过程中起主导作用。每一心动周期中,随着心室的规律性收缩和舒张,室内压发生周期性变化,心脏瓣膜呈现规律性开闭,从而完成其泵血功能。因左右心活动基本相同,现以左心室为例,说明一个心动周期中心脏的射血和充盈过程(图4-2)。

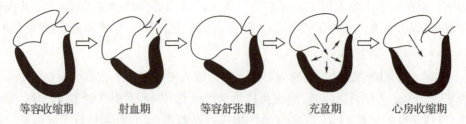

图 4-2 心脏泵血过程示意图

1. **心室收缩与射血过程** 心室收缩过程包括等容收缩期和射血期。

(1)等容收缩期:心房开始舒张时,心室即开始收缩。随着心室的收缩,室内压迅速升高,当超过房内压时,心室内血液推动房室瓣使之关闭;此时室内压仍低于动脉压,动脉瓣处于关闭状态,无血液进出心室,心室容积不变,故称为**等容收缩期**。在心肌收缩力减弱或动脉血压升高时,等容收缩期延长。

(2)射血期:心室进一步收缩使室内压升高超过动脉压时,动脉瓣开放,心室内的血液快速流入动脉,形成**射血期**。其射血量由多渐少,射血速度由快渐慢,直至停止。随着心室的射血,心室容积明显缩小。

2. **心室舒张与充盈过程** 心室的充盈过程是由于心室的舒张及下一心动周期的心房收缩共同完成;心室舒张过程包括等容舒张期和充盈期。

(1)等容舒张期:心室开始舒张,室内压降低,当低于动脉压时,主动脉内血液向心室方向返流,推动动脉瓣关闭;由于此时室内压仍高于房内压,房室瓣处于关闭状态,无血液进出心室,心室容积不变,故称为**等容舒张期**。

(2)充盈期:当心室继续舒张使室内压下降低于房内压时,房室瓣推开,心房和大静脉内血液被抽吸进入心室,心室容积增大,形成**充盈期**。其充盈量由多渐少,充盈速度由快渐慢,直至停止。此期充盈的血液约占心室总充盈量的70%。

在心室舒张期的最后0.1秒,下一心动周期的心房收缩开始;随着心房收缩,心房容积缩小,压力升高,将心房内血液进一步挤压到心室(表4-1)。此期进入心室的血液约占心室总充盈量的30%。

由上可以看出,在整个心脏的泵血过程中,心房的作用较弱,而心室活动起着主要作用。

表4-1 心动周期中心腔压力、瓣膜活动、血流方向、容积大小等变化

心动周期分期	心房:心室:动脉内压力	房室瓣	动脉瓣	血流方向	心室容积
等容收缩期	房内压<室内压<动脉压	关闭	关闭	血存于房、室	不变
射血期	房内压<室内压>动脉压	关闭	开放	心室→动脉	减小
等容舒张期	房内压<室内压<动脉压	关闭	关闭	血存于房、室	不变
充盈期	房内压>室内压<动脉压	开放	关闭	心房→心室	增大
房缩期	房内压>室内压<动脉压	开放	关闭	心房→心室	增大

知识链接

房颤与室颤

临床上病人出现**心房纤维性颤动**(简称房颤)时,心房虽不能正常收缩,使心室充盈的血量有所减少,对心室的充盈和射血功能影响不大,一般不会危及生命,但可使其他心血管疾病风险加大。可是,一旦发生**心室纤维性颤动**(简称室颤),则心室的无效舒缩将使心脏泵血功能即刻停止,若不能及时抢救,将危及生命。因此,室颤是一种十分严重的心律失常,也是猝死的常见原因之一。

(三)心脏泵血功能的评价

心脏的主要功能是泵血,正确评价心脏的泵血功能,对于心脏生理的研究及临床医学实践都具有重要的意义。对心脏泵血功能的评价,通常用单位时间内心脏射出的血量作为指标。

1. 每搏输出量和射血分数 一侧心室每次收缩射出的血量称为**每搏输出量**,简称**搏出量**。正常成人安静状态下,心室舒张末期容积约为125 ml,搏出量约60~80 ml(平均70 ml),左右心室基本相等。搏出量占心室舒张末期容积的百分比,称为**射血分数**,约为55%~65%。当心室功能减退或心室异常增大时,搏出量与正常人差异不明显,但心室舒张末期容积相应增多,射血分数明显降低。因此,射血分数是评定心功能的重要指标之一。

2. 每分输出量和心指数 一侧心室每分钟射出的血量,称为**每分输出量**,简称**心输出量**。心输出量等于搏出量与心率的乘积。如按心率75次/分,搏出量70 ml(60~80 ml)计算,心输出量平均约5 L/min (4.5~6 L/min)。生理状态下心输出量与机体代谢相适应,并与机体活动情况、年龄、性别等因素有关。在肌肉运动、情绪激动等情况下,心输出量增多;在相同条件下,男性心输出量大于女性,青年人心输出量大于老年人。

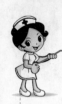

正常人在安静时心输出量与体表面积呈正比,以每平方米体表面积计算的心输出量称为**心指数**。我国中等身材成人的体表面积约为 1.6~1.7 m²,安静和空腹情况下心输出量约 5~6 L/min,故心指数约为 3.0~3.5 L/(min·m²)。安静和空腹情况下的心指数称为**静息心指数**,是分析比较不同个体心脏功能的常用指标。

3. 心脏泵血功能的贮备　人体在不同生理状态下,心脏的泵血功能能够随之发生相应的改变,以适应机体代谢的需要。心输出量随机体代谢的需要而增加的能力称为心脏泵血功能的贮备,简称**心力贮备**,包括心率贮备和搏出量贮备两个方面。

(1) 心率贮备:正常人安静时心率平均为 75 次/分,剧烈运动时可增加至 160~180 次/分,可使心输出量增加 2~2.5 倍。

(2) 搏出量贮备:正常人安静时搏出量为 60~80 ml,剧烈活动时可增加至 150 ml 左右,为安静时的 2 倍以上。

心力贮备可反映心脏泵血功能的潜力,是判定能否胜任运动强度的指标。心力贮备能力小者,能够胜任的运动强度就小;心力贮备能力大者,能够胜任的运动强度就大。健康人有相当大的心力贮备,强体力运动时可达安静时的 5~6 倍。经常性的体育锻炼可提高心力贮备,包括心率贮备和搏出量贮备。

(四)心脏泵血功能的影响因素

衡量心脏泵血功能的一项重要指标是心输出量。心输出量主要受下列因素的影响:

1. 心肌前负荷　**心肌前负荷**指心室舒张末期充盈量。心室舒张末期充盈量相当于静脉回心血量和心室射血后剩余血量之和。其中静脉回心血量是决定心肌前负荷的主要因素。在一定范围内,前负荷增大,心肌收缩前的初长度增加,心肌收缩增强,搏出量增加;但若前负荷过量(如静脉输液过量、输液速度过快时),心肌初长度超过最适限度,则心肌收缩力反而降低,使搏出量减少。

2. 心肌后负荷　动脉血压是心肌开始收缩时遇到的阻力,称为**心肌后负荷**。在心肌前负荷和收缩力不变的条件下,动脉血压升高,心室收缩时等容收缩期延长,动脉瓣开放延迟,射血期缩短,搏出量减少。高血压病人因动脉血压的持续升高,心肌必须增加收缩能力,以维持正常的心输出量;时间过久,心室肌将因长期收缩能力加强而逐渐肥厚,最终可导致心功能减退,产生高血压性心脏病。

3. 心肌收缩力　在前、后负荷不变的情况下,心肌收缩力增加,即心肌收缩的强度大、速度快,搏出量增加;反之,心肌收缩力减弱,搏出量减少。

4. 心率　一定范围内,心率加快可使心输出量增加。但心率过快时(超过 160~180 次/分),心室舒张期明显缩短,心室充盈过少,搏出量明显降低,则心输出量减少;心率过慢时(低于 40 次/分),虽然心室舒张期延长,但因心室容积增大有限,搏出量增加有限,故心输出量也将减少。

二、心肌细胞的生物电现象

心脏在心动周期中能够自动地、按顺序进行规律性收缩和舒张活动,是以心肌细胞的生物电现象为基础的。组成心脏的心肌细胞有两类:一类是具有收缩能力的普通心肌细胞,又称工作细胞或**非自律细胞**,它们构成心房壁和心室壁;另一类是特殊分化的、已丧失收缩能力的特殊心肌细胞,这类细胞能自动产生节律性兴奋,又称**自律细胞**,它们构成心脏的特殊传导系统。不同类型心肌细胞生物电现象不完全相同。现以心室肌细胞、窦房结细胞和浦肯野细胞为例说明心肌细胞的生物电现象。

（一）心室肌细胞的生物电现象

1. **静息电位** 心室肌细胞的静息电位约 -90 mV。其产生机制基本上和神经纤维相同，即在安静状态下，心室肌细胞膜对 K^+ 的通透性较大，细胞内高浓度的 K^+ 向膜外扩散所形成的 K^+ 平衡电位。

2. **动作电位** 心室肌细胞的动作电位与神经细胞的动作电位明显不同，分为五个时期，其去极化过程是 0 期，复极化过程包括 1、2、3 期，另为 4 期（图 4-3、表 4-2）；各期产生的机制如下：

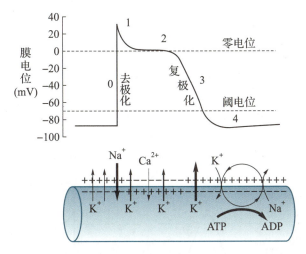

图 4-3 心室肌细胞动作电位及其形成的离子机制示意图

(1) 0 期（去极化过程）：当心室肌细胞受刺激时，细胞膜上 Na^+ 通道少量开放，Na^+ 少量内流使膜去极化至阈电位时，Na^+ 通道大量激活开放，Na^+ 快速大量内流使膜内电位迅速上升至 $+30$ mV 左右，接近于 Na^+ 的平衡电位，形成动作电位的上升相。

(2) 1 期（快速复极初期）：0 期去极化后，心室肌细胞膜上 Na^+ 通道迅速关闭，Na^+ 内流随即停止；同时 K^+ 通道开放，K^+ 迅速外流，使膜电位迅速下降至 0 mV 左右，导致膜的快速复极化，并和 0 期构成**峰电位**。

(3) 2 期（平台期）：当膜电位达 0 mV 左右时，心室肌细胞膜上 Ca^{2+} 通道开放，Ca^{2+} 缓慢内流，同时 K^+ 外流，由于两种带正电荷的离子流动方向相反，在电位上相互抵消，使膜复极化速度缓慢，形成较长时间的平台阶段，故称**平台期**。平台期是心室肌细胞动作电位的主要特征。

(4) 3 极（快速复极末期）：此期膜上 Ca^{2+} 通道关闭，Ca^{2+} 内流停止，K^+ 外流随膜的复极化过程而增强，使膜电位迅速降至 -90 mV。

(5) 4 期（静息期）：此期膜电位基本恢复并稳定于静息电位水平，故称静息期。由于在动作电位形成的过程中，有一定量的 Na^+、Ca^{2+} 内流和 K^+ 外流，造成细胞内外原有的离子浓度发生改变。因此，此期内膜上 $Na^+ - K^+$ 泵和 Ca^{2+} 泵活动增强，逆浓度差将 Na^+、Ca^{2+} 排至细胞外，并将 K^+ 摄回至细胞内，恢复安静时细胞内外离子分布，以保持心肌细胞的正常兴奋能力。

心房肌细胞的动作电位及形成机制与心室肌相似，但静息电位水平略小，持续时间较短。

表 4-2 心室肌细胞动作电位的时相、电位变化及离子活动

时 相	电位变化	离子活动
0期（去极化期）	从-90 mV 去极至+30 mV	Na^+ 快速大量内流
1期（快速复极初期）	从+30 mV 复极至 0 mV	K^+ 快速外流
2期（平台期）	0 mV 附近缓慢复极	Ca^{2+} 缓慢内流和 K^+ 外流
3期（快速复极末期）	从 0 mV 复极至-90 mV	K^+ 快速大量外流
4期（静息期）	复极完毕，静息电位恢复	Na^+、Ca^{2+} 排出，K^+ 摄回

（二）自律细胞的生物电现象

心室肌等非自律细胞在未受到外来刺激时，4期膜电位始终稳定在静息电位水平。而自律细胞的特点是动作电位的4期膜电位不稳定，在没有外来刺激情况下，可缓慢自动去极化，称为**4期自动去极化**；当自动去极化达到阈电位水平时，可引起细胞产生一个新的动作电位。自律细胞的4期自动去极化是形成自动节律性的基础。不同类型的自律细胞自动去极化的速度、幅度和产生机制均有所不同。下面主要讨论窦房结细胞、浦肯野细胞动作电位的形态特征（图4-4）及其形成机制。

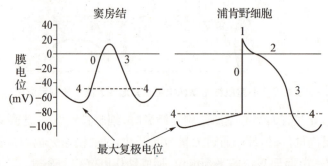

图 4-4 窦房结细胞、浦肯野细胞动作电位示意图

1. 窦房结细胞　其动作电位的形态特征主要是没有明显的复极1期和2期，只有0期去极化和3期复极化，以及4期，并且0期去极化速度较慢、幅度也小。

窦房结细胞动作电位的形成：①0期去极化，是由 Ca^{2+} 缓慢内流所引起；②3期复极化，是由于 Ca^{2+} 内流逐渐停止，K^+ 外流逐渐增加，使膜逐渐复极至最大复极化电位；③4期自动去极化，当膜复极达最大电位时，K^+ 外流进行性衰减；同时 Na^+、Ca^{2+} 内流逐渐增加，从而导致膜内电位上升，产生自动去极化。

2. 浦肯野细胞　其动作电位的形态和产生机制与心室肌细胞相似，但不同的是复极4期膜电位不稳定，即复极3期达最大电位后，K^+ 外流进行性衰减，Na^+ 内流逐渐增多，形成自动去极化。

三、心肌细胞的生理特性

心肌细胞的生理特性包括自动节律性、兴奋性、传导性和收缩性四种。前三种特性是在细胞生物电活动的基础上产生的，称为电生理特性；而收缩性是以肌细胞收缩蛋白间的生物化学及生物物理反应为基础的，属机械特性。

(一)自动节律性

心肌细胞在没有外来刺激的情况下能够自动地发生节律性兴奋的特性,称为**自动节律性**,简称**自律性**。

心脏的特殊传导系统具有自律性,但各部分自律性高低不同。正常情况下,窦房结自律性最高(约100次/分),房室交界次之(约50次/分),浦肯野细胞最低(约25次/分)。由于窦房结自律性最高,并能控制其他自律细胞的活动,所以窦房结是主导整个心脏兴奋和收缩的正常部位,称为心脏的**正常起搏点**。由窦房结作为起搏点引起的心跳节律,称为**窦性节律**。其他自律细胞由于自律性低,且在正常情况下受窦房结控制不能表现自身的自律性,称为**潜在起搏点**。某些特殊情况下,如潜在起搏点的自律性升高、窦房结自律性过低或兴奋发生传导阻滞时,潜在起搏点的兴奋可引起心脏的活动,导致心律失常。此时的潜在起搏点又称**异位起搏点**。由异位起搏点引起的心跳节律,称为**异位节律**。

(二)传导性

心肌细胞传导兴奋的能力称为**传导性**。传导性高低可用兴奋的扩布速度衡量。正常情况下,心脏的兴奋由窦房结产生以后,其兴奋冲动迅速传布到两心房,同时通过心房的优势传导通路,将兴奋快速传到房室交界,经房室束和左右束支传到浦肯野纤维网,最后经浦肯野纤维传到心室内膜并扩布至外膜,使整个心室兴奋(图4-5)。

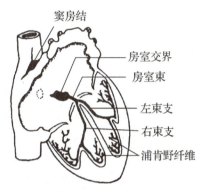

图4-5 心脏特殊传导系统示意图

兴奋在心脏内各部位的传导速度不同。窦房结发出兴奋传至整个心房和房室交界区,约需0.06秒。由于心房肌与心室肌在解剖上有心肌纤维环阻隔,兴奋不能直接由心房肌传向心室肌,因此房室交界是正常兴奋由心房传入心室的唯一通道。但兴奋在此传导速度缓慢,占时较长,约需0.1秒才能继续下传,这种现象称为**房-室延搁**,具有重要的生理意义。由于房-室延搁的存在,使心房兴奋和收缩结束后才能引起心室兴奋和收缩,从而有利于心室在收缩射血前得到充分的血液充盈,保证足够的射血量。兴奋在心室内传导速度(4米/秒)最快,即兴奋一旦到达浦肯野纤维网,几乎同时传至所有心室肌,从而使左右心室同步收缩,有利于心室射血。心脏特殊传导系统中,任何部位发生功能障碍都会引起传导阻滞,导致心律失常。

(三)兴奋性

心肌细胞具有兴奋性,在其受刺激而发生兴奋时,兴奋性会发生周期性变化。

1. 兴奋性的周期性变化(以心室肌为例) 心肌细胞每一次兴奋后,其兴奋性的周期性变化可分为:

(1)有效不应期:心肌细胞每次兴奋后,从0期去极化开始到复极化3期至-55 mV期间,对任何强度的刺激均不发生反应,此期称为**绝对不应期**。从复极化-55 mV至-60 mV时间内,心肌兴奋性开始恢复,给予特别强的刺激,可以产生局部兴奋(局部去极化),但不能产生扩布性兴奋,此期称为**局部反应期**。绝对不应期与局部反应期合称为**有效不应期**。

(2)相对不应期:从复极化-60 mV到-80 mV时间内,心肌兴奋性逐渐恢复,但仍低于正常,用阈上刺激时心肌可产生再次兴奋(产生新的动作电位),此期称为**相对不应期**。

(3) 超常期:在复极化结束前,即膜电位复极化由 -80 mV 到 -90 mV 时间内,心肌细胞兴奋性较正常为高,阈下刺激即可产生再次兴奋,故称为**超常期**。超常期后心肌兴奋性恢复正常。

从心肌细胞兴奋性的周期性变化中可以看出,心肌细胞兴奋性的特点是每次兴奋后有效不应期特别长,相当于心肌整个收缩期和舒张早期。即心肌在整个收缩期至舒张早期,任何强度的刺激都不能引起再次兴奋和收缩;只有在相对不应期及其以后,才能接受刺激,产生再次兴奋和收缩(图4-6)。这一特性使心肌在正常情况下,不会像骨骼肌那样产生强直收缩,而是始终保持收缩与舒张交替进行的节律活动,从而保证心脏的充盈和射血过程。

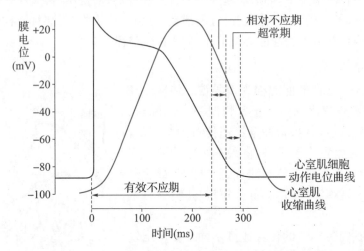

图4-6 心室肌细胞动作电位期间兴奋性变化及其与机械收缩的关系示意图

2. 期前收缩与代偿间歇　正常情况下,心脏的活动是按照窦房结节律进行的。但在某些特殊情况下,心肌在有效不应期之后到下一次窦房结兴奋传来之前,若受到人工刺激或异位起搏点传来的刺激,可提前产生一次兴奋和收缩,分别称为**期前兴奋**和**期前收缩**。期前收缩以后,当下一次窦房结兴奋传来时,恰好落在心肌期前兴奋的有效不应期内,不能引起再次兴奋和收缩,形成一次"脱失";必需等到再下一次窦房结兴奋传来时,才能引起心肌的兴奋和收缩。故每次期前收缩后,都会出现一段较长时间的心脏舒张期,称为**代偿间歇**(图4-7)。

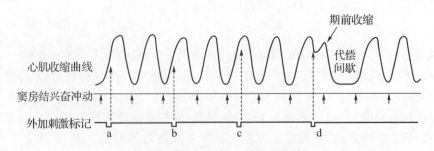

图4-7 期前收缩与代偿间歇示意图

注:刺激a、b、c落在有效不期内,不起反应;刺激d落在相对不应期内,引起期前收缩与代偿间歇

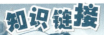

知识链接 期前收缩与心律失常

期前收缩又称**过早搏动**（简称早搏），是最常见的异位心律，为临床上最常见的心律失常。正常人在精神紧张、情绪激动、过度疲劳以及烟、酒、茶过量时，也可出现期前收缩，属于偶发期前收缩，一般对循环功能影响不大，只要避免以上诱因即可恢复正常。但在某些病理情况下（如冠心病、心肌炎），心脏某一部位（多为房室束及其分支）的兴奋性异常升高，则成为异位起搏点而导致早搏。过于频繁出现的早搏可造成严重的心律失常。

（四）收缩性

心脏工作细胞在接受刺激兴奋时，通过兴奋-收缩耦联过程，通过肌丝滑行产生收缩的特性，称**收缩性**。心肌收缩的特点是：

1. 对细胞外液中 Ca^{2+} 的依赖性较大 一定范围内，细胞外液中 Ca^{2+} 浓度增加，可使心肌收缩力增强；反之，心肌收缩力减弱。

2. "全或无"式收缩 正常情况下，当心房或心室某处一旦兴奋时，可几乎同时到达所有心房肌或心室肌细胞，引起同步收缩；而未兴奋时则表现为全部舒张。

3. 不产生强直收缩 由于心肌兴奋后有效不应期特别长，相当于整个收缩期和舒张早期，故不会接受任何刺激而产生兴奋和收缩，因此，心脏不会发生强直收缩。

四、心音与心电图

（一）心音

在每一心动周期中，由于心肌的收缩与舒张引起的瓣膜开闭、血液流速改变及其撞击心室壁和大动脉壁等机械振动而产生的声音，称为**心音**，通常用听诊器在胸壁上听取。多数情况下，一个心动周期中主要听到两个心音，即第一心音和第二心音。两者的比较见表4-3。

表4-3 第一心音和第二心音比较

项目	第一心音	第二心音
标志	心室收缩期的开始	心室舒张期的开始
特点	音调较低，持续时间较长	音调较高，持续时间较短
产生机制	房室瓣关闭、心室肌收缩引起的振动	动脉瓣关闭、血液返回冲击大动脉根部引起的振动
临床意义	反映心室肌收缩强弱和房室瓣功能	反映动脉压的高低和动脉瓣功能

1. 第一心音 音调相对较低，持续时间较长，约为0.12秒。第一心音是由于心室肌收缩、房室瓣关闭及心室射出的血液撞击动脉壁引起的振动而产生的，其中主要是由于房室瓣关闭所致。第一心音标志着心室收缩的开始，它的强弱可反映房室瓣的功能状态及心室肌收缩的强弱。

2. 第二心音 音调相对较高，持续时间较短，约为0.08秒。第二心音的产生是由于心室肌舒张、动脉瓣迅速关闭及血液冲击大动脉根部引起振动而产生的，其中主要是由于动脉瓣关闭所致。第二心音标志着心室舒张的开始，它的强弱可反映动脉瓣的功能状态及动脉压的高低。

由于心音可反映心肌收缩和心脏瓣膜的功能情况以及动脉压的高低,因而在心肌发生病变、心瓣膜关闭不全或狭窄、动脉血压过高时,均可出现异常心音。另一方面,心音也可反映心率、心律是否正常。因此,心音听诊在某些心脏、血管疾病的辅助诊断中具有重要意义。

(二) 心电图

每一心动周期中,由窦房结发出的兴奋,按一定途径依次传向心房和心室,引起心房、心室的节律性兴奋和收缩。心脏的兴奋是以生物电为基础的,其各部分在兴奋过程中出现的生物电活动,可以通过心脏周围的组织和体液传至身体表面。利用心电图机的测量电极,在体表一定部位所描记心肌的兴奋产生、传导和恢复过程的电变化波形,称为**心电图**(ECG)。心电图是临床上判断心脏疾病的一种重要辅助检查。

1. 心电图的导联　在描记心电图时,按与心电图机相连的引导电极放置部位的不同,分为不同的导联。临床常用的有:标准导联(Ⅰ、Ⅱ、Ⅲ)、单极加压肢体导联(aVR、aVL、aVF)、单极胸导联(V_1、V_2、V_3、V_4、V_5)。

2. 正常心电图的波形及意义　由不同导联描记出的心电图波形不完全相同,但基本波形由 P 波、QRS 波群、T 波及各波间线段所组成(图 4-8)。

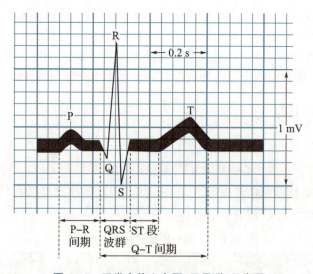

图 4-8　正常人体心电图(Ⅱ导联)示意图

正常人体心电图波形、间期、段的正常值及生理意义见表 4-4。

表 4-4　正常人体心电图波形、间期、段的正常值及生理意义

组　　成	电压(mV)	时间(s)	生 理 意 义
P 波	<0.25	0.08~0.11	反映左右心房去极化过程的电位变化
QRS 波群	各导联不同	0.06~0.10	反映左右心室去极化过程的电位变化
T 波	0.10~0.80	0.05~0.25	反映左右心室复极化过程的电位变化
P-R 间期	—	0.12~0.20	反映从窦房结产生兴奋,传导到心室开始兴奋的时间
S-T 段	与基线平齐	0.05~0.15	反映心室各部分处于去极化状态
Q-T 间期	—	0.30~0.40	心室肌从去极化开始到复极化结束的时间

第四章 血液循环

第二节 血管生理

由心脏射出的血液在心血管运行时,涉及到血液的流量、阻力和压力及三者之间的相互关系。其中,单位时间内流过血管某一横截面的血量称为**血流量**,也称为**容积速度**,计算单位通常以 ml/min 或 L/min 表示;单位时间内的血流量(Q)与血管两端的压力差(ΔP)成正比,与血管阻力(R)成反比,可用 Q=ΔP/R 表示。血液在血管内流动时所遇到的阻力,称为**血流阻力**,血流阻力与血管的长度和血液的黏滞性呈正比,与血管半径的 4 次方呈反比。血管内的血液对单位面积血管壁的侧压力(压强)称**血压**,血压是推动血液循环的直接动力;血压的测量单位通常是用毫米汞柱(mmHg)或千帕(kPa)表示(1mmHg=0.133 kPa);通常临床测量的血压是指动脉血压。

一、动脉血压与脉搏

(一)动脉血压

1. 动脉血压的概念及正常值　**动脉血压**是指血液对单位面积动脉管壁的侧压力(压强),一般是指主动脉压。由于大动脉中血压下降甚微,为测量方便,通常以肱动脉血压代表主动脉压。

在每一心动周期中,动脉血压随心脏的活动而发生周期性变化。心室收缩时动脉血压升高所达到的最高值,称为**收缩压**;我国健康成人安静时约 100～120 mmHg(13.3～16.0 kPa)。心室舒张时动脉血压降低所达到的最低值,称为**舒张压**;安静时为 60～80 mmHg(8.0～10.6 kPa)。收缩压与舒张压之差称为**脉搏压**(简称**脉压**),可反映动脉血压波动的幅度,一般为 30～40 mmHg(4.0～5.3 kPa)。一个心动周期中,动脉血压的平均值称为**平均动脉压**。由于心动周期中心舒期长于心缩期,平均动脉压更接近于舒张压,大约等于舒张压加 1/3 脉压。一定高度的平均动脉压是推动血液循环和保证各器官有足够血流量的必要条件。动脉血压的记录方法为收缩压/舒张压 mmHg(kPa)。

正常人动脉血压随性别、年龄及功能状态不同有一定的生理差异。一般是男性比女性略高,且女性在更年期前后有一定波动;40 岁以后随年龄增长,收缩压相应升高;运动或情绪激动时动脉血压暂时升高。

知识链接　动脉血压异常的判断及其临床意义

高血压是指收缩压持续性≥140 mmHg(18.6 kPa)或舒张压持续性≥90 mmHg(12.0 kPa);**低血压**是指收缩压持续<90 mmHg(12.0 kPa)。

动脉血压的相对稳定具有重要的生理意义。血压过低,可使各组织器官血液供应不足,特别是心、脑、肾等重要器官血流量减少,甚至产生缺血坏死等严重后果。血压长期过高,可引起严重的心、脑、肾并发症,是脑卒中、心肌梗死、进行性动脉硬化和痴呆的主要危险因素。积极预防和治疗高血压,可明显降低脑卒中、冠状动脉疾病和充血性心力衰竭的发病危险,并可降低病残率和病死率。

2. 动脉血压的形成　正常情况下,封闭的心血管系统中足够的血量充盈是形成动脉血压的前提。因此,动脉血管内充盈血量增多,动脉血压升高;充盈血量减少,动脉血压降低。在心室收缩期,随着心室射血过程,一定量的血液进入动脉,使动脉管壁相应扩张而产生对管壁的侧压力,从而形成收缩压;同时推动血液向外周血管流动。但是血液在运行中要受到各种阻力,特别是外周阻力的作用,故每次射血后只有1/3血液流向外周,其余2/3暂时贮存于大动脉中,继续对大动脉管壁施加一定压力以维持收缩压。心室舒张时,动脉血压下降,但此时大动脉管壁弹性回缩和外周阻力的作用(图4-9),能保持一定的动脉血压,即形成舒张压,并推动血液继续向外周血管流动。所以,心室收缩射血和外周阻力是形成动脉血压的两个基本因素;大动脉管壁的弹性舒缩则起到缓冲动脉血压的作用,使收缩压不致太高,舒张压不致过低,并使心室的间断射血变为动脉内的持续血流。

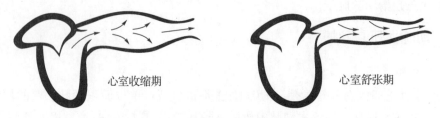

图4-9　大动脉管壁弹性作用示意图

3. 影响动脉血压的因素

(1) 每搏输出量:如果其他因素不变,每搏输出量增多,主要使收缩压升高。这是由于心室收缩增强时,每搏输出量增加,对血管壁施加的侧压力增强,收缩压升高。但由于收缩压升高使血流速度加快,流向外周的血量增多,心室舒张末期大动脉内血量增加不多,故舒张压升高不明显。因此,收缩压高低主要反映每搏输出量的多少。

(2) 心率:如果其他因素不变,心率加快,主要使舒张压升高。这是由于心率加快时,心室舒张期缩短,血液向外周流出减少,心舒末期大动脉中血量增多,使舒张压升高,此时收缩压升高不明显,故脉压减小;心率减慢,舒张压降低较收缩压明显,故脉压加大。

(3) 外周阻力:主要指小动脉、微动脉的血管阻力。若其他因素不变,外周阻力增加时,收缩压和舒张压都升高,但因外周阻力加大使动脉血流速度减慢,流向外周的血量减少,心室舒张末期存留在大动脉中血液量增多,使舒张压升高较收缩压明显,故脉压减小。相反,外周阻力减小时,舒张压降低比收缩压降低更大,故脉压加大。因此,舒张压的高低主要反映外周阻力的大小。

(4) 大动脉管壁的弹性:大动脉管壁的弹性对缓冲动脉血压具有重要作用。老年人由于大动脉管壁的弹性降低,对血压的缓冲能力减弱,导致收缩压升高,舒张压降低,脉压增大。但同时老年人小动脉常伴不同程度硬化,以致外周阻力增大,因而舒张压也常常升高。

(5) 循环血量和血管容积:正常情况下,循环血量和血管容积相适应,并且循环血量稍多于血管容积,以保持血管内有足够的血液充盈,维持正常血压。急性大失血或严重脱水时,循环血量明显减少,血管充盈度降低,可引起动脉血压急剧下降;此时应及时给病人输血、输液以补充循环血量,使血压回升。若因细菌毒素的作用或药物过敏,使全身小血管扩张,血管容积增大,血管充盈度降低,导致血压急剧下降;此时对此类患者的治疗措施是首先使用调整血管功能的药物进行治疗,以减小血管容积,促使血压回升。

以上是假定其他因素不变的情况下,对单个因素影响所作的分析。在正常人体,动脉血压则是受到多种因素的影响,因此,分析动脉血压变化时,须根据不同情况综合分析,这样才能得出正确判断。

(二)动脉脉搏

在每一心动周期中,由于动脉内压力的周期性变化引起动脉管壁的搏动,称**动脉脉搏**,简称**脉搏**。它起始于主动脉,沿动脉管壁向外周传播,在皮肤表面可以触及一些浅表动脉的搏动。脉搏的频率和节律与心脏活动一致,因此可以反映心率和心律;脉搏的强弱和紧张度还可反映心肌收缩力、血管壁的弹性等,所以脉搏在一定程度上可反映心血管的功能。

二、微循环

微循环是指微动脉与微静脉之间的血液循环,是血液和组织细胞进行物质交换的场所。不同器官组织微循环的组成有所不同,典型的微循环由微动脉、后微动脉、毛细血管前括约肌、真毛细管网、通血毛细血管、动-静脉吻合支和微静脉等7个部分组成(图4-10)。

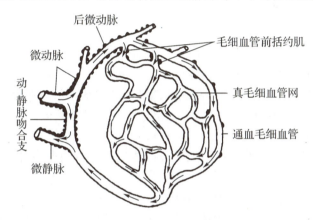

图4-10 微循环组成示意图

(一)微循环的血流通路及其功能

血液流经微循环时有三条通路。

1. 直捷通路 血液经微动脉、后微动脉、通血毛细血管,进入到微静脉,称为直捷通路。此通路的特点是安静时经常处于开放状态,使部分血液迅速通过微循环返回心脏,以保证正常静脉回心血量,维持心脏的射血功能。

2. 迂回通路 血液经微动脉、后微动脉、毛细血管前括约肌、真毛细血管网,汇集到微静脉,称为**迂回通路**。血液经此通路时迂回运行,流速缓慢,与组织细胞进行物质交换,故又称**营养通路**。此通路的特点是安静状态下,同一时间内,以20%的比例轮流交替开放。

3. 动-静脉短路 血液经微动脉、动-静脉吻合支,进入到微静脉,称为**动-静脉短路**。血液经此通路时,完全不进行物质交换。此通路多分布于皮肤及皮下组织,安静状态下无血流通过;当气温升高时,通路开放增多,使皮肤血流量增多而有利于散热,以调节体温。临床上感染性休克、中毒性休克或过敏性休克病人,可引起动-静脉短路大量开放,使血液不能流经真毛细血管网,从而导致组织严重缺血缺氧。

(二)微循环的调节

微循环的血流量受微循环血流阻力的影响。微动脉是微循环的前阻力血管,其舒缩可控制整个微循环的灌流量,故称为微循环的"**总闸门**"。后微动脉和毛细血管前括约肌决定真毛细血管网内血量的分配,称为微循环的"**分闸门**"。微静脉是微循环的后阻力血管,其舒缩可控制微循环血液的流出,称为微循环的"**后闸门**"。

1. 神经调节　微动脉和微静脉受交感缩血管神经支配。交感神经兴奋时,可直接引起微动脉和微静脉收缩,使微循环血液灌流量和流出量均减少。

2. 体液调节　全身性缩血管活性物质如肾上腺素、去甲肾上腺素、血管紧张素等,作用于微动脉、后微动脉和毛细血管前括约肌,使其收缩;而局部代谢产物可使其舒张。

三、组织液、淋巴液的生成和回流

组织液是存在于组织细胞间隙中的细胞外液,是组织细胞生存的环境,也是血液与组织细胞进行物质交换的场所。绝大部分组织液呈胶冻状,不能流动,因此不会受重力影响而流到身体的低垂部位,也不能被抽吸;只有极少部分呈液态,可以流动。组织液中除血浆蛋白明显少于血浆外,其余成分与血浆相似。

(一) 组织液生成与回流

1. 组织液生成与回流的过程　组织液是由血浆透过毛细血管壁进入组织间隙而形成。毛细血管壁的选择性通透是组织液生成的基础。组织液的生成与回流的动力取决于**有效滤过压**。**有效滤过压**是由毛细血管内外两侧的四种压力组成,其中促进组织液生成的压力是毛细血管血压、组织液胶体渗透压;阻止组织液生成(即促进回流)的压力是血浆胶体渗透压、组织液静水压。可用下式表示:

有效滤过压 = (毛细血管血压 + 组织液胶体渗透压) − (血浆胶体渗透压 + 组织液静水压)

正常情况,毛细血管动脉端血压平均为 30 mmHg(4.0 kPa),血浆胶体渗透压约 25 mmHg(3.33 kPa),组织液胶体渗透压约 15 mmHg(2.0 kPa),组织液静水压约 10 mmHg(1.33 kpa)。根据公式推算,在毛细血管动脉端有效滤过压约为 10 mmHg(1.33 kPa),则生成组织液。血液在由毛细血管动脉端向静脉端流动的过程中,血浆胶体渗透压、组织液胶体渗透压和组织液静水压均无明显改变;而毛细血管血压在静脉端则明显降低到约 12 mmHg(1.66 kPa)左右,由此推算毛细血管静脉端有效滤过压约为 −8 mmHg(−1.06 kPa),则组织液回流入血(图 4-11)。所以,有效滤过压的数值取决于毛细血管血压的变化,决定着液体移动的方向和速度。组织液生成时,血浆中的各种营养物质进入组织间隙;组织液回流时,细胞代谢产物进入血液。通过组织液的生成与回流借以实现血液与组织细胞的物质交换,保证组织细胞的正常代谢。

2. 组织液生成与回流的影响因素　正常情况下,组织液生成与回流保持相对平衡,从而维持体液的正常分布和组织细胞的正常功能。若某些因素使组织液的生成大于回流或组织液回流受阻,则可造成组织水肿。组织液生成与回流的影响因素有:

(1) 毛细血管血压:任何因素只要能使毛细血管血压升高,均可促进组织液生成。例如炎症时微动脉扩张,或静脉回流受阻等均可使毛细血管血压升高,组织液生成增多,产生水肿。

(2) 血浆胶体渗透压:正常情况下,血浆胶体渗透压无明显变化。但某些肾脏疾病可导致肾小球滤过膜通透性增加,使大量蛋白质随尿排出;严重肝脏疾病时清蛋白的合成较少;以及严重营养不良时体内蛋白质过少。以上情况均可因血浆蛋白质含量降低,使血浆胶体渗透压下降,组织液生成增多,出现水肿。

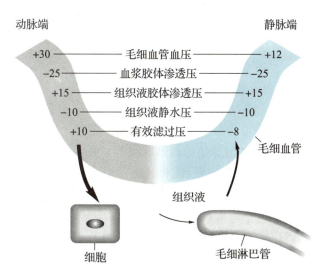

图 4-11 组织液生成与回流示意图
注:数字后计量单位是 mmHg

(3) 毛细血管壁通透性:毛细血管壁具有选择性通透作用,大分子蛋白质一般不能透出血管,但在烧伤、过敏性反应等情况下,毛细血管壁的通透性明显增加,部分血浆蛋白透出血管进入组织间隙,导致血浆胶体渗透压下降和组织液胶体渗透压升高,组织液生成增多,产生水肿。

(4) 淋巴回流:淋巴液的生成是调节组织液平衡的另一重要因素。丝虫病患者,可因丝虫阻塞淋巴管而造成淋巴液回流受阻,从而导致组织液在组织间隙中过多积聚,产生阻塞部位以上的水肿。

(二) 淋巴液的生成与回流

1. 淋巴液的生成与回流过程　淋巴液是组织液透入毛细淋巴管而生成。在组织间隙中,除有丰富的毛细血管外,还有丰富的毛细淋巴管。毛细淋巴管由单层内皮细胞构成,其管壁无基膜,故通透性高。在组织液生成时,有少部分蛋白质透出血管,但在组织液回流时,则不能直接进入血管,而随组织液进入毛细淋巴管,通过淋巴循环最后流入静脉。因此,淋巴循环可被视为血液循环的一个侧支,是血液循环的辅助系统。

2. 淋巴液回流的生理意义

(1) 调节血浆与组织液间的液体平衡:根据组织液生成有效滤过压的计算,毛细血管动脉端组织液的生成大于毛细血管静脉端的组织液回流,则多余的组织液透入毛细淋巴管生成淋巴液,以调节血浆与组织液间的液体平衡,维持血管内外液体的正常分布。

(2) 回收蛋白质:淋巴循环最重要的生理意义是帮助血液回收蛋白质。每日从淋巴管吸收的蛋白质高达 75~100 g,如果淋巴液回流受阻,将会造成组织液中蛋白质过多积聚,导致组织液胶体渗透压升高,产生水肿。

(3) 其他:正常人食物中大部分脂肪的吸收是通过淋巴循环。此外,当淋巴液流经淋巴结时,其中的细菌、异物可被淋巴结吞噬、清除,对机体具有重要的防御功能;同时,淋巴结还可产生淋巴细胞和浆细胞,参与机体的免疫反应。

四、静脉血压与静脉血流

静脉血管是血液返回心脏的通道。静脉管壁薄易扩张,因而容量较大,循环血量的

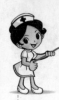

60%~70%存在于静脉系统中,起着贮血库的作用。静脉血管的舒缩能有效地调节回心血量和心输出量,以适应人体代谢的需要。与毛细血管相比,静脉血压低、血流速度较快。

（一）静脉血压

当循环血液经动脉各级分支和毛细血管到达微静脉时,血压降低至15~20 mmHg(2.0~2.7 kPa);到达下腔静脉时,血压约为3~4 mmHg(0.4~0.5 kPa);至右心房时,血压已接近于零。

1. 中心静脉压　通常将右心房和胸腔内大静脉的血压称为**中心静脉压**。正常值为4~12 cmH$_2$O(0.4~1.2 kPa)。中心静脉压的高低取决于心脏射血能力和静脉回心血量之间的相互关系。如果心脏功能好,射血能力强,能将经静脉回心的血液及时射入动脉,则中心静脉压可维持正常。若心脏功能减弱,射血能力降低,血液在右心房和胸腔大静脉存留增多,致使中心静脉压高于正常。另一方面,在心脏射血功能不变时,如果静脉回心血量增多,中心静脉压升高;反之,则中心静脉压降低。因此,中心静脉压的高低可助于判断心功能状况,并作为临床控制补液量和补液速度的指标。若中心静脉压低于正常值,常提示循环血量不足或静脉回流受阻,可加大补液量及加快补液速度,以增加静脉回心血量,从而增加心搏出量,使血压升高。如果中心静脉压高于正常值,常提示心功能降低或输液过量,应严格控制补液量和补液速度,加用调整心功能药物,通过改善心功能,增加心搏出量,使血压升高。

2. 外周静脉压　各器官的静脉血压称为**外周静脉压**。通常以人体平卧时的肘静脉压为代表,正常值为5~14 cmH$_2$O(0.5~1.4 kPa)。当心功能降低,导致中心静脉压升高,静脉回流将减少,血液较多地滞留在外周静脉,致使外周静脉压升高。因此,外周静脉压的高低也可反映心功能状况。

（二）静脉血流的影响因素

静脉回流量的多少直接影响心脏射血量。促进静脉血回流的基本动力是外周静脉压与中心静脉压之间的压力差,凡能改变两者之间压力差的因素,均能影响静脉回流量。

1. 心肌收缩力　心肌收缩力增强时,心搏出量增多,心室舒张末期室内压降低,对心房和胸腔大静脉内血液的"抽吸"力量增大,中心静脉压降低,静脉回流速度加快,回心血量增多;相反,心肌收缩力减弱时,心搏出量减少,心室射血后剩余血量增多,心室内压较高,对血液的"抽吸"力量降低,使血液淤积在心房和胸腔大静脉内,中心静脉压升高,静脉回流速度减慢,回心血量减少。例如,右心衰竭时,出现体循环淤血体征,表现为颈静脉怒张、肝肿大、下肢浮肿等;左心衰竭时,出现肺循环淤血体征,表现为肺淤血和肺水肿。

2. 重力和体位　由于静脉管壁薄,易扩张,所以静脉血压和血流受重力和体位的影响比较明显。在平卧时因全身静脉与心脏基本处于同一水平,重力对静脉回流的影响不大。当人体由卧位变为直立位时,由于重力作用,心脏水平以下的静脉血液回流减慢,回心血量减少,从而使心搏出量减少,动脉血压暂时性下降。临床上长期卧床的病人,突然下床站立时,由于重力和体位因素的影响,静脉回流量减少,心搏出量减少,可引起动脉血压骤降,导致大脑、视网膜等处短暂缺血,出现头晕、眼前发黑、甚至昏厥等,出现直立性低血压。

3. 骨骼肌挤压作用　人体较大下肢静脉血管内有向心瓣膜,因而下肢静脉的血液只能向心脏方向回流,不能倒流。当骨骼肌收缩时,挤压静脉血管,使静脉压升高,促进下肢静脉血的回流;骨骼肌舒张时,静脉压降低,又可促使毛细血管血液流入静脉。因此,骨骼肌交替舒缩与静脉瓣膜配合,对静脉回流起到"泵"的作用。如果久立或久坐不动,下肢骨骼肌没有产生收缩,可出现下肢静脉回流受阻,导致下肢轻度水肿。

4. 呼吸运动 吸气时,胸廓扩大,胸腔负压值增大,使胸腔内大静脉、右心房被动牵拉扩张,中心静脉压下降,可促进静脉血液回流入心;呼气时,胸腔负压值减小,静脉回心血量减少。

（欧阳锦萍）

第三节 心血管活动的调节

在一定范围内,心血管的活动能随体内外环境的变化作出相应的调整,通过改变心跳频率、心肌收缩力和血管口径等,使各器官的血流量能适应不同状态下代谢的需要。这种适应性的变化主要是通过神经和体液调节实现的。

一、神经调节

（一）心血管中枢及心血管神经

心血管活动的神经调节是通过各种心血管反射完成的。在中枢神经系统内与心血管反射有关的神经元集中的部位称为**心血管中枢**。心血管中枢分布自脊髓至大脑皮质的各级水平,各级中枢相互联系、密切配合,使心血管的活动协调有序。延髓是调节心血管活动的基本中枢,延髓心血管中枢经常保持一定程度的紧张性活动,即不断发放相应频率的神经冲动,通过自主神经传出纤维,控制心血管活动。延髓以上心血管中枢调节心血管的活动比较复杂,通常是将心血管活动与其他功能活动进行整合,使心血管活动适合于当时整体功能活动的需要。

1. 心迷走中枢和心迷走神经 延髓的迷走神经背核和疑核是心迷走神经元的细胞体集中部位,称为心迷走中枢（心抑制中枢）,由此发出心迷走神经的节前纤维下行进入心脏,在心内神经节更换神经元,节后纤维支配窦房结、心房肌、房室交界、房室束及其分支,少数纤维支配心室肌。当心迷走中枢紧张性增高时,心迷走神经传出冲动增多,节后纤维末梢释放的乙酰胆碱增加,与心肌细胞膜上的 M 型胆碱能受体结合,导致心率减慢（负性变时作用）、房室传导速度减慢（负性变传导作用）、心房肌收缩力减弱（负性变力作用）;结果使心输出量减少。心迷走神经对心脏的这种抑制作用,可被 M 型胆碱能受体的阻断剂如阿托品等药物阻断。

2. 心交感中枢和心交感神经 心交感中枢（心加速中枢）位于延髓头端腹外侧部,它发出下行纤维到达脊髓胸段 1~5 节灰质外侧柱,由此发出心交感神经的节前纤维,在星状神经节或颈交感神经节换元,节后纤维支配窦房结、心房肌、房室交界、房室束和心室肌。当心交感中枢紧张性增高时,心交感神经传出冲动增多,节后纤维末梢释放的去甲肾上腺素增加,与心肌细胞膜的 β_1 肾上腺素能受体结合,引起心率加快（正性变时作用）;房室传导加速（正性变传导作用）;心房肌和心室肌收缩力增强（正性变力作用）,结果使心输出量增加。心交感神经对心脏的这种兴奋作用,可被 β_1 受体阻断剂如普萘洛尔等药物阻断。

心迷走中枢和心交感中枢对心脏的作用既相互拮抗,又相互依赖,达到彼此配合,使心脏的活动适合机体不同状态下的需要。正常成人安静时,心迷走中枢的紧张性活动较心交感中枢占优势,两个中枢协同作用,使心率保持在 75 次/分左右;运动或情绪激动时,心交感中枢紧张性增高,使心率加快。

3. 缩血管中枢和交感缩血管神经 在延髓腹外侧部存在缩血管中枢,它发出下行纤维控制脊髓交感缩血管神经元的活动。由胸腰段脊髓（T_1~L_3）侧角发出交感缩血管神经节前纤维,到达椎旁或椎前神经节换元,节后纤维分布到全身血管平滑肌。缩血管中枢对血管舒缩活动的调控是通过中枢紧张性活动的变化实现的。当缩血管中枢紧张性增高时,交感缩血管神经传出冲动增多,节后纤维末梢释放去甲肾上腺素增加,与血管平滑肌细胞膜上α肾上腺素能受体结合后,血管收缩加强,血管口径变小,血流阻力增大;当缩血管中枢紧张性降低时,交感缩血管神经传出冲动减少,血管舒张,血管口径变大,血流阻力减小。酚妥拉明可阻断交感缩血管神经的缩血管效应。人体安静时,交感缩血管中枢通常发放1~3次/秒的低频冲动,使血管平滑肌保持适当的收缩状态,以维持一定的外周阻力。

机体内绝大部分血管仅受交感缩血管神经的单一支配,但在骨骼肌血管中,除有上述神经纤维分布外,还有交感舒血管神经支配。此外,少数器官的血管还有副交感舒血管神经支配,这类神经纤维主要分布于脑膜、唾液腺、胃肠道外分泌腺和外生殖器等部位。交感与副交感舒血管神经节后纤维末梢释放的递质均是乙酰胆碱,与血管平滑肌细胞膜的M型胆碱能受体结合后,使血管舒张,增加这些器官的局部血流量。

(二)心血管反射

1. 颈动脉窦和主动脉弓压力感受性反射

颈动脉窦和主动脉弓的血管壁外膜下有丰富的感觉神经末梢,能感受血管壁的机械牵张刺激,称为**压力感受器**(图4-12)。当动脉血压突然升高时,颈动脉窦和主动脉弓的压力感受器受到牵张刺激增强,产生传入冲动增多,经舌咽神经(颈动脉窦的传入神经)和迷走神经(主动脉弓的传入神经)传入延髓,使心迷走中枢紧张性增高,心迷走神经传出冲动增多;心交感中枢和缩血管中枢紧张性降低,心交感神经和缩血管神经传出冲动减少,出现心率减慢,心肌收缩力减弱,心输出量减少;同时血管舒张,外周阻力降低,使动脉血压下降。由于这一反射过程可使升高的血压下降,故又称**降压反射**。当动脉血压突然降低时,压力感受器所受刺激减弱,产生的传入冲动减少,经中枢调整后则发出与降压反射相反的传出冲动,于是心率加快,心肌收缩力增强,心输出量增多;血管收缩,外周阻力增大,使动脉血压升高(图4-13)。人体在短时

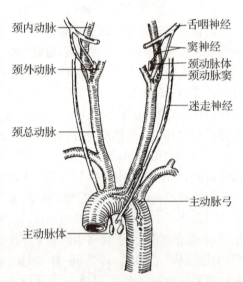

图4-12 颈动脉窦区与主动脉弓区的压力感受器与化学感受器示意图

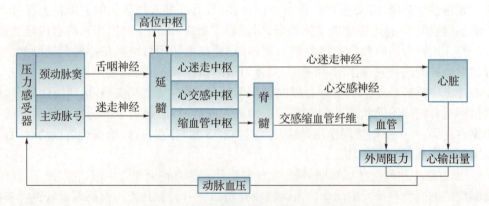

图4-13 压力感受性反射途径示意图

间内循环血量减少(如无偿献血300 ml),使动脉血压轻度下降时,或者由蹲位突然直立,回心血量减少而致血压下降时,可通过与降压反射相反的变化,使血压回升到正常水平。因此降压反射对血压的调节具有双向性,是一种典型的负反馈调节,对动脉血压的相对稳定起着重要作用。

通常动脉血压在 80～160 mmHg(10.7～21.3 kPa)范围内变动,尤其在 100 mmHg(13.3 kPa)左右变动时,压力感受器最为敏感,此反射纠正偏离正常水平血压的能力最强,可对血压进行快速准确的调节,使之不发生过大的波动。当动脉血压低于 60 mmHg(8.0 kPa)或者高于 180 mmHg(24.0 kPa)时,压力感受器敏感性明显降低,血压难以调节到正常水平。

2. 颈动脉体和主动脉体化学感受性反射　在颈内动脉与颈外动脉分叉处的后方和主动脉弓下方有球状小体,小体内有丰富的血管和特殊的感受细胞,后者主要感受血液中某些化学成分的变化,称为**化学感受器**。当动脉血液中 O_2 分压降低、CO_2 分压升高和 H^+ 浓度升高时,可刺激化学感受器产生传入冲动,经窦神经和迷走神经传入延髓心血管中枢后,引起心率加快,心输出量增多;内脏和骨骼肌血管收缩,外周阻力增大,导致血压升高。

通常情况下化学感受性反射主要参与呼吸运动的调节(参见第五章),对心血管的活动调节作用很小。在缺氧、窒息、大失血和酸中毒等应急状态时,则参与心血管活动的调节,以维持动脉血压,保证心、脑等重要器官的血液供应。

此外,身体其他部分的传入冲动,也能通过神经联系影响心血管中枢,改变心血管的活动。如在心房、心室和肺循环的大血管壁存在着**心肺感受器**,当受到血容量增多的牵张刺激,或受到血浆中前列腺素、缓激肽等化学物质的刺激发生兴奋时,产生心率减慢,血管舒张,血压下降。运动时,肌肉、关节等处的**本体感受器**所产生的传入冲动可引起心率加快,血管收缩,血压升高。扩张肺、胃肠、膀胱、挤压睾丸和压迫眼球等刺激,均可反射性地引起心率减慢,血压下降。

知识链接　眼心反射与高尔兹反射

眼球在摘除、受压或眼肌牵拉受机械性刺激时,引起迷走神经过度兴奋,导致心律失常,脉搏变慢者,称为**眼心反射**;挤压或敲击腹部等,反射性地引起心率减慢、甚至心跳停止,称为**高尔兹反射**。因此,临床上根据降压反射和眼心反射等有关机制,在紧急情况下,对室上性阵发性心动过速发作的患者,用手指按压一侧颈动脉窦或压迫一侧眼球数秒钟时间,可反射性地使心率减慢,以控制其急性发作,达到暂时性的治疗效果。

二、体液调节

体液因素对心血管活动也起着重要的调节作用。由内分泌细胞分泌的生物活性物质即激素,通过体液运输广泛作用于心血管系统;另有一些化学物质主要作用于局部血管平滑肌,对局部组织器官血流量起调节作用。

(一) 肾上腺素和去甲肾上腺素

血液中的肾上腺素和去甲肾上腺素主要是肾上腺髓质分泌的,它们对心血管的作用既有共性又有特殊性(表4-5)。

表 4-5 肾上腺素和去甲肾上腺素对心血管作用的比较

项目	肾上腺素	去甲肾上腺素
心脏	使心率加快,传导加速,心肌收缩力加强,心输出量增加,临床上作为强心药	同肾上腺素的作用,但较弱;在降压反射发生时,可出现继发性的心率减慢
血管	使皮肤、肾脏和胃肠道血管收缩,骨骼肌、肝脏和冠状血管舒张,总外周阻力变化不大	使体内大多数血管(除冠状血管外)强烈的收缩,外周阻力增大,动脉血压明显升高,临床上作为升压药

(二) 血管紧张素

血管紧张素是一组多肽类物质,包括血管紧张素Ⅰ、Ⅱ、Ⅲ,其来源与肾脏近球细胞分泌的肾素有关,故称为**肾素-血管紧张素系统**。当肾血流量不足时,可刺激近球细胞合成分泌肾素,肾素进入血液后使血浆中**血管紧张素原**转变为**血管紧张素Ⅰ**,血管紧张素Ⅰ经过肺循环时,在转换酶的作用下水解变成**血管紧张素Ⅱ**,后者被血液中氨基肽酶等水解为**血管紧张素Ⅲ**。其中,血管紧张素Ⅱ升高血压的效应最强,其作用途径包括:①使全身微动脉平滑肌收缩,外周阻力增高,另使静脉收缩,回心血量增多,心输出量增加;②作用于中枢神经系统某些部位,使交感缩血管中枢紧张性增高,作用于交感神经节后纤维末梢,使其释放去甲肾上腺素增多;③刺激与饮水相关的神经中枢,引起渴觉,导致饮水行为;④刺激肾上腺皮质球状带细胞分泌醛固酮,以促进肾小管和集合管对 Na^+、H_2O 的重吸收,使循环血量增多。

正常情况下,血液中血管紧张素Ⅱ的浓度较低,可适度维持血管的紧张性。在大失血、脱水、循环血量显著减少导致动脉血压下降时,由于肾血流量的减少,促使肾脏近球细胞分泌肾素增多,血管紧张素大量生成,可使血压回升。某些肾脏疾病导致肾血流量长期减少,引起肾素-血管紧张素系统活动增强,使血压长期升高,出现**肾性高血压**。

(三) 血管升压素

血管升压素由下丘脑视上核和室旁核神经细胞合成,沿下丘脑-垂体束的轴浆流动贮存于神经垂体,需要时释放入血。主要作用是增加肾脏远曲小管和集合管对水的通透性,促进水的重吸收,产生抗利尿效应,故又称**抗利尿激素**。血管升压素浓度明显增大时,在产生抗利尿效应的同时,也作用于全身血管平滑肌,引起血管收缩,动脉血压升高。血管升压素在生理情况下,对血压的调节作用不大,但在大失血等病理情况下,血管升压素释放增加,参与动脉血压的调节。

另外,还有一些体液因素参与心血管活动的调节,如心房肌细胞合成分泌的心房钠尿肽可使心率减慢,外周阻力降低,心输出量减少;肾脏排钠、排水增多;以及抑制肾素、醛固酮和血管升压素的释放,导致舒张血管、降低血压。血管内皮细胞生成和释放的一氧化氮(NO)可使血管平滑肌舒张,内皮素可使血管平滑肌强烈收缩。血液循环中的缓激肽和血管舒张素,可使血管舒张,外周阻力下降,血压降低。此外,有些在组织中生成的化学物质,如组胺、前列腺素 E_2 和 I_2 可使该组织器官的血管舒张,血流量增加;组织代谢增强所致的低氧以及产生的 CO_2、H^+、腺苷及乳酸等,可引起局部组织的小动脉和毛细血管前括约肌舒张,以增加局部血流量,适应组织细胞代谢活动增强的需要。

第四节 器官循环

机体各器官的血液循环除遵循血流动力学一般规律外,还具有自身的特点。本节主要讨论心、肺及脑的血液循环特点及其调节。

一、冠脉循环

（一）冠脉循环的特点

1. 血流量大　冠状动脉（简称冠脉）循环是指供应心脏自身的血液循环，其血液来自主动脉根部发出的左、右冠脉，经各级分支、心肌毛细血管，各级静脉汇入冠状窦返回右心房。冠脉循环途径短、血压高、流速快，故血流量大。心脏的重量只占体重的0.5%左右，安静状态下，冠脉血流量约占心输出量的4%～5%；运动时心肌代谢活动加强，冠脉舒张，血流量可达静息时的4～5倍。因此有足够的冠脉血流量提供心肌的营养，保证心脏泵血功能的正常。

2. 血流量随心动周期而波动　冠脉的主干行于心脏表面，其小分支常以垂直于心脏表面方向穿入心肌，并在心内膜下层分支成网。因此当心肌收缩时，冠脉血管易受挤压，血流阻力增大，血流量减少；心肌舒张时，对冠脉血管的挤压作用小，血流阻力减小，血流量增加。由于左心室壁肌层较右心室厚，血流量随心动周期而波动的情况尤为明显，左心室收缩期的冠脉血流量大约只有舒张期的20%～30%。由此可见，冠脉血流量主要取决于心室舒张期的长短和舒张压的高低。

在其他因素不变的情况下，任何因素使心率加快，导致舒张期缩短或舒张压降低都可使冠脉血流量减少，反之则增加。

（二）冠脉血流量的调节

1. 心肌代谢水平的影响　冠脉血流量受代谢产物的影响较大。当心肌活动增强时，心肌耗氧量增加，产生的代谢产物如腺苷、H^+、CO_2、乳酸等增多，使冠脉血管舒张，冠脉血流量增多，尤其是腺苷舒张冠脉血管的作用最强。

2. 神经和体液调节　冠脉受交感和迷走神经支配，交感神经兴奋的直接作用是使血管收缩，但因心肌活动增强，耗氧量增加，代谢产物增多，继发作用又使冠脉舒张，血流量增加；迷走神经兴奋的作用与上述基本相反。肾上腺素与去甲肾上腺素可通过增强心肌代谢和耗氧量，使冠脉血流量增多；也可直接作用冠脉血管的α或β肾上腺素能受体，引起冠脉血管收缩或舒张。血管紧张素Ⅱ和大剂量血管升压素可使冠脉的血管收缩、血流量减少。

二、肺循环

（一）肺循环的特点

1. 血容量变化大　肺的血容量约为450 ml，占全身血量的9%。正常情况下，肺血容量随呼吸发生周期性变化。吸气时，胸内压和肺内压均降低，使肺血管扩张，容纳血量增加；呼气时则发生相反的变化。深吸气时肺可容纳血量达1 000 ml，而深呼气时可减至200 ml。由于肺血容量大，故可起到机体"贮血库"的作用。

2. 血流阻力小、血压低　肺循环是一个低阻力、低压力系统，肺动脉平均压只占主动脉平均压的1/6～1/5。肺毛细血管血压约为7 mmHg（0.93 kPa），低于血浆胶体渗透压25 mmHg（3.33 kPa），故肺组织液生成的有效滤过压为负值，因此肺泡内及组织间隙中无组织液。这种负压促使肺泡膜与肺毛细血管壁互相紧密相贴，有利于肺泡与血液之间的气体交换。某些病理情况下，如左心衰竭、肺静脉压及肺毛细血管血压升高，可使肺组织间隙及肺泡内液体积聚而形成肺水肿。

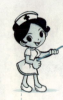

(二)肺血流量的调节

1. **低氧的影响** 肺泡中氧分压对肺循环血流量有明显影响。当一部分肺泡氧分压降低时,肺泡周围的微动脉收缩,该部位血流量减少,使有较多的血液流经通气充足、氧含量较高的肺泡,以进行有效的气体交换。

2. **神经和体液调节** 迷走神经兴奋及乙酰胆碱可使肺血管舒张;而交感神经兴奋和肾上腺素、去甲肾上腺素、血管紧张素Ⅱ等能使肺血管收缩。

三、脑循环

(一)脑循环的特点

1. **血流量大** 脑的血液供应来自颈内动脉和椎动脉。正常情况下,脑的重量仅占体重的2%左右,但其血流量约占心输出量的15%,耗氧量约占全身总耗氧量的20%。因此,脑组织耗氧量大,对缺血缺氧耐受性低。脑血流中断5~10秒,就可出现意识丧失;停止5~6分钟,脑功能就可能出现难以恢复的损伤。所以,保证脑的正常血液供应非常重要。

2. **血流量变化小** 脑位于容积固定的骨性颅腔内,脑组织和脑脊液是不可压缩的,因此,脑血管的舒缩活动也受到一定程度的限制,故脑血流量变化不大。

3. **存在血-脑屏障和血-脑脊液屏障** 二者分别是指脑毛细血管血液与脑组织之间和血液与脑脊液之间存在的限制某些物质自由扩散的屏障。两类屏障对于保持脑组织内环境理化因素相对稳定具有重要作用。

(二)脑血流量的调节

1. **自身调节** 影响脑血流量的主要因素是颈动脉压,颈动脉压升高时脑血流量增加,反之则减少。通常,平均动脉压在60~140 mmHg(8.0~18.6 kPa)范围变动时,脑血管可通过自身调节机制,使脑血流量保持相对稳定。若平均动脉压低于60 mmHg(8.0 kPa)时,脑血流量显著减少,可出现脑功能障碍;高于140 mmHg(18.6 kPa)时,脑血流量显著增多,严重时可因毛细血管血压过高而引起脑水肿。

2. **神经和体液调节** 脑血管接受交感缩血管神经和副交感舒血管神经支配,通常神经因素对脑血管活动的调节作用很小。血液中CO_2分压增高、O_2分压降低时,可使脑血管舒张,脑血流量增多;反之则减少。脑血流量与脑组织代谢程度密切相关,当代谢增强时,局部组织O_2分压降低,产生的CO_2、H^+、K^+、腺苷等代谢产物增多,可引起脑血管舒张。

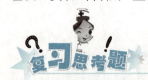

1. **名词解释**:心动周期 心率 心律 心输出量 心指数 射血分数 心肌前负荷 心肌后负荷 心音 自动节律性 窦性心律 房室延搁 有效不应期 心电图 动脉血压 收缩压 舒张压 脉压 平均动脉压 脉搏 微循环 中心静脉压 有效滤过压 心血管中枢
2. 简述心脏泵血过程。
3. 心脏泵血功能的影响因素有哪些?它们是如何影响的?
4. 简述第一心音和第二心音的产生机制,各有何特点?
5. 试述心室肌细胞、窦房结细胞动作电位分期及其产生原因。
6. 为什么窦房结是心脏的正常起搏点?

7. 兴奋在心脏传导时有何特点？其意义是什么？
8. 心肌兴奋性变化的主要特点是什么？期前收缩和代偿间歇是如何产生的？
9. 简述正常心电图的组成，其波型、间期、段的生理意义是什么？
10. 动脉血压是如何形成的？动脉血压的影响因素有哪些？它们是如何影响的？
11. 简述微循环的血流通路和功能。
12. 应用组织液产生和回流的机制，试分析某些水肿产生的原因。
13. 心迷走神经和心交感神经对心脏各有何作用？
14. 简述血压骤然升高时，压力感受性反射的调节过程。
15. 肾上腺素和去甲肾上腺素对心血管的作用有何异同？
16. 冠脉循环、肺循环和脑循环各有何特点？

（周爱凤）

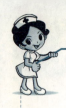

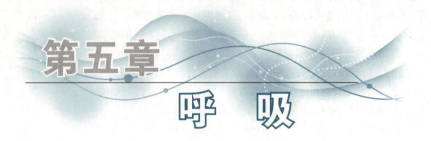

第五章 呼 吸

呼吸是指机体与外界环境之间的气体交换过程。呼吸的全过程由三个同时进行而又相互衔接的环节组成(图5-1)，包括：①外呼吸，指血液与外界环境之间的气体交换过程，含有肺通气(肺与外界环境之间的气体交换过程)和肺换气(肺泡与肺毛细血管血液之间的气体交换过程)；②气体在血液中的运输；③内呼吸，又称组织换气(血液与组织细胞之间的气体交换过程)。

其中，肺通气是整个呼吸过程的基础，通常所称的呼吸，一般是指肺通气。

呼吸是维持机体生命活动的基本生理过程之一，其生理意义主要是供给组织细胞新陈代谢所必需的 O_2 和排出代谢过程中所产生的 CO_2，从而维持内环境的稳态。呼吸一旦停止，生命也即将终结。

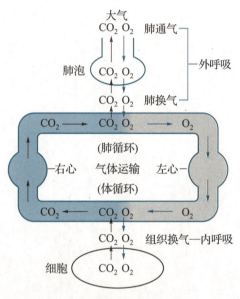

图5-1 呼吸全过程示意图

第一节 肺通气

一、肺通气的动力

肺通气的直接动力是肺内压力与大气压之间的压力差，呼吸肌舒缩引起的节律性呼吸运动是造成这一压力差的原动力。

（一）呼吸运动

呼吸肌收缩和舒张引起的胸廓节律性扩大和缩小称为**呼吸运动**，包括吸气运动和呼气运动。呼吸运动根据参与活动的呼吸肌的主次、多少及用力程度，可分成以下不同类型。

1. 平静呼吸和用力呼吸　人在安静时平稳而均匀的呼吸运动称为**平静呼吸**，主要由吸气肌有节律地收缩和舒张所形成。平静呼吸时，吸气运动是吸气肌收缩(需要做功)的主动过程，呼气运动是吸气肌舒张(不需要做功)的被动过程。当机体活动增强，如劳动或运动时，呼吸运动将加深加快，这种呼吸运动称为**用力呼吸**或**深呼吸**。此时，不仅参与收缩的吸气肌数量增多,收缩增强,而且呼气肌也参与收缩。用力吸气时,除膈肌和肋间外肌等吸气肌收缩加强外,还有胸锁乳突肌、胸大肌、斜角肌等辅助吸气肌也参与收缩,使胸廓进一步扩大,以吸入更多的气体。用力呼气时,除吸气肌群舒张外,肋间内肌和腹肌等呼气肌也参与主动收缩,使胸廓进一步缩小,呼气运动加强,呼出更多的气体(图5-2)。由此可见,用力呼吸时吸气和呼气动作都是主动过程。

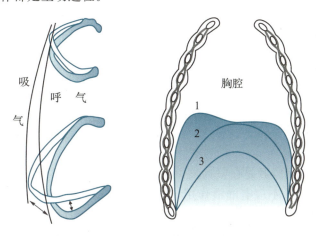

图5-2 呼吸时肋骨、膈肌位置变化示意图
注:1. 呼气时 2. 平静吸气时 3. 深吸气时

2. 胸式呼吸和腹式呼吸 以肋间外肌舒缩为主、表现为胸部起伏的呼吸运动称为**胸式呼吸**,如妊娠晚期的妇女或腹腔有巨大肿块、严重腹水等腹部病变的患者,膈肌活动受限,主要表现为胸式呼吸。以膈肌舒缩为主、表现为腹部起伏的呼吸运动称为**腹式呼吸**,如婴儿(胸廓未发育完全)或胸部有病变的患者(胸膜炎、胸腔积液和肋骨骨折等),胸廓运动受限,主要表现为腹式呼吸。正常成人呼吸时,肋间外肌和膈肌同时活动,表现为**混合式呼吸**。

(二)肺内压和胸膜腔内压

1. 肺内压 **肺内压**是指肺泡内的压力。在呼吸运动过程中,肺内压随胸腔容积的变化而改变。肺内压的数值总是在大气压上下波动,吸气过程中低于大气压,呼气过程中高于大气压,只有在吸气末或呼气末等于大气压(表5-1)。平静吸气时,肺容积增大,肺内压下降,通常低于大气压1~2 mmHg(0.133~0.266 kPa);平静呼气时,肺容积减小,肺内压升高,通常高于大气压1~2 mmHg(0.133~0.266 kPa)。用力呼吸时,肺内压变化的幅度增大。

表5-1 呼吸运动过程中肺内压和大气压的关系

吸 气		呼 气	
吸气初	吸气末	呼气初	呼气末
肺内压<大气压 吸气开始	肺内压=大气压 吸气停止	肺内压>大气压 呼气开始	肺内压=大气压 呼气停止

由此可见,在呼吸运动的过程中,肺内压的周期性交替升降,造成肺内压与大气压之间的压力差,这一压力差成为推动气体进出肺的直接动力。临床上对呼吸暂停的病人采用的人工呼吸,尽管方法多种,但都是根据这一原理。

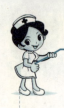

知识链接 人工呼吸

人工呼吸是指用人工方法使胸廓被动地节律性扩大和缩小,改变肺内压,建立肺与大气之间的压力差,暂时维持肺通气,以纠正人体缺氧,促进自主呼吸的恢复。人工呼吸包括:①正压吸气式呼吸(正压呼吸),即通过加压送气到肺内,使肺内压增高,迫使胸廓扩大,产生吸气,然后停止输气,让胸廓自然回缩,而实现呼气;如口对口(鼻)人工呼吸法,用人工呼吸机进行正压通气等。②负压吸气式呼吸(负压呼吸),如仰卧举臂压胸法,人工使胸廓受压,挤压胸廓停止后使胸廓扩大,造成肺内压低于大气压而产生吸气,然后使胸廓缩小而呼气,从而实现肺通气。实施人工呼吸时,首先要及时清除呼吸道内的异物和痰液等,保持患者的呼吸道通畅,否则人工呼吸的操作对肺通气无效。

2. 胸膜腔内压　胸膜腔是在壁胸膜和脏胸膜之间形成的密闭的、潜在的腔隙,其中有少量浆液,没有气体。浆液不仅有润滑作用,减轻呼吸运动时两层胸膜的摩擦,还由于浆液分子的内聚力使两层胸膜紧贴在一起,不易分开,从而保证肺可随胸廓的运动而张缩。如果发生气胸,胸膜的壁层与脏层分开,胸廓运动时不能带动肺的运动,肺的通气功能就会下降甚至丧失。

胸膜腔内的压力称为**胸膜腔内压**,可用连接检压计的针头刺入胸膜腔内直接测定(图5-3),通常胸膜腔内压比大气压低,习惯上称为**胸内负压**。

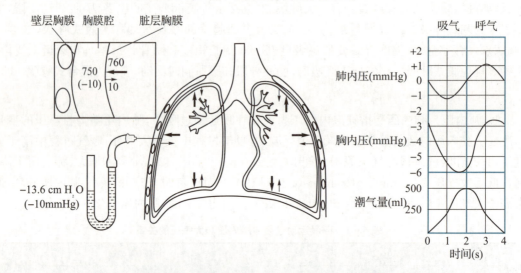

图5-3　胸内压直接测量,呼吸时肺内压、胸内压、潮气量变化示意图

胸膜腔负压的形成与作用于胸膜腔的两种力有关,即促使肺泡扩张的肺内压与促使肺泡缩小的肺回缩压,胸膜腔内的压力是这两种方向相反的力的代数和,即:

胸膜腔内压＝肺内压－肺回缩压

在吸气末或呼气末,肺内压等于大气压,上式可改写为:

胸膜腔内压＝大气压－肺回缩压

若以大气压为零,则:

胸膜腔内压＝－肺回缩压

由此可见,胸膜腔负压实际上是肺回缩压所造成的。吸气时肺扩张,肺的回缩压增大,胸膜腔负压增大;呼气时肺缩小,肺的回缩压减小,胸膜腔负压也就减小。通常在平静呼吸时,吸气末胸膜腔内压为－5～－10 mmHg(－0.67～－1.33 kPa),呼气末为－3～－5 mmHg(－0.40～－0.67 kPa)。

胸膜腔负压的存在具有重要生理意义。通过胸膜腔负压的牵拉作用,使肺总是处于扩张状态而不至于萎缩,并使肺能随胸廓的扩大缩小而扩张回缩,保证肺通气的正常进行。其次,胸膜腔负压降低腔静脉、胸导管和右心房的压力,从而加大外周静脉压与中心静脉压之间的压力差,有利于静脉血和淋巴液的回流。由于胸膜腔的密闭性是胸膜腔负压形成的前提,如果胸膜受损使空气进入胸膜腔而造成**气胸**,胸膜腔负压减小甚至消失,可使肺回缩而塌陷(肺不张),严重时影响呼吸功能,同时也影响血液循环功能,甚至危及生命。

综上所述,肺与外界大气之间的压力差是实现肺通气的直接动力。通常情况下,大气压是常数,因此气体能否进出肺主要取决于肺内压的变化;呼吸肌的舒缩引起胸廓容积的变化是导致肺内压改变的根本原因,因此呼吸肌舒缩引起的呼吸运动是肺通气的原动力。胸膜腔负压的存在,则能保证肺处于扩张状态并随胸廓的张缩而张缩,是使原动力转化为直接动力的关键。

二、肺通气的阻力

肺通气时所遇到的阻力称为**肺通气阻力**。肺通气的动力必须克服肺通气的阻力,才能实现肺通气。肺通气的阻力有弹性阻力和非弹性阻力两种。平静呼吸时,弹性阻力约占总通气阻力的70%。通气阻力增大是临床上肺通气功能障碍的常见原因。

(一)弹性阻力

弹性物体在外力作用下发生变形时,具有对抗变形即回位的力称为**弹性阻力**。肺通气的弹性阻力包括肺弹性阻力和胸廓弹性阻力。当呼吸运动改变肺和胸廓的容积时,就会产生弹性阻力,这种弹性阻力是一种阻碍肺扩张的力,通常用顺应性表示弹性阻力的大小。

顺应性是指肺和胸廓在外力作用下扩张的难易程度。容易扩张则顺应性大,不容易扩张则顺应性小。肺和胸廓弹性阻力增大时,顺应性减小,不易扩张;其弹性阻力减小时,则顺应性增大,肺和胸廓容易扩张,其相应关系为:

$$顺应性(C) = \frac{1}{弹性阻力(R)}$$

可见,顺应性与弹性阻力成反变关系。正常成人平静呼吸时,肺的弹性阻力较小,则顺应性较大,表现为呼吸省力。但在肺充血、肺水肿、肺纤维化等病理情况下,肺组织的弹性阻力增大,顺应性减小,肺不易扩张,患者表现为吸气困难;而在肺气肿时,因肺弹性成分大量破坏,肺弹性阻力减小,顺应性增大,但肺回缩力减小,患者容易发生呼气困难。在肥胖、胸廓畸形、胸膜增厚和腹腔内占位性病变等情况下,胸廓的顺应性减小,弹性阻力增大,为了维持正常的肺通气,其动力必须增加,表现为呼吸运动加强,耗能增加。

1. 肺的弹性阻力　肺弹性阻力有两个来源:一是肺泡内表面液体层所形成的表面张力,约占肺弹性阻力的2/3;二是肺组织本身的弹性回缩力,约占肺弹性阻力的1/3。

(1)肺泡表面张力和肺泡表面活性物质:肺泡是气体交换的场所。在肺泡上皮内表面有一极薄的液体层,它与肺泡内气体之间存在液-气界面,从而产生使肺泡趋向于缩小的**表面张力**。表面张力所形成的回缩力是肺弹性阻力的主要来源,表面张力阻碍肺泡的扩张,增加吸气的阻力。

肺泡表面活性物质是由肺泡的Ⅱ型细胞合成并释放的一种复杂的脂蛋白混合物,主要成分是二棕榈酰卵磷脂,它分布于肺泡液体分子层表面,可降低肺泡表面张力。这种作用具有重要生理意义,包括:①减小吸气阻力,有利于肺的扩张。②调节大小肺泡内压,维持肺泡容积的稳定性。这是因为吸气时,肺泡表面积增大,肺表面活性物质散开,密度减小,降低表面张力作用减弱,肺泡回缩力增大,从而防止肺泡过度膨胀;呼气时,肺泡表面积缩小,肺泡表面活性物质聚集,密度增大,降低表面张力作用增强,肺泡回缩力减小,从而防止肺泡塌陷(图5-4)。③减少肺部组织液的生成,防止肺水肿的发生,有利于肺泡处的气体交换。

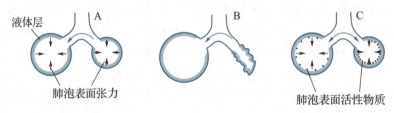

图5-4 肺泡表面活性物质使连通的大小肺泡容积维持相对稳定示意图

注:A. 大小肺泡在无表面活性物质时,小肺泡回缩力大,气体流入大肺泡。B. 为A的结果。C. 大肺泡表面活性物质分布密度小,表面张力大;小肺泡表面活性物质分布密度大,表面张力小,大小肺泡容积相对稳定

临床上肺炎、肺血栓患者,肺组织缺血缺氧,损害了肺泡Ⅱ型细胞的功能,肺泡表面活性物质分泌减少,使吸气阻力增大,呼吸困难,严重时可发生肺不张、肺水肿。胎儿肺泡Ⅱ型细胞在六七个月或之后,才开始合成和分泌肺泡表面活性物质,因此有些早产儿可因缺乏肺表面活性物质而发生肺不张,出现新生儿呼吸窘迫综合症,导致死亡。

(2)肺弹性回缩力:肺组织本身含有弹性纤维和胶原纤维等弹性成分,具有一定的弹性回缩力。在一定范围内,肺被扩张得越大,对这些纤维的牵拉作用就越强,肺弹性回缩力就越大;反之,则越小。

总之,肺弹性阻力包括肺泡表面张力和肺弹性回缩力,两者均使肺具有回缩倾向,构成了肺扩张的弹性阻力。在吸气过程中,肺弹性阻力的方向与呼吸运动的方向相反,因此呼吸运动必须克服肺弹性阻力后才能使肺扩张,肺弹性阻力对吸气过程总是起阻力作用。而在呼气过程中,肺弹性阻力与呼吸运动的方向一致,此时的肺弹性阻力不仅不构成阻力,对呼气还有着动力作用,有利于把肺内气体排至体外。可见,肺通气的阻力和动力在一定条件下是可以互相转化的。

2. 胸廓弹性阻力 胸廓的弹性阻力来自胸廓的弹性成分,其弹性回缩力变化的方向随着胸廓所处的位置而发生改变。在平静吸气末,胸廓处于自然位置时,肺容量约为肺总量的67%左右,此时胸廓无变形,不表现出弹性阻力,即胸廓回缩力为零。深吸气时,胸廓大于自然位置,肺容量大于肺总量的67%,胸廓被牵引向外而扩大,其弹性阻力成为吸气的阻力,呼气的动力。平静呼气或深呼气时,胸廓小于自然位置,肺容量小于肺总量的67%,胸廓被牵引向内而缩小,其弹性阻力成为吸气的动力,呼气的阻力(图5-5)。临床上因胸廓弹性阻力增大而发生肺通气障碍的情况较少,其临床意义相对较小。

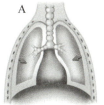 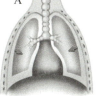 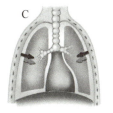

　　　　A　　　　　　　　　B　　　　　　　　　C

　　平静吸气末　　　　平静呼气末　　　　深吸气时

图 5-5　不同呼吸状态下肺与胸廓弹性阻力关系示意图

（二）非弹性阻力

非弹性阻力主要是指呼吸道阻力。它是气流通过呼吸道时产生的摩擦阻力，也称**气道阻力**，约占非弹性阻力的 80%～90%。气道阻力增加是临床上通气障碍的最常见原因。

气道阻力受呼吸道口径、气流速度和气流形式等因素的影响。由于气道阻力与气道半径的 4 次方成反比，因此气道口径是影响气道阻力的主要因素。气道口径的大小还受神经、体液因素的影响。正常呼吸周期中吸气时的气道口径比呼气时稍大，因此吸气时的气道阻力小于呼气时的气道阻力。支气管哮喘的病人发作时，支气管平滑肌痉挛，口径变小，气道阻力明显增大而出现呼吸困难，且呼气困难更明显。

三、肺通气功能的评价指标

（一）肺容量

肺容量是肺所容纳的气体量（图 5-6）。

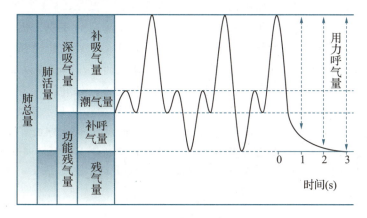

图 5-6　肺容量类型示意图

1. **潮气量**　每次呼吸时吸入或呼出的气体量称为**潮气量**，正常成人平静呼吸时约为 400～600 ml，一般以 500 ml 计算。运动时，潮气量增大。

2. **补吸气量与深吸气量**　平静吸气末再尽力吸气，所能增加的吸入气体量称为**补吸气量**或吸气贮备量，正常成人约为 1 500～2 000 ml。**深吸气量**是指从平静呼气末作最大吸气时所能吸入的气体量，等于潮气量与补吸气量之和。

3. **补呼气量**　平静呼气末再尽力呼气，所能增加的呼出气体量称为**补呼气量**或呼气贮备量，正常成人约 900～1 200 ml。

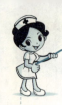

4. 残气量与功能残气量　最大呼气末仍存留于肺内不能再呼出的气体量称为**残气量**，正常成人约为 1 000～1 500 ml。平静呼气末存留于肺内的气体量称为**功能残气量**，正常成人约 2 500 ml，它是残气量与补呼气量之和。

5. 肺活量和用力呼气量　在最大吸气之后做最大呼气，所能呼出的最大气体量称为**肺活量**。它是潮气量、补吸气量和补呼气量之和。正常成人男性约为 3 500 ml，女性约为 2 500 ml。肺活量有较大的个体差异，与年龄、性别、身材大小、呼吸肌强弱等有关。肺活量反映肺一次通气的最大能力，在一定程度上可作为肺通气功能指标，但由于肺活量测定不限制呼气时间，因此，是一种静态指标。一些肺通气功能障碍的患者，如肺组织弹性下降或呼吸道狭窄，可以通过延长呼气时间，使测得的肺活量与正常值相差不大。而**用力呼气量**，也称**时间肺活量**，是指一次最大吸气后，再用力以最快速度呼出，分别测出第1、2、3秒末所呼出的气体量，通常以它所占肺活量的百分数来表示。正常成人第1、2、3秒末的时间肺活量，分别为其肺活量的83％、96％、99％。正常成人在 3 秒内基本上可呼出全部肺活量的气体，其中第 1 秒末的时间肺活量意义最大，低于 60％ 为不正常。时间肺活量是一种动态指标，它不仅反映肺活量的大小，而且因为限制了呼气时间，所以还能反映呼吸阻力的变化，是评价肺通气功能的一项较为理想的指标，为临床上经常采用。

6. 肺总量　肺所能容纳的最大气体量称为**肺总量**，它等于肺活量与残气量之和。正常成人男性约为 5 000 ml，女性约为 3 500 ml。肺总量也有较大的个体差异。

知识链接　肺活量测定的临床意义

肺活量是一次呼吸的最大通气量，在一定意义上反映了呼吸机能的潜在能力。一般来说，健康状况越好的人肺活量越大。从年龄上看，青壮年人的肺活量最大，幼年和老年人则较小。在病理情况下，肺组织损害，如肺结核、肺纤维化、肺不张或肺叶切除达一定程度时，都可能伴有不同程度的肺活量减小；脊柱后凸、胸膜增厚、渗出性胸膜炎或气胸等致使肺扩张受限，也都可使肺活量减小。因此，肺活量明显减小是限制性通气障碍的表现。测定肺活量，可判断健康人呼吸机能的强弱、某些呼吸机能减低的性质和程度以及疾病恢复后的劳动能力。但肺活量有一定的差异，一般降低 20% 以上才可以认为异常，如一个人的肺活量仅为正常值的 60% 时，轻微的活动就会引起呼吸困难。

（二）肺通气量

肺通气量是指单位时间吸入或呼出的气体量，包括每分通气量和肺泡通气量。

1. 每分通气量　每分钟吸入或呼出的气体总量称为**每分通气量**，它等于潮气量与呼吸频率的乘积。正常成人安静时呼吸频率每分钟约为 12～18 次，每分通气量约为 6～9 L/分。劳动或剧烈运动时，每分通气量增大，可达 70 L/分以上。

以最快速度和尽可能深的幅度进行呼吸时的每分通气量称为**最大随意通气量**。它反映单位时间内充分发挥全部通气能力所能达到的通气量，是评价一个人从事运动量大小的生理指标。测定时，一般只测 15 秒，将所测得值乘以 4 即可换算成每分最大随意通气量，健康成人一般可达 70～120 L/分。将最大随意通气量与平静呼吸时的每分通气量进行比较，可以了解肺通气功能的贮备能力，如果最大随意通气量明显减小，则说明不能胜任比较剧烈的劳动或运动。

2. 肺泡通气量 在呼吸过程中,每次吸入的气体并不都能进行有效的气体交换。生理学中,将有通气但不能进行气体交换的区域称为**无效腔**,无效腔包括解剖无效腔和肺泡无效腔。鼻或口与终末细支气管之间的呼吸道是气体进出肺的通道,没有气体交换的功能,称为**解剖无效腔**,容量约为 150 ml。由于解剖无效腔的存在,每次吸入的新鲜空气并不全部进入肺泡,即使进入肺泡的气体,也可因血流在肺内分布不均匀而未能全部与血液进行气体交换,未能进行气体交换的这部分肺泡容积称为**肺泡无效腔**。肺泡无效腔加上解剖无效腔合称为**生理无效腔**。健康人肺泡无效腔接近于零,所以正常情况下,生理无效腔几乎与解剖无效腔相等。

肺泡通气量是指每分钟吸入肺泡且能与血液进行气体交换的气体总量。其计算公式是:

$$肺泡通气量 = (潮气量 - 无效腔气量) \times 呼吸频率$$

正常成人安静时肺泡通气量约为 4 200 ml/min,相当于每分通气量的 70% 左右。当潮气量减半而呼吸频率增加一倍时,每分通气量虽然不变,但由于无效腔的存在,肺泡通气量却明显减小。就气体交换的效率而言,在一定范围内,深而慢的呼吸比浅而快的呼吸效率高(表 5-2)。

表 5-2 不同呼吸频率和潮气量时的肺通气量和肺泡通气量比较

呼吸形式	潮气量(ml)	呼吸频率(次/分)	肺通气量(ml/分)	肺泡通气量(ml/分)
平静呼吸	500	12	6 000	4 200
浅快呼吸	250	24	6 000	2 400
深慢呼吸	1 000	6	6 000	5 100

第二节 呼吸气体的交换

呼吸气体交换包括肺换气与组织换气。

一、气体交换的动力

混合气体中某种气体所占有的压力称为该气体的分压。气体总是由分压高处向分压低处扩散。人在安静时,肺泡、静脉血、动脉血、组织各处的 O_2 和 CO_2 分压各不相同(表 5-3)。

表 5-3 肺泡、血液、组织中氧和二氧化碳分压[mmHg(kPa)]比较

气体分压	肺泡气	静脉血	动脉血	组织液
P_{O_2}	104(13.8)	40(5.3)	100(13.3)	30(4.0)
P_{CO_2}	40(5.3)	46(6.1)	40(5.3)	50(6.7)

由上表可见,肺泡气与静脉血之间及动脉血与组织液之间都存在着 O_2 和 CO_2 的分压差,该分压差是肺换气和组织换气的动力,它决定着气体的扩散方向和扩散速率。当 O_2 和 CO_2 分压差相等时,CO_2 因溶解度高于 O_2 等原因,其扩散速率约为 O_2 的 21 倍;在肺泡与静脉血之间,O_2 的分压差约为 CO_2 分压差的 10 倍;因此,CO_2 的扩散速率比 O_2 扩散速率大约快 2 倍。所以肺换气障碍时,缺 O_2 容易出现,而 CO_2 潴留少见。

二、气体交换的过程

(一)肺换气

在肺部,当来自肺动脉的静脉血流经肺毛细血管时,静脉血中的 O_2 分压(40 mmHg)低于肺泡气中的 O_2 分压(104 mmHg),而静脉血中的 CO_2 分压(46 mmHg)则高于肺泡气中的 CO_2 分压(40 mmHg),所以在各气体分压差的作用下,O_2 从肺泡向血液扩散,CO_2 则从血液向肺泡扩散,完成肺换气过程,使静脉血变成动脉血(图 5-7)。

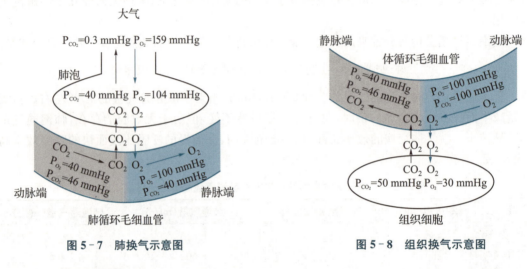

图 5-7 肺换气示意图　　　　图 5-8 组织换气示意图

(二)组织换气

在组织中,由于细胞的有氧代谢不断消耗 O_2 并产生 CO_2,所以组织的 O_2 分压(30 mmHg)低于动脉血的 O_2 分压(100 mmHg),组织的 CO_2 分压(50 mmHg)高于动脉血的 CO_2 分压(40 mmHg)。当动脉血流经毛细血管时,O_2 便顺着分压差从血液向组织细胞扩散,CO_2 则由组织细胞向血液扩散,完成组织换气过程,使动脉血变成静脉血(图 5-8)。

三、肺换气的影响因素

在呼吸过程中,肺换气还受呼吸膜的厚度和扩散面积、通气/血流比值等因素的影响。

(一)呼吸膜的厚度

肺泡与肺毛细血管之间进行气体交换的结构称为**呼吸膜**。气体扩散速率与呼吸膜的厚度成反比,呼吸膜是由肺泡壁、毛细血管壁和两层之间的组织所构成;在电子显微镜下可分为六层结构(图 5-9),包括:①含肺泡表面活性物质的液体分子层;②肺泡上皮细胞层;③肺泡上皮基膜层;④肺泡与毛细血管之间的间隙(基质层);⑤毛细血管基膜层;⑥毛细血管内皮细胞层。虽然呼吸膜有六层结构,但却很薄,平均总厚度为 0.6 μm,有的部位只有 0.2 μm,因此通透性极好,气体很容易透过呼吸膜而扩散。正常情况下,O_2 和 CO_2 在血液和肺泡间的扩散极为迅速,不到 0.3 秒即可到达平衡。若呼吸膜厚度增加,如肺纤维化、肺水肿等病理情况,都会降低扩散速率,影响气体扩散量。

(二)呼吸膜的面积

气体扩散速率与呼吸膜的扩散面积成正比。正常成人肺约有 3 亿多个肺泡,总扩散面积

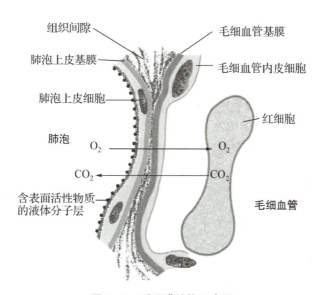

图 5-9 呼吸膜结构示意图

可达 70 m²。平静呼吸时,可供气体交换的呼吸膜面积约 40 m²。劳动或运动时,因肺毛细血管开放的数量和程度增加,扩散面积也明显增加,以保证肺泡与血液之间能迅速进行气体交换,使气体扩散量增多,适应机体活动的需要。肺气肿时肺泡融合、肺不张时肺泡萎缩、肺叶切除或肺毛细血管关闭和阻塞,均可使呼吸膜扩散面积减小,气体扩散量减小,进而影响肺换气,呼吸出现困难或加重。

(三)通气/血液比值

每分钟肺泡通气量与每分钟肺血流量之间的比值称为**通气/血流比值**(V/Q 比值)。正常成人安静时每分肺泡通气量约为 4.2 L,每分肺血流量约为 5 L,V/Q 比值为 0.84。此时充足的通气量与足够血流量两者正好匹配,即肺泡气体能充分地与血液进行气体交换,静脉血流经肺毛细血管时将全部变为动脉血,气体交换的效率最高。人体活动增强时,肺泡通气量增大,同时肺血流量也相应增加,V/Q 比值仍维持在 0.84 左右,保证最佳的换气效率。若 V/Q 比值增大,可能是由于通气过度或肺血流量减少(如部分肺血管栓塞),使部分肺泡气不能与血液进行充分的气体交换,形成肺泡无效腔;V/Q 比值减小,可能是由于肺通气不足所致(如肺不张),部分血液流经通气不良的肺泡,得不到充分的气体交换,形成功能性动-静脉短路(图 5-10)。上述情况说明肺泡通气量与肺血流量之间必须保持一个恰当的比值,即 V/Q 比值为 0.84 时,换气效率最高;比值大于或小于 0.84,换气效率降低,影响有效的气体交换,导致机体缺 O_2 和 CO_2 潴留,尤其是缺 O_2 明显。

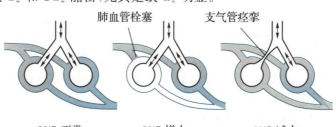

图 5-10 肺通气/血流(V/Q)比值变化示意图

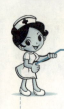

第三节 气体在血液中的运输

气体在血液中的运输形式有物理溶解和化学结合两种,其中化学结合是气体的主要运输形式(表5-4)。物理溶解的量虽少,但很重要,因为气体必须先进行物理溶解,然后才能发生化学结合;气体释放时也必须从化学结合状态解离成溶解状态,然后才能从血液中逸出。因此,物理溶解是化学结合或释放的先决条件,两者处于动态平衡。

表5-4 血液中 O_2 和 CO_2 的含量(ml/L 血液)

	动脉血			静脉血		
	物理溶解	化学结合	合计	物理溶解	化学结合	合计
O_2	3.1	200	203.1	1.1	152	153.1
CO_2	25.3	464	489.3	29.1	500	529.1

一、氧的运输

(一)氧的运输形式

1. **物理溶解** O_2 在血液中溶解的量很少,1 L 动脉血中含氧量约为 203 ml,其中溶解在血浆中的氧气约有 3 ml,仅占血液运输 O_2 总量的 1.5%。绝大部分 O_2 进入红细胞,与血红蛋白结合而被运输。

2. **化学结合** 血液中的 O_2 扩散进入红细胞内,与红细胞内的血红蛋白(Hb)结合,形成氧合血红蛋白(HbO_2),氧合血红蛋白是 O_2 运输的主要形式,它约占 O_2 运输总量的 98.5%,如下式所示:

$$Hb + O_2 \xrightleftharpoons[O_2 \text{分压低(组织)}]{O_2 \text{分压高(肺)}} HbO_2$$

O_2 与 Hb 的结合具有以下特征:①该反应为氧合反应,而不是氧化反应;O_2 与红细胞内 Hb 上 Fe^{2+} 结合,生成氧合血红蛋白(HbO_2),整个反应过程没有电子转移,Fe^{2+} 与 O_2 结合后仍是二价铁,所以不同于氧化反应。②反应快、可逆,不需酶的催化;O_2 既能与血红蛋白迅速结合,也能与血红蛋白迅速解离,结合或是解离取决于血液中 O_2 分压的高低。当血液流经肺部时,由于 O_2 分压高,促使 O_2 与 Hb 迅速结合形成 HbO_2;血液流经组织时,由于组织处 O_2 分压低,HbO_2 又迅速解离释放出 O_2,成为还原血红蛋白(去氧血红蛋白)。③1分子 Hb 可结合 4 分子 O_2。

血红蛋白与氧的结合情况可用血氧容量、血氧含量和血氧饱和度等指标反映。1 L 血液中 Hb 所能结合的最大 O_2 量称为**血氧容量**,而实际结合的 O_2 量称为**血氧含量**。血氧含量与血氧容量的百分比称为**血氧饱和度**,即血氧饱和度=血氧含量/血氧容量×100%。根据此式计算,正常情况下,动脉血的血氧饱和度接近 100%,静脉血的血氧饱和度约为 75%。氧合血红蛋白呈鲜红色,去氧血红蛋白呈紫蓝色。动脉血含 HbO_2 较多,故呈鲜红色;静脉血去氧 Hb 较多,故呈紫蓝色。当血液中去氧血红蛋白含量达 50 g/L 以上时,毛细血管丰富的浅表部位如口唇、甲床、皮肤或黏膜呈暗紫色,这种现象称为**紫绀**(也称**发绀**)。

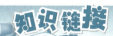

缺氧与紫绀

紫绀一般是人体缺 O_2 的标志,但有些缺氧,并不表现紫绀。如**严重贫血**的病人,虽有缺氧,但其血红蛋白总量低,当血液中去氧血红蛋白含量低于 50 g/L 时,可不出现紫绀。此外,**CO 中毒**时,CO 与 Hb 结合生成一氧化碳血红蛋白(HbCO)。由于 CO 与 Hb 结合能力约是 O_2 的 250 倍,当人吸入 CO 时,血红蛋白与之结合,而不能与 O_2 结合;而且一氧化碳血红蛋白的解离度比氧合血红蛋白小 3 600 倍,所以这种结合很难解离,从而使 Hb 与 CO 结合后就丧失了与 O_2 的结合能力,造成机体缺 O_2,产生 CO 中毒。此时,患者虽然严重缺氧,但因去氧血红蛋白并未增多,患者并未出现紫绀,而是在口唇黏膜出现一氧化碳血红蛋白特有的樱桃红色。此时,应立即离开 CO 环境,给予患者足够的 O_2,改善缺 O_2 状态。如果有 50% 以上的 Hb 与 CO 结合后,就会因组织严重缺 O_2 而导致死亡。相反,出现紫绀也未必证明机体缺 O_2,如**高原性红细胞增多症**患者,红细胞增多,虽然不存在缺 O_2,但因血红蛋白含量高,当血液中去氧血红蛋白含量高于 50 g/L 以上时,也会出现紫绀。

(二)氧解离曲线及其影响因素

表示氧分压(PO_2)与血氧饱和度之间关系的曲线称为**氧合血红蛋白解离曲线**,简称**氧解离曲线**,呈近似 S 形曲线(图 5-11)。包括:①曲线上段,即氧分压在 60~100 mmHg 范围变化时曲线。这段曲线较平坦,血氧饱和度仅从 97.4% 下降到 90%,其中变动不足 8%,说明氧分压变化对血氧饱和度影响不大;因此,人体在环境氧分压适当降低时,如在高空、高原活动时,不会发生明显的缺氧。②曲线中段,即氧分压在 40~60 mmHg 范围变化时曲线。这段曲线较陡,说明随氧分压的降低,有较多的氧释放供组织利用。③曲线下段,即氧分压在 15~40 mmHg 范围变化时曲线。这段曲线陡峭,表明氧分压稍有下降,会有大量的氧释放;此有利于组织活动增强时对氧的需要,该段曲线反映 HbO_2 有较强的 O_2 储备能力。

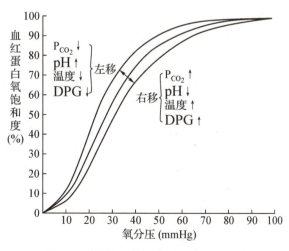

图 5-11 氧解离曲线及其影响因素示意图

氧解离曲线的主要影响因素有 P_{CO_2}、pH、温度和 2,3-二磷酸甘油酸(2,3-DPG)。当血液中 P_{CO_2} 升高、pH 降低、温度升高、2,3-DPG 增加时,氧解离曲线右移,说明血红蛋白对 O_2 的亲和力降低,Hb 结合 O_2 的能力减弱,即 HbO_2 解离 O_2 的能力增强,有利于 O_2 的释放;反之,血液中 P_{CO_2} 降低、pH 升高、温度降低、2,3-DPG 减少时,氧解离曲线左移,说明 Hb 结合 O_2 的能力增强,不利于 O_2 的释放。

二、二氧化碳的运输

(一)物理溶解

正常成人每 1 L 静脉血中约含 CO_2 530 ml,虽然 CO_2 在血浆中的溶解度比 O_2 大,但以物理溶解形式运输的 CO_2 也只近 30 ml,约占 CO_2 总运输量的 5%。

(二)化学结合

在血液中以化学结合形式运输的 CO_2 约占总运输量的 95%,CO_2 的化学结合方式主要有以下两种:

1. **碳酸氢盐形式** 约占 CO_2 运输总量的 88%,组织细胞代谢产生的 CO_2 扩散入血后,大部分进入红细胞,在红细胞内碳酸酐酶的催化作用下,CO_2 迅速与 H_2O 结合生成 H_2CO_3,然后迅速解离成 H^+ 和 HCO_3^-。反应产生的大部分 H^+ 和 Hb 结合而被缓冲,HCO_3^- 除小部分与红细胞内的 K^+ 结合生成 $KHCO_3$ 外,大部分 HCO_3^- 扩散出红细胞,与血浆中的 Na^+ 结合生成 $NaHCO_3$,$NaHCO_3$ 溶解于血浆中而被运输。与此同时,血浆中 Cl^- 向红细胞内转移,维持红细胞膜两侧的电荷平衡,这一现象称为**氯转移**。由此可见,红细胞中碳酸酐酶的作用及氯转移的效应,使血液运输 CO_2 的能力大大加强。

$$CO_2 + H_2O \xrightleftharpoons{\text{碳酸酐酶}} H_2CO_3 \rightleftharpoons HCO_3^- + H^+$$

当静脉血流经肺部时,由于肺泡内 CO_2 的分压较低,上述反应则按相反方向进行。即红细胞内的 HCO_3^- 与 H^+ 生成 H_2CO_3,然后血浆中的 HCO_3^- 也不断进入红细胞内与 H^+ 生成 H_2CO_3,Cl^- 则扩散出红细胞。红细胞内生成 H_2CO_3 在碳酸酐酶的催化作用下,迅速解离成 CO_2 和 H_2O。CO_2 从红细胞扩散入血浆,然后扩散入肺泡,在肺部被释放排至体外(图 5-12)。

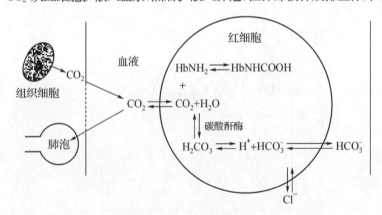

图 5-12 CO_2 运输示意图

2. **氨基甲酰血红蛋白形式** 约占 CO_2 运输总量的 7%。进入红细胞内的小部分 CO_2 还能直接与血红蛋白的氨基结合,生成氨基甲酰血红蛋白(HHbNHCOOH)。这一反应无需酶的参加,反应迅速,且是可逆反应。

$$HbNH_2O_2 + H^+ + CO_2 \underset{(肺)}{\overset{(组织)}{\rightleftharpoons}} HHbNHCOOH + O_2$$

在组织中 CO_2 分压高,反应向右进行,促进生成较多的氨基甲酰血红蛋白;肺泡中 CO_2 分压低,反应向左进行,促使氨基甲酰血红蛋白解离释放 CO_2。调节这一反应的主要因素是氧合作用。在组织毛细血管内,由于组织内氧分压低,氧合血红蛋白迅速解离释放出 O_2,成为去氧血红蛋白。去氧血红蛋白的酸性低,易与 CO_2 直接结合,生成氨基甲酰血红蛋白,即促进反应向右进行;当血液流到肺部时,由于肺泡的氧分压高,Hb 与 O_2 迅速结合生成大量的 HbO_2,使氨基甲基酰血红蛋白解离,即促进反应向左进行,释放的 CO_2 扩散入肺被排出体外。上述情况说明 O_2 与 CO_2 的运输不是孤立进行的,而是相互影响的,两者与血红蛋白的特性有关。

知识链接　CO_2 与酸碱平衡的关系

体液酸碱度的相对稳定是内环境稳态的重要条件之一。正常人血液的 pH 值为 7.35～7.45,如果超出此范围将会出现酸中毒或碱中毒。肺对酸碱平衡的调节,主要是通过改变肺通气量,即通过改变 CO_2 呼出量的多少来调节血液中 H_2CO_3 浓度,以维持血浆中 $NaHCO_3/H_2CO_3$ 的正常比例,保持血液 pH 的相对稳定。肺的调节作用非常迅速,只需几分钟就可启动调节过程,在 30 分钟内即能发挥出最大的调节作用。任何情况下,只要使血浆中 $NaHCO_3/H_2CO_3$ 的比值保持在 20∶1 的比例,血液的 pH 值就保持在正常范围。若肺泡通气功能不足,体内生成的 CO_2 潴留或吸入 CO_2 过多而使血液中 H_2CO_3 浓度增大,血液 pH 值小于 7.35 时,可出现**呼吸性酸中毒**;反之,肺通气过度,呼出 CO_2 过多,使血液中 H_2CO_3 丧失过多,可引起血液 CO_2 分压降低,pH 值大于 7.45 时,则引起**呼吸性碱中毒**。

第四节　呼吸运动的调节

呼吸运动通过呼吸肌的收缩与舒张活动完成,是一种吸气与呼气交替进行的节律性运动,其深度和频率甚至节律都可以随机体功能状态的不同而改变。此外,呼吸运动也受大脑的意识控制。故呼吸运动分为节律性呼吸和随意性呼吸两种形式。呼吸运动的调节,主要是通过神经系统实现的。

一、呼吸中枢的调节

呼吸中枢是指中枢神经系统内产生和调节呼吸运动的神经细胞群。它们分布在大脑皮质、间脑、脑桥、延髓和脊髓等部位,形成各级呼吸中枢。临床观察和动物实验证明,脑的各级部位在呼吸节律的产生和调节中所起的作用不同。正常的节律性呼吸运动有赖于各级呼吸中枢之间协调配合、互相制约以及呼吸中枢对各种传入信息的整合。

(一)脊髓

支配呼吸肌的运动神经元位于脊髓前角。由脊髓发出的膈神经和肋间神经分别支配膈肌和肋间肌的活动。若在延髓和脊髓之间横断而只保留脊髓,该实验动物的呼吸运动立即停止,并不再恢复。说明呼吸节律不是由脊髓产生的,脊髓只是联系高位脑和呼吸肌之间的中继站和整合某些呼吸反射的初级中枢。脊髓的呼吸运动神经元只能在脑部呼吸中枢的控制下进行活动,其本身没有产生呼吸运动的能力。

(二)低位脑干

低位脑干指脑桥和延髓。在动物实验中若在中脑和脑桥之间横断,仅保留低位脑干(脑桥和延髓)与脊髓的联系。呼吸节律无明显变化,说明低位脑干(延髓和脑桥)是产生正常呼吸节律的基本部位(图5-13)。

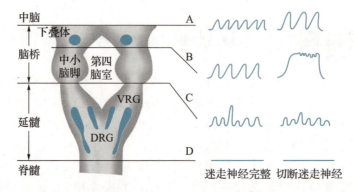

图5-13 脑干内呼吸核团(左)和在不同平面横切后呼吸的变化(右)示意图
注:A、B、C、D表示不同平面横切后呼吸的变化

1. **延髓呼吸中枢** 若在动物的脑桥和延髓之间横断仅保留延髓与脊髓的联系,动物的节律性呼吸仍能进行,若毁损延髓,则呼吸停止。说明延髓可以独立地产生呼吸节律,即延髓是产生呼吸节律的基本中枢,包括背侧呼吸组(DRG)和腹侧呼吸组(VRG)。前者大多数是吸气神经元,后者有吸气和呼气神经元,它们通过下行神经纤维,支配与呼吸相关的脊髓运动神经元。

2. **脑桥呼吸调整中枢** 破坏实验动物延髓以上的脑组织时,虽然呼吸运动能自动产生,但呼吸节律不规则,表现为与正常呼吸节律不同的喘息样呼吸。而保留脑桥与延髓的联系,动物的呼吸节律趋于正常,说明脑桥内有调整延髓呼吸节律的神经细胞群,称为脑桥呼吸调整中枢。其主要作用是限制吸气,促使吸气向呼气转化,调整呼吸的频率和深度。所以,基本呼吸节律产生于延髓,但正常呼吸节律的形成是延髓和脑桥呼吸中枢相互配合、共同作用的结果。

(三)高位脑

呼吸运动还受脑桥以上中枢部位的影响,如大脑皮质、边缘系统、下丘脑等,尤其是大脑皮质对呼吸运动的控制作用明显,能够随意控制呼吸。人在清醒时,可在一定限度内有意识地控制呼吸的频率和深度,如可做短时间的深快呼吸或屏气,日常生活中说话、唱歌、读书、咳嗽、吞咽和吹奏管乐器等,都是在大脑皮质控制和精细调节下完成的。同时,大脑皮质还能通过条件反射调节呼吸运动的变化。例如,运动员在运动场看到或听到竞赛信号时,呼吸运动即开始加强加快,这些都说明大脑皮质对呼吸运动具有调节作用。

二、呼吸运动的反射性调节

呼吸中枢接受各种感受器的传入冲动,反射性地使呼吸的深度和频率发生改变,实现对呼吸运动的调节。调节呼吸运动的反射主要有以下几种:

(一)化学感受性呼吸反射

动脉血、组织液或脑脊液中 CO_2、H^+、O_2 等化学因素的浓度变化时,通过刺激化学感受器,反射性地引起呼吸运动变化,称为**化学感受性反射**。呼吸的化学感受性反射是一种经常的调节活动,其生理意义是在动脉血中 CO_2 分压、H^+ 浓度及 O_2 分压发生变化时,通过化学感受性反射调节呼吸频率和深度,使肺通气量发生相应的改变,动脉血中 CO_2、H^+ 和 O_2 浓度得以恢复正常,从而维持内环境中这些化学因素的相对稳定。

1. 化学感受器 参与呼吸运动调节的化学感受器,根据其分布部位不同分为中枢化学感受器和外周化学感受器。

(1)中枢化学感受器:位于延髓腹外侧部的浅表部位,其生理性刺激是脑脊液和局部细胞外液中的 H^+ 浓度的变化,并通过一定的神经联系直接影响延髓呼吸中枢的活动,但其对动脉血缺 O_2 的刺激不敏感。

(2)外周化学感受器:指颈动脉体和主动脉体,能感受血液中 CO_2 分压、O_2 分压及 H^+ 浓度的变化。当动脉血中 P_{O_2} 降低,P_{CO_2} 或 H^+ 浓度升高时,外周化学感受器受到刺激而产生兴奋,冲动分别沿窦神经和迷走神经传入延髓呼吸中枢,反射性地引起呼吸加深加快。

2. CO_2、H^+、O_2 对呼吸的调节

(1)CO_2 对呼吸的调节:CO_2 是调节呼吸的最重要的生理性体液因素,血液中一定浓度的 CO_2 是进行正常呼吸活动的必要条件。动脉血 CO_2 浓度在一定范围内升高,可以加强对呼吸的刺激作用,但超过一定限度则有抑制和麻醉效应。例如人在有意识做深快呼吸后,由于过度通气导致 CO_2 排出过多,会出现呼吸暂停现象;相反,当血中 CO_2 浓度稍为升高时,如短暂屏气后,即可引起呼吸加强。实验发现,当吸入气中 CO_2 含量增加到 1% 时,呼吸开始加深;增至 4% 时,呼吸频率也增快,肺通气量增加 1 倍;但若超过 7% 时,肺通气量的增大已不足以将 CO_2 完全清除,血液中 CO_2 浓度明显升高,可出现头昏,头痛等症状;若超过 15%,呼吸反而被抑制,肺通气量显著降低,严重时可对中枢神经系统产生毒性作用,出现意识丧失、昏迷,进而呼吸中枢麻痹,呼吸停止。

CO_2 对呼吸的作用是通过刺激中枢化学感受器和外周化学感受器两条途径,继而兴奋呼吸中枢实现的,但以刺激中枢化学感受器为主(约占 80%)。当血液中 CO_2 分压升高时,CO_2 迅速透过血脑屏障进入脑脊液,在碳酸酐酶的作用下与 H_2O 结合生成 H_2CO_3,随即解离出 H^+ 刺激中枢化学感受器,兴奋延髓呼吸中枢而发挥作用。正是依靠 CO_2 的这种作用,机体才能更精确地将呼吸调节到所需水平。机体活动增强时,CO_2 生成增多,引起呼吸加强,使吸入 O_2 及排出 CO_2 增多,以适应此时代谢的需要;同理,CO_2 过少,呼吸运动会减弱甚至停止。所以临床上在给病人吸 O_2 时,需要混入一定比例的 CO_2。

(2)H^+ 对呼吸的调节:动脉血中 H^+ 浓度升高时,呼吸加深加快,肺通气量增加;反之呼吸变浅变慢,肺通气量减少。临床上代谢性酸中毒的病人呼吸加深加快,代谢性碱中毒的病人呼吸变浅变慢,说明血中 H^+ 浓度升高有兴奋呼吸的作用。H^+ 浓度对呼吸的调节途经与 CO_2 的相似,也是通过外周化学感受器和中枢化学感受器两条途经实现的。但由于血液中

的 H^+ 不易透过血脑屏障,限制了它对中枢化学感受器的作用。因此,血中 H^+ 浓度对呼吸的影响主要通过外周化学感受器而发挥作用的。此外,血液 H^+ 对呼吸的影响也不如 CO_2 作用明显。

(3) O_2 对呼吸的调节:吸入气的 O_2 分压降低时可以使呼吸增强,肺通气量增加。低 O_2 对呼吸的刺激作用完全是通过外周化学感受器来实现,切断动物外周化学感受器的传入神经后,低 O_2 对呼吸的兴奋作用完全消失,呼吸反而被抑制。低 O_2 对呼吸中枢的直接作用是抑制,而这一种抑制作用常被来自外周化学感受器的冲动所掩盖,因此低 O_2 的效应会有不同的表现。轻度低 O_2 时,来自外周化学感受器对呼吸中枢的兴奋作用占优势,可以对抗低 O_2 对呼吸中枢的直接抑制作用使呼吸加强;严重低 O_2 时,对呼吸中枢的直接抑制作用随低 O_2 的程度加重而加强,由于外周化学感受器的反射效应不能抵消低 O_2 对呼吸中枢的直接抑制作用,因此导致呼吸减弱,甚至停止(图 5-14)。

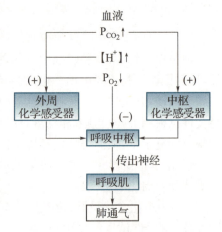

图 5-14 化学感受性反射示意图

总之,动脉血 CO_2 分压升高,H^+ 浓度升高和低 O_2 时,分别都有兴奋呼吸的作用,以 CO_2 分压兴奋作用显著。然而,在自然呼吸情况下,往往是以上三个因素同时存在,结果是三者之间相互影响,既可发生总和而加大,也可相互抵消而减弱,因此应全面分析它们之间的相互作用和影响。

(二) 肺牵张反射

由肺扩张或肺萎陷而引起的吸气抑制或吸气兴奋的反射称为**肺牵张反射**或**黑-伯反射**;因此反射的传入神经为迷走神经,故又称为肺迷走反射。肺牵张反射包括肺扩张反射和肺萎陷反射两种表现方式。肺扩张时反射性地抑制吸气活动称为**肺扩张反射**。肺萎陷时反射性地引起吸气活动称为**肺萎陷反射**。一般肺牵张反射主要是指肺扩张反射。

肺牵张反射过程是:当吸气使肺扩张到一定容积时,牵拉呼吸道使之扩张,位于其内的肺牵张感受器受牵拉刺激而兴奋,冲动经迷走神经传入延髓,在延髓内通过相关的神经联系,抑制吸气神经元的活动,切断和终止吸气,使吸气转为呼气。肺牵张反射是一种负反馈调节,其生理意义是促进吸气向呼气转化,从而加快了呼吸频率,使吸气不致过长过深,它与脑桥呼吸调整中枢共同调节呼吸的频率与深度。

肺牵张反射有明显的种属差异,在动物(尤其是兔)这一反射明显,如果切断动物双侧迷走神经,动物的吸气过程延长,呼吸加深变慢。而人对肺扩张反射的敏感性最低。成人在平静呼吸时,该反射不参与呼吸调节,只有当潮气量超过 800 ml 以上的深呼吸时,才能引起肺牵张反射。但在肺炎、肺水肿、肺淤血、肺纤维化等病理情况下,由于肺顺应性降低,肺不易扩张,使吸气时对气道的牵张刺激作用增强,可以引起肺牵张反射,使呼吸变浅变快。

(三) 防御性呼吸反射

呼吸道黏膜受到机械和化学刺激时,可引起一些对人体有保护作用的呼吸反射,称为**防御性呼吸反射**,常见的有咳嗽反射和喷嚏反射。通过咳嗽或喷嚏,将存留于呼吸道内的异物或分泌物排出,起着清洁、保护和维持呼吸道通畅的作用。但剧烈的咳嗽对人体不利,可引起胸膜腔内压显著升高而阻碍静脉回流,使静脉压和脑脊液压升高;长期咳嗽会损伤肺泡的弹性组织,引起肺气肿等疾病。因此,应积极防治、及时终止异常咳嗽反射。

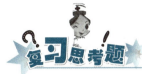

1. 名词解释:呼吸 呼吸运动 肺换气 顺应性 肺泡表面活性物质 通气/血流比值 血氧饱和度 肺牵张反射 化学感受性反射
2. 简述呼吸的全过程及其生理意义。
3. 平静呼吸时,肺通气的动力是什么?它要克服哪些阻力才能实现肺通气?
4. 为什么深而慢的呼吸比浅而快的呼吸效率高?
5. 试述肺换气的影响因素。
6. 肺通气量与肺泡通气量之间有何区别和联系?
7. 简要分析氧解离曲线的特点及生理意义。
8. 简述红细胞在运输 O_2 和 CO_2 过程中的主要作用。
9. 形成正常呼吸节律的中枢位于何处?正常呼吸运动的维持与哪些反射有关?
10. 试述血液中 CO_2、H^+ 浓度增高及低氧对呼吸的影响,并说明三者调节机制的异同。
11. 酸中毒病人的呼吸运动有何变化?为什么?

(金少杰　王国樑)

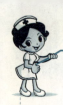

第六章 消化与吸收

第一节 概　述

人体正常的生命活动,不仅要从外界环境中摄取氧气,还必须通过进食,摄取足够的营养物质。食物中的营养物质包括蛋白质、脂肪、糖类、水、无机盐和维生素等。除了水、无机盐和维生素可以直接被人体吸收利用外,大分子蛋白质、脂肪、糖类必须在消化管内分解成结构简单的小分子物质,才能被机体吸收,从而为人体新陈代谢提供必不可少的物质和能量来源。

消化器官的主要生理功能是对食物进行消化和吸收。食物在消化管内被分解为小分子物质的过程称为**消化**。消化的方式,一种是通过消化管肌肉的舒缩活动,将食物磨碎,使之与消化液充分混合,并将食物不断地向消化管的远端推送,这种方式称为**机械性消化**;另一种是通过消化液中各种消化酶的作用,将食物中的大分子物质(主要是蛋白质、脂肪和糖类)分解为可吸收的小分子物质,这种消化方式称为**化学性消化**。食物经过消化分解出的小分子物质以及水、无机盐和维生素透过消化管黏膜上皮细胞进入血液和淋巴循环的过程,称为**吸收**。消化和吸收是两个相辅相成、紧密联系的生理过程。

一、消化管平滑肌的生理特性

在整个消化管中,除口腔、咽、食管上端和肛门外括约肌是骨骼肌外,其余部分都是由平滑肌组成。消化管平滑肌具有肌组织的共同特性,如兴奋性、自律性、传导性和收缩性,但这些特性的表现有其自身的特点,包括:①与骨骼肌比较,其兴奋性低,收缩缓慢。②能产生自动节律性收缩,但频率较低,且不规则。③经常保持一种微弱的持续收缩状态,称为**紧张性收缩**;它能使消化管各部分,如胃、肠等保持一定的形状、位置,使管腔内经常保持一定的基础压力。④富有伸展性,可使消化管(特别是胃)容纳大量的食物而不发生明显的压力变化。⑤对机械牵张、温度和化学刺激敏感,但对电刺激、切割和烧灼等刺激则不敏感。

此外,消化管平滑肌电活动的形式要比骨骼肌复杂得多,其电变化包括:①静息电位,数值低,不稳定;②慢波电位,是在静息电位的基础上,自发地周期性地产生缓慢的去极化和复极化,称为**慢波电位**,又称**基本电节律**;③动作电位,是在慢波电位的基础上发生的,一旦爆发动作电位,即可引起消化管平滑肌收缩。

二、消化腺的分泌和消化液的功能

消化腺包括消化道黏膜腺以及附属于消化道的唾液腺、胰腺和肝脏等,它们向消化道内分泌多种消化液,包括唾液、胃液、胰液、胆汁、小肠液和大肠液。成人每日由各种消化腺分泌的消化液总量达 6~8 L,其主要成分是水、无机盐和多种有机物,其中最重要的是多种消化酶(表 6-1)。消化液的主要功能有:①分解食物中大分子营养物质,使之成为可以吸收的小分子物质;②为多种消化酶提供适宜的 pH 环境;③稀释食物,有利于吸收;④保护消化管黏膜免受理化因素损伤。

表 6-1 各种消化液的每日分泌量、pH 值及主要有效成分

消化液	分泌量(L/d)	pH 值	主要有效成分
唾液	1.0～1.5	6.6～7.1	唾液淀粉酶
胃液	1.5～2.5	0.9～1.5	盐酸、胃蛋白酶原、黏液、HCO_3^-、内因子
胰液	1.0～2.0	7.8～8.4	HCO_3^-、胰淀粉酶、胰脂肪酶、胰蛋白酶(原)、糜蛋白酶(原)
胆汁	0.6～1.2	6.8～7.4	胆盐、胆固醇、胆色素
小肠液	1.0～3.0	7.5～8.0	肠激酶
大肠液	0.6～0.8	8.3～8.4	黏蛋白、HCO_3^-

第二节　口腔内的消化

消化过程从口腔开始,食物在口腔内停留的时间很短,一般是 15～20 秒钟。食物在口腔内的机械性消化是通过咀嚼和吞咽实现的;唾液中的消化酶对食物有较弱的化学性消化作用。

一、咀嚼和吞咽

(一)咀嚼

咀嚼是由咀嚼肌群协调有序地收缩所完成的复杂反射性动作,受大脑的意识控制。咀嚼通过牙齿磨碎食物,并经舌的搅拌使食物与唾液充分混合,以形成食团,便于吞咽。同时,口腔内消化过程不仅完成口腔内食物的机械性和化学性加工,它还能反射性地引起胃、胰、肝、胆囊等器官的活动加强,以及引起胰岛素的分泌等变化,为食物的下一步消化过程做好准备。牙齿缺失或进食过快,因食物在口腔内消化不充分,会加重胃肠负担。

(二)吞咽

吞咽是一种复杂的反射性动作,是使食团从口腔经过咽部和食管进入胃内的过程。根据食团在吞咽时所经过的部位,可将吞咽动作分为三期,包括:第一期,是吞咽的随意期,由口腔到咽,是在大脑皮质的支配下进行的。第二期,由咽到食管上端,通过一系列急速的反射动作而实现。由于食团刺激了咽部的感受器,引起一系列肌肉的反射性收缩,结果使软腭上升,咽后壁向前突出,封闭鼻咽通路;声带合拢,喉头升高并向前紧贴会厌,封闭咽与气管的通路,呼吸暂时停止;由于喉头前移,食管上口张开,食团从咽被挤入食管。这一期进行得极快,通常约需 0.1 秒(图 6-1)。第三期,是食团沿食管下行入胃,这是由食管蠕动完成的。**蠕动**是消化管壁平滑肌按顺序收缩和舒张并向前推进的一种运动形式。食管蠕动时,在食团的上端形成收缩波,下端形成舒张波,使食团得以顺利地向食管下端推送(图 6-2)。

在食管与胃贲门连接处(1～2 cm)的环行肌轻度增厚,称为**食管下括约肌**,此处管腔内压高于胃内压,可阻止胃内容物逆流进入食管。食管下括约肌紧张性收缩主要受迷走神经的胆碱能纤维控制。

吞咽反射的基本中枢在延髓。临床上,昏迷、深度麻醉和患某些神经系统疾病时,可引

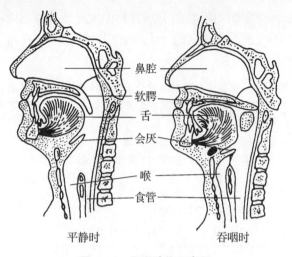

图 6-1 吞咽动作示意图

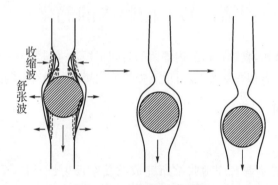

图 6-2 食管蠕动示意图

起吞咽障碍;此时,上呼吸道分泌物或食物容易误入气管。因此,在医治上述病人时要及时清除呼吸道分泌物,保持呼吸道通畅,以防窒息或引起吸入性肺炎。

二、唾液

唾液是由腮腺、颌下腺、舌下腺和小唾液腺分泌的混合液,为无色、无味、近于中性的液体。唾液的成分约99%是水,其余为无机物、有机物和一些气体分子。有机物主要为黏蛋白、免疫球蛋白 A、唾液淀粉酶和溶菌酶等;无机物有 Na^+、K^+、HCO_3^-、Cl^- 等。

唾液的主要作用包括:①湿润口腔和食物,便于咀嚼、吞咽和引起味觉;②清洁和保护口腔,清除口腔中的残余食物,当有害物质进入口腔时,冲洗和稀释这些物质;③抗菌作用,唾液中的溶菌酶、免疫球蛋白 A 等具有杀菌或抑菌作用;④消化作用,唾液淀粉酶可使食物中的部分淀粉分解成麦芽糖;⑤排泄作用,进入体内的某些物质如铅、汞等部分可随唾液排出,某些致病微生物如狂犬病毒也可随唾液排出。

唾液分泌是神经反射活动,包括非条件反射和条件反射两种。食物的形状、颜色、气味、进食环境及有关语言等刺激所引起的唾液分泌属于条件反射性分泌,如"望梅止渴"。而进食过程中食物对口腔黏膜的机械、化学和温度等刺激,所引起的唾液分泌属于非条件反射性分泌。

唾液经常分泌,能湿润口腔黏膜,清除口腔内残余食物或异物。因此,临床上对因高热、禁食等致使唾液分泌过少的患者,需注意口腔护理。

第三节 胃内的消化

胃是消化管中最膨大的部分,正常成人胃的容量一般为 1.0～2.0 L,胃的主要功能是暂时贮存并初步消化食物。食物在胃内经过机械性消化和化学性消化后,与胃液混合形成食糜并逐步排入十二指肠。

一、胃的运动

食物在胃内的机械性消化是通过胃的运动实现的。

（一）胃的运动形式

1. 容受性舒张　当咀嚼和吞咽时,食物刺激咽和食管等处感受器,通过迷走神经反射性地引起胃底和胃体肌肉的舒张,使胃的容积增大,称为**容受性舒张**。容受性舒张使胃腔容量由空腹时的 50 ml,增加到进食后的 1.0～2.0 L,使胃容纳大量食物时,胃内压并无显著变化,以更好地完成其容纳和贮存食物的功能。

2. 紧张性收缩　是指胃壁平滑肌经常处于轻度的持续收缩状态,其生理意义是维持胃的正常形态和位置,以及使胃腔内存在一定的压力。进食后,紧张性收缩逐渐增强,使胃内压增加,有助于胃的消化和排空。如果胃的紧张性收缩过低,会引起胃下垂或胃扩张,导致消化功能障碍。

3. 蠕动　食物进入胃后约 5 分钟,蠕动即开始。蠕动是从胃的中部起始,有节律地向幽门方向推进,每分钟约发生 3 次,一个蠕动波 1 分钟左右到达幽门,通常是一波未平,另波又起。其生理意义是磨碎食物,使食物与胃液充分混合形成糊状的食糜,并将食糜逐步排入十二指肠。一个蠕动波通常可将 1～2 ml 食糜排入十二指肠(图 6-3)。

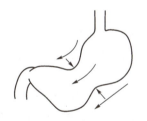
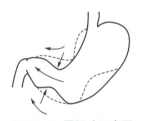
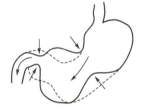

图 6-3　胃蠕动示意图

（二）胃的排空

1. 胃的排空过程　食糜由胃排入十二指肠的过程称为**胃排空**。一般进食后 5 分钟左右就开始胃排空,胃的运动引起的胃内压升高是胃排空的动力。排空速度与食物的物理性状和化学组成有关。一般情况下,稀的、流体食物比稠的或固体食物排空快;颗粒小的食物比大块的食物排空快;等渗液体比非等渗液体快。在三大营养物质中,糖类的排空最快,蛋白质次之,脂肪类食物最慢。一餐混合性食物,胃完全排空通常需要 4～6 小时。

2. 胃的排空控制　胃排空是少量而间断的,受胃和十二指肠活动的影响。

(1) 食物在胃内促进胃排空:由于食糜对胃壁的机械和化学刺激,通过神经反射与体液因素的作用,使胃运动加强,胃内压升高大于十二指肠内压,食糜顺压力差进入十二指肠。

(2) 食糜进入十二指肠后抑制胃排空:在十二指肠壁上存在多种感受器,食糜进入十二指肠后可刺激这些感受器,反射性地抑制胃运动,这种反射称为**肠-胃反射**。肠-胃反射对酸的刺激特别敏感,可以使胃排空暂停。

随着进入十二指肠酸性食糜被中和,抑制作用解除,胃的运动又加强,下一次胃排空开始,如此反复进行。可见,胃的排空是在神经和体液因素的调节下间断进行的,并与小肠上端的消化吸收的速度相适应。

(三) 呕吐

呕吐是将胃及小肠上段内容物从口腔强力驱出的反射性动作。当舌根、咽部、胃、肠、总胆管、泌尿生殖器官和前庭器官等处的感受器受到刺激时,都可以引起呕吐。呕吐前常出现恶心、流涎、呼吸急迫和心跳快而不规则等自主神经系统兴奋的症状。呕吐开始时,先是深吸气,声门紧闭,随着胃和食管下端舒张,膈肌和腹肌猛烈收缩,腹内压增高,压挤胃内容物通过食管而进入口腔,排至体外。由于胃舒张而十二指肠收缩,压力差出现倒转,使十二指肠内容物倒流入胃,因此,呕吐物中常混有胆汁和小肠液。

呕吐中枢位于延髓,在结构和功能上与呼吸中枢、心血管中枢均有密切联系。因此,呕吐前除有消化管症状外,还常出现呼吸急促和心跳加快等症状。颅内压增高,可直接刺激呕吐中枢,引起喷射性呕吐。

呕吐是一种具有保护性意义的防御反射,通过呕吐可将胃内有害的物质排出。因此,临床上对食物中毒的病人,可借助催吐的方法将胃内的毒物排出。但剧烈频繁的呕吐会影响进食和正常消化吸收活动,甚至造成大量的消化液丢失,引起体内水、电解质和酸碱平衡的紊乱。

二、胃液

纯净的胃液是一种无色、强酸性液体。胃液中除大量水分外,其主要成分有盐酸、胃蛋白酶原、黏液、HCO_3^- 和内因子等。

(一) 盐酸

胃液中的盐酸也称胃酸,由胃腺壁细胞所分泌。盐酸包括游离酸和与蛋白质结合的结合酸,二者在胃液中的总浓度称为胃液的总酸度。其主要生理作用包括:①激活胃蛋白酶原,使之转变为有活性的胃蛋白酶,并为胃蛋白酶发挥作用提供适宜的酸性环境;②使食物中的蛋白质变性,易于分解;③杀灭随食物进入胃内的细菌;④促进小肠对铁和钙的吸收;⑤进入小肠可促进胰液、胆汁和小肠液的分泌。因此,如果盐酸分泌不足或缺乏,会影响消化、杀菌作用,引起食欲不振、腹胀等消化不良症状;如果分泌过多,则对胃和十二指肠黏膜有侵蚀作用,可诱发溃疡病。

(二) 胃蛋白酶原

胃蛋白酶原主要是由泌酸腺中的主细胞分泌的。在胃酸的作用下,无活性的胃蛋白酶原转变为有活性的胃蛋白酶;已激活的胃蛋白酶对胃蛋白酶原也有激活作用。胃蛋白酶能分解食物中的蛋白质,分解产物为䏰、胨以及少量的多肽。胃蛋白酶只有在酸性较强的环境中才能发挥作用,其最适 pH 为 2.0~3.0,随着 pH 的升高,胃蛋白酶的活性即降低。因此,胃蛋白酶进入小肠后,失去其分解蛋白质的作用。

(三) 黏液

黏液是由胃黏膜表面上皮细胞、泌酸腺的黏液颈细胞、贲门腺和幽门腺共同分泌的,其主要成分为糖蛋白。正常人,黏液覆盖在胃黏膜表面,形成一个厚 0.5~1 mm 的凝胶层,它具有润滑作用,可减少粗糙的食物对胃黏膜的机械性损伤。胃黏液的黏稠度为水的30～260倍,故H^+和HCO_3^-等离子在黏液层内的扩散速度明显减慢。因此,在胃腔内的H^+向黏液凝胶深层弥散过程中,它不断地与从黏液层下面的上皮细胞分泌并向表面扩散的HCO_3^-相遇,两种离子在黏液层内发生中和。用pH敏感微电极测得,在胃黏液层存在一个pH梯度,黏液层靠近胃腔面的一侧pH较低,一般为2.0左右,呈强酸性;而靠近胃壁上皮细胞侧的pH较高,一般为7.0左右,呈中性或偏碱性(图6-4)。这不但避免了H^+对胃黏膜的直接侵蚀,而且使胃蛋白酶原在该处不能激活,从而有效地防止胃液对胃黏膜本身的消化作用。这种由黏液和碳酸氢盐共同形成的抗损伤屏障,称为**胃黏液屏障**,也称**黏液-碳酸氢盐屏障**。

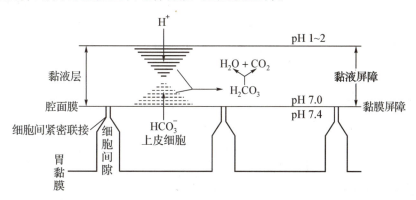

图6-4 胃黏液-碳酸氢盐屏障、胃黏膜屏障示意图

正常时,胃酸和胃蛋白酶不会消化胃黏膜本身。除了上述的黏液-碳酸氢盐屏障外,胃黏膜上皮细胞的顶端膜及细胞之间存在的紧密连接也起着重要作用;它们对H^+相对不通透,因此可以防止胃腔内的H^+进入黏膜层内。因此,胃黏膜上皮细胞的顶端膜和相邻细胞之间存在的紧密连接构成了**胃黏膜屏障**。某些因素如乙醇、胆盐、阿司匹林类药物、肾上腺素以及幽门螺杆菌感染等,均可削弱或破坏胃黏膜屏障,造成胃黏膜损伤,引起胃炎或溃疡。

知识链接 幽门螺杆菌与消化性溃疡

1983年,两位澳洲科学家及医生巴里·马歇尔(Barry J. Marshall)和罗宾·沃伦(J. Robin Warrenu),首次报道了导致胃炎和胃溃疡的细菌——幽门螺杆菌(Hp)。研究证实,90%以上的十二指肠溃疡和80%以上的胃溃疡都是由幽门螺杆菌感染引起的。"定居"在胃内的幽门螺杆菌可产生毒素和有毒性作用的酶,损害胃黏膜,破坏胃黏膜屏障,使局部产生炎症和免疫反应,最终导致胃部疾病的发生。两位科学家为了证明溃疡确由幽门螺杆菌所引起,竟然以身试菌,藉由自己感染幽门螺杆菌并引起溃疡来映证自己理论的正确性,这份高尚品行令人钦佩、值得学习。2005年,诺贝尔生理学或医学奖颁给他们,以表彰发现幽门螺杆菌和该细菌在导致胃炎及胃溃疡中所起的作用,以及发现幽门螺杆菌并致力投入抗生素用药抑制幽门螺杆菌的工作。他们帮助救治了成千上万具有消化器官溃疡的患者,同时还大大地提升了肠胃疾病认知与技术。

（四）内因子

泌酸腺的壁细胞除分泌盐酸外，还分泌一种糖蛋白，称为内因子。它能与食物中维生素B_{12}结合形成复合物，与回肠黏膜上皮细胞的特异性受体结合，促进维生素B_{12}的吸收。

第四节 小肠内的消化

食糜由胃进入十二指肠后，即开始了小肠内的消化过程。小肠内消化是整个消化过程中最重要的阶段。在这里，食糜受到小肠运动的机械性消化以及胰液、胆汁和小肠液的化学性消化。经过消化的营养物质大部分在小肠被吸收。食物通过小肠后，消化、吸收过程基本完成。因此，小肠是消化与吸收的最重要部位。未被消化的食物残渣被推送到大肠，形成粪便排至体外。

一、小肠的运动

小肠的运动功能是靠肠壁的两层平滑肌完成的，肠壁的外层是纵行肌，内层是环行肌。小肠运动对食物的消化和吸收有重要作用，其主要功能是进一步研磨、搅拌及混合食糜，推送食糜向大肠方向移动，促进食糜的消化和吸收。

（一）紧张性收缩

小肠平滑肌紧张性收缩是其保持基本形态、位置和进行其他形式运动的基础；同时，可使小肠内保持一定的基础压力。当小肠紧张性降低时，肠腔易于扩张，肠内容物的混合与推进速度减慢；相反，当小肠紧张性升高时，食糜在小肠内的混合与推进速度加快。

（二）分节运动

分节运动是一种以环形肌收缩和舒张为主的节律性运动，小肠的分节运动尤为明显。在食糜所在的一段肠管上，环行肌以一定的间隔在许多点同时收缩或舒张，把食糜分割成许多节段。随后，原来收缩处舒张，而原来舒张处收缩，使原来的食糜节段分为两半，而相邻的两半则合拢成为一个新的节段。如此反复进行，食糜得以不断地分开，又不断地混合（图6-5）。分节运动向下推进肠内容物的作用很小，其主要作用包括：①使食糜与消化液充分混合，便于进行化学性消化；②使食糜与小肠黏膜紧密接触，为吸收创造良好条件；③挤压肠壁，促进血液和淋巴回流，有利于吸收。

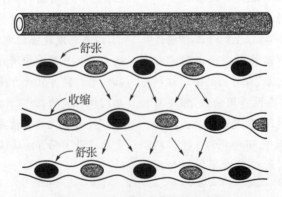

图6-5 小肠的分节运动示意图

分节运动在空腹时几乎不存在,进食后才逐渐增强。小肠各段分节运动的频率不同,上部频率较高,下部较低;十二指肠分节运动的频率每分钟约11次,回肠末端每分钟约8次,这种活动梯度有利于食糜从小肠的上部向下部推进。

（三）蠕动

小肠的蠕动可发生在小肠的任何部位,将食糜向大肠方向推进,但推进的速度很慢,每个蠕动波只将食糜向前推进数厘米便消失。小肠的蠕动可反复发生,其意义在于把经过分节运动作用后的食糜向前推进到达一个新肠段,然后再继续开始分节运动。在十二指肠和回肠末端,还可见一种方向相反的蠕动波,称逆蠕动,其意义是延缓食糜在小肠内消化和吸收的时间。在小肠还可见到一种进行速度很快(2~25 cm/s)、传播较远的蠕动,称为**蠕动冲**。蠕动冲可把食糜从小肠始端一直推送到小肠末端,甚至至大肠。蠕动冲可能是由于进食时吞咽动作、食糜进入十二指肠或由于泻药的作用而引起。

小肠蠕动推送肠内容物(包括水和气体)时产生的声音称**肠鸣音**。肠鸣音的强弱可反映肠蠕动的情况,肠蠕动增强时,肠鸣音亢进;肠蠕动减弱或肠麻痹时,肠鸣音减弱或消失。

此外,在回肠末端与盲肠交界处的环行肌显著增厚,称为**回盲括约肌**。可防止回肠内容物过快地进入大肠,从而延长食糜在小肠内停留的时间,有利于小肠内容物的消化和吸收;同时,也阻止大肠内容物反流进入回肠。

二、胰液

胰液是由胰腺的腺泡细胞和小导管管壁上皮细胞所分泌的,经胰腺导管排入十二指肠。胰液是无色的碱性液体,主要含有胰淀粉酶、胰脂肪酶、胰蛋白酶原和糜蛋白酶原等多种消化酶,以及水和碳酸氢盐等成分。胰液具有很强的消化脂肪、蛋白质、碳水化合物等营养物质的作用,对食物的消化最全面,是所有消化液中最重要的一种。

（一）碳酸氢盐

碳酸氢盐主要作用是中和进入十二指肠的胃酸,使肠黏膜免受强酸的侵蚀;同时提供小肠内多种消化酶活动的最适 pH 环境。

（二）胰淀粉酶

胰淀粉酶可将淀粉、糖原和大多数其他碳水化合物分解为二糖及少量三糖。

（三）胰脂肪酶

胰脂肪酶可分解甘油三酯为脂肪酸、甘油一酯和甘油。

（四）胰蛋白酶原和糜蛋白酶原

这两种酶都是以不具有活性的酶原形式存在于胰液中的。肠液中的肠致活酶可以激活胰蛋白酶原,使之变为具有活性的胰蛋白酶,胰蛋白酶本身也能使胰蛋白酶原活化。糜蛋白酶原在胰蛋白酶作用下转化为有活性的糜蛋白酶。胰蛋白酶和糜蛋白酶的作用很相似,都能分解蛋白质为胨、胨;当两者共同作用于蛋白质时,则可将蛋白质分解为小分子的多肽和氨基酸。另外,糜蛋白酶有较强的凝乳作用。

胰液含消化酶种类多且较全面,是消化力最强的消化液。当胰液分泌障碍时,即使其他消化腺的分泌正常,也会影响食物中的脂肪、蛋白质以及脂溶性维生素 A、D、E、K 的消化和吸收,但糖的消化和吸收一般不受影响。

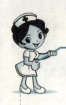

三、胆汁

胆汁是一种具有苦味的有色液体,由肝细胞直接分泌的胆汁称肝胆汁,为金黄色,呈碱性(pH值约7.8~8.6);在胆囊内贮存过的胆汁称胆囊胆汁,胆囊胆汁因水和碳酸氢盐被吸收而浓缩,呈中性或弱碱性(pH值约7.0~7.4),颜色变为深绿色。胆汁的主要成分有水(约97%)、胆盐、胆固醇、卵磷脂、胆色素及多种无机盐等,但不含消化酶。

胆汁对脂肪的消化和吸收具有重要意义,这主要依赖于胆盐的作用。胆盐是胆汁参与消化和吸收的主要成分。胆汁的主要作用包括:①乳化脂肪,促进脂肪的消化;胆汁中的胆盐、胆固醇和卵磷脂等均可作为乳化剂,降低脂肪的表面张力,使脂肪乳化成微滴,分散在肠腔内,增加脂肪与胰脂肪酶的接触面积,使其分解脂肪的作用加速。②运载脂肪,促进脂肪的吸收;胆盐可与脂肪分解产物形成水溶性复合物,将不溶于水的脂肪分解产物运载到肠黏膜表面,促进脂肪的吸收。③胆汁在促进脂肪分解产物吸收的同时,还促进脂溶性维生素A、D、E、K的吸收。④胆盐进入小肠后,90%以上被回肠末端吸收入血,通过肝门静脉回到肝脏,直接刺激肝细胞合成和分泌胆汁(利胆作用)排入小肠,这一过程称为**胆盐的肠-肝循环**。

在正常情况下,胆汁中的胆盐(或胆汁酸)、胆固醇和卵磷脂的适当比例是维持胆固醇成溶解状态的必要条件。当胆固醇分泌过多,或胆盐、卵磷脂合成减少时,胆固醇就容易析出沉积,这是形成胆结石的重要原因之一。此外,肝脏疾病、胆石阻塞或肿瘤压迫胆管,可引起胆汁分泌减少或排放受阻,会出现脂肪的消化和吸收不良,以及脂溶性维生素吸收障碍。同时由于胆管内压力升高,一部分胆汁进入血液可发生黄疸。

四、小肠液

小肠液是弱碱性液体,渗透压与血浆相近。其成分除大量水外,无机盐有Na^+、K^+、Ca^{2+}、Cl^-、HCO_3^-等;有机物有肠激酶、黏蛋白等。小肠液的主要作用是保护十二指肠黏膜免受胃酸侵蚀;大量小肠液可以稀释消化产物,使其渗透压下降,有利于吸收;肠激酶可激活胰液中的胰蛋白酶原,有利于蛋白质的消化。

此外,在小肠绒毛上皮细胞表面含有多种消化酶,如肽酶、蔗糖酶、乳糖酶等,它们对绒毛外表面的寡肽、二糖等继续分解,随后分解产物进入小肠上皮细胞内而被吸收。

食物从口腔经食管至胃并通过小肠后,消化过程基本完成,现简要概括如表6-2。

表6-2 口腔、胃、小肠消化的比较

部位	消化管肌肉活动 (机械性消化)	消化液	消化酶作用 (化学性消化)
口腔	咀嚼、吞咽	唾液	部分淀粉 $\xrightarrow{唾液淀粉酶}$ 麦芽糖
胃	紧张性收缩、容受性舒张、蠕动	胃液	部分蛋白质 $\xrightarrow{胃蛋白酶}$ 胨、际、少量多肽
小肠	紧张性收缩 分节运动、蠕动	胰液	淀粉 $\xrightarrow{胰淀粉酶}$ 麦芽糖(二糖) $\xrightarrow{二糖酶}$ 葡萄糖(单糖)
		胆汁	脂肪 $\xrightarrow{胆盐}$ 脂肪微滴 $\xrightarrow{胰脂肪酶}$ 甘油、脂肪酸、甘油一酯
		小肠液	蛋白质、胨、际 $\xrightarrow[糜蛋白酶]{胰蛋白酶}$ 多肽 $\xrightarrow{多肽酶}$ 氨基酸

第五节 大肠的功能

食糜在小肠内未被消化吸收的部分,即食物残渣,通过回盲瓣进入大肠。一般每天进入大肠的内容物约 0.5~1.5 L。人类的大肠内没有重要的消化活动。大肠的主要功能在于吸收水分、电解质和某些维生素,形成、暂时贮存和排出粪便。

> **知识链接　大肠黏膜强大的吸收能力**
>
> 大肠黏膜具有很强的吸收能力,每日可吸收 5~8 L 水和消化液。当从回肠进入大肠的液体和大肠分泌的液体超过此数量或大肠的吸收发生障碍,超出部分便从粪便中排出,形成腹泻。由于大肠有很强的吸收能力,所以直肠灌肠也可作为一种有效的给药途径。许多药物,如麻醉药、镇静药、安定药及类固醇等,能通过灌肠迅速被大肠吸收,进入体内而发挥作用。

一、大肠的运动

(一)大肠的运动形式

大肠的运动少而慢,其运动形式有袋状往返运动、分节运动或多袋推进运动和蠕动。有时在大肠还有一种进行很快且前进很远的蠕动,称为**集团蠕动**。它通常开始于横结肠,可将一部分大肠内容物推送至乙状结肠或直肠。集团蠕动常见于进食后,最常发生在早餐后 1 小时之内,可能是胃内食物进入十二指肠,由胃-结肠反射或十二指肠-结肠反射引起。这一反射敏感者,餐后或进食时可有排便感觉,这种现象幼儿较成人表现明显。

(二)排便

食物残渣在大肠内停留的时间较长,一般在 10 小时以上。在这一过程中,大部分水、无机盐和维生素被大肠黏膜吸收,而经细菌的发酵和腐败作用后的食物残渣,以及大肠黏液的黏结作用,形成粪便。粪便中还包括脱落的肠上皮细胞、大量的细菌和由肝排出的胆色素衍生物,以及由血液通过肠壁排至肠腔中的某些金属等。

排便是一种反射活动。平时粪便主要贮存于结肠下段,直肠内并没有粪便。当肠的蠕动将粪便推入直肠时,刺激了直肠壁内的感受器,传入冲动经盆神经和腹下神经传至脊髓腰骶段的初级排便中枢,并由此上传到大脑皮质,引起便意。当环境条件允许时,大脑皮质发出的下行冲动兴奋脊髓腰骶段的初级排便中枢,经盆神经传出冲动,使降结肠、乙状结肠和直肠平滑肌收缩,肛门内括约肌舒张;同时,阴部神经传出冲动减少,肛门外括约肌舒张,使粪便排至体外。此时腹肌和膈肌收缩,腹内压增加,也可促进粪便的排出。如果条件不允许,大脑皮质便抑制脊髓腰骶段初级排便中枢的活动,使排便受到抑制。此时还可出现直肠逆蠕动,使粪便退回到结肠。

由此可见,大脑皮质可以控制排便活动。如果经常有意识地抑制排便,会降低直肠壁内感受器对粪便刺激的敏感性,使粪便在大肠内停留过长,水分吸收过多而变得干硬,引起排便困难,这是产生习惯性便秘最常见的原因之一。昏迷或脊髓腰骶段以上横断的病人,其初级排便中枢失去大脑皮质的随意控制,可引起大便失禁。若排便反射的反射弧任一部分受损,粪便不能排出,可出现大便潴留。

二、大肠液

大肠液是由大肠腺和大肠黏膜杯状细胞分泌的,其主要作用在于其中的黏液,它能减少食物残渣对肠黏膜的摩擦和润滑粪便;黏结结肠内容物,促进形成粪便;减少或阻止大肠内细菌活动对肠壁的影响;中和细菌活动产生的酸,保护大肠壁不受侵蚀。

三、大肠内细菌的作用

大肠内有许多细菌,细菌主要来自食物和空气,它们由口腔入胃,最后到达大肠。大肠内的酸碱度和温度对一般细菌的繁殖极为适宜,故细菌在此处可大量繁殖,粪便中的细菌约占粪便固体重量的20%～30%。肠道细菌含有分解食物残渣的酶。细菌对糖及脂肪的分解称为发酵,能产生乳酸、醋酸、二氧化碳、沼气、脂肪酸、甘油等。细菌对蛋白质的分解称为腐败,能产生氨、硫化氢、组胺、吲哚等。细菌的分解产物大部分是有害的,可随粪便或气体排至体外,少量由肠壁吸收后到肝脏进行解毒。若消化吸收不良或便秘,有害物质不能及时清除,被吸收入血太多,会损害肝脏功能。大肠内的细菌能利用肠内较为简单的物质合成维生素B族和维生素K,它们由肠壁吸收后,对人体有营养作用。

> **知识链接** 食物中纤维素的生理作用
>
> 近年来,食物中纤维素被称为"第七营养素",其对人体生理功能和疾病的影响,引起了医学界高度重视。食物中纤维素的生理作用包括:吸收毒素、促进排便、预防便秘和痔疮、保护皮肤、降低血脂、控制血糖、防治息肉与结石、预防乳癌和结肠癌以及增加营养等。

第六节 吸 收

正常人体所需要的营养物质都是经过消化管吸收的。因此,吸收功能对于维持正常人体生命活动十分重要。

一、吸收的部位

消化管不同部位的吸收能力和吸收速度有很大差异,这是由于消化管各段的组织结构、食物在消化管各段被消化的程度以及停留的时间不同所致。口腔黏膜仅吸收硝酸甘油等少数药物;食管没有吸收功能;胃可吸收少量水和酒精等;大肠主要吸收水和无机盐。食物中大部分成分都是在十二指肠和空肠吸收的,回肠是吸收的储备部位,可主动吸收胆盐和维生素B_{12}(图6-6)。因此,小肠是吸收的主要部位。

小肠对营养物质吸收的有利条件包括:①小肠有巨大的吸收面积,人的小肠长约4米,小肠黏膜具有环形皱襞,皱襞上有大量的绒毛,绒毛的上皮细胞上有许多微绒毛,由于环状皱襞、绒毛和微绒毛的存在,最终使小肠的吸收面积比同样长短的简单圆筒的面积增加约600倍,达到200～250 m²(图6-7);②食物在小肠内停留的时间较长,可达3～8小时,有充分的

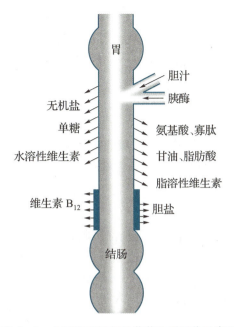

图 6-6 小肠的不同部位营养物质吸收示意图

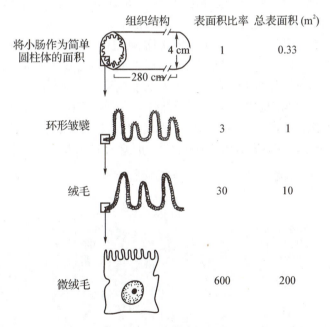

图 6-7 小肠环形皱襞、绒毛、微绒毛结构使其吸收表面积增大示意图

吸收时间；③食物在小肠内已被消化成适于吸收的小分子物质；④小肠绒毛内有丰富的毛细血管和毛细淋巴管等结构，加上小肠的运动和绒毛节律性的伸缩和摆动，可加速绒毛内血液和淋巴液的回流，有助于吸收。

　　小肠吸收的特点是吸收物质的种类多、数量大。除吸收食物中的营养成分、维生素、无机盐和水外，小肠还吸收消化液中大量的水和无机盐。人体每天分泌的消化液达 6~8 L，每日摄入 1~2 L 的水分，而每日由粪便中丢失的水分只有 0.1~0.2 L。因此，重吸收回到体内的液体量每日达 8~9 L。如果大量的消化液因某些原因丢失，将会产生水、电解质平衡紊乱,影响内环境的相对稳定。因此临床上在给病人做胃肠引流或治疗急性呕吐、腹泻的病人时,一定要注意补充足够的液体。

二、小肠内主要营养物质的吸收

(一) 糖的吸收

食物中的糖类分解为单糖后才能被小肠上皮细胞所吸收,只有少量二糖被吸收。肠道中的单糖主要是葡萄糖、半乳糖和果糖。被吸收的单糖主要是葡萄糖,约占80%,其余几乎完全是半乳糖和果糖。葡萄糖吸收方式是逆浓度差进行的主动转运过程,需要钠泵提供能量。

(二) 蛋白质的吸收

蛋白质经消化后的氨基酸,几乎被小肠全部吸收,吸收机制与单糖相似。在小肠黏膜上存在多种氨基酸与肽的转运系统,分别转运氨基酸、寡肽(如二肽和三肽)至小肠上皮细胞内;进入细胞内的二肽和三肽,通过细胞内的二肽酶和三肽酶进一步分解为氨基酸,再进入血液循环。少数氨基酸也可通过易化扩散进入肠上皮细胞。

(三) 脂肪的吸收

在小肠内,脂类的消化产物包括脂肪酸、甘油一酯、胆固醇等,这些消化产物与胆汁中的胆盐形成水溶性混合微胶粒,然后进入微绒毛。在这里,甘油一酯、脂肪酸和胆固醇等又逐渐地从混合微胶粒中分离释出,并进入到上皮细胞内,胆盐则遗留在肠腔内被再利用。进入上皮细胞内的中、短链脂肪酸(少于10~12个碳原子),可以直接经肠上皮细胞扩散进入绒毛内毛细血管,而长链脂肪酸及甘油一酯被吸收后,在肠上皮细胞内重新合成为甘油三酯;胆固醇在细胞内酯化形成胆固醇酯,二者与细胞中的载脂蛋白结合形成乳糜微粒,然后乳糜微粒以出胞方式进入细胞外组织间隙,最后扩散进入淋巴。因此,脂肪的吸收包括血液和淋巴两条途径。由于人类膳食中含长链脂肪酸较多,所以,脂肪分解产物的吸收途径以淋巴为主(图6-8)。

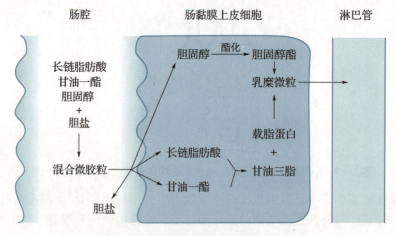

图6-8 脂肪吸收主要途径示意图

(四) 水的吸收

水是通过渗透方式吸收的,属于被动吸收。各种溶质,特别是NaCl的主动吸收所产生的渗透压梯度是水吸收的主要动力。

（五）无机盐的吸收

通常单价碱性盐类如钠、钾、铵盐的吸收很快，多价碱性盐类如镁、钙盐则吸收很慢。钙只有在游离状态时才能被吸收，凡与钙结合而形成沉淀的盐，如硫酸钙、磷酸钙、草酸钙等，则其中的钙不能被吸收。维生素 D 可促进小肠对钙吸收。食物中三价铁必须还原为亚铁后，才能被吸收；维生素 C 能将三价铁还原为亚铁则促进铁的吸收。胃液中的盐酸有促进铁吸收的作用，因此，胃大部分切除的病人，常会伴有缺铁性贫血。

（六）维生素的吸收

大部分维生素在小肠上段被吸收。维生素分为水溶性和脂溶性两类，大多数水溶性维生素（B_1、B_2、B_6、PP、C 等）依靠浓度差扩散而被动吸收的，只有维生素 B_{12} 与内因子结合形成复合物后，在回肠被主动吸收；脂溶性维生素 A、D、E、K 的吸收与脂类消化产物相似。

综上所述，消化和吸收是相互影响并密切联系的过程。消化是吸收的前提，食物只有消化后才能吸收。营养物质吸收后，小肠又可接受尚未消化的食糜；因此，吸收又为消化创造了条件。当消化不良或吸收障碍时，都会影响机体新陈代谢的正常进行，给人体带来不良后果。

第七节　消化器官活动的调节

消化系统各器官的功能活动彼此相互配合，并根据人体不同情况发生适应性变化；同时，消化系统的活动与人体其他系统的功能活动协调一致，这些都是在神经和体液因素的调节下实现的。

一、神经调节

（一）消化道的神经支配及其作用

消化道接受内在神经和外来神经的双重支配，两者相互协调，共同完成对消化道运动和消化腺分泌的调节。

消化道的内在神经存在胃肠壁内，分为黏膜下神经丛和肌间神经丛，彼此间有神经联系，两者合称为壁内神经丛；它们将消化道壁内的各种感受器、效应器紧密连接一起，以完成局部反射。因此，内在神经在调节胃肠运动、分泌和吸收以及胃肠血流中起着重要作用。在整体内，内在神经的活动受外来神经纤维的支配。

消化管的外来神经包括交感神经和副交感神经。消化管除口腔、咽、食管上段和肛门外括约肌受躯体运动神经支配外，都受交感神经和副交感神经的双重支配，其中副交感神经对消化功能的影响更大。交感神经从脊髓胸腰段侧角发出，经过腹腔神经节、肠系膜神经节更换神经元后，发出节后纤维支配到胃肠各部分，节后纤维末梢释放去甲肾上腺素。交感神经兴奋时，胃肠运动减弱，括约肌收缩，腺体分泌减少。支配胃肠的副交感神经主要是迷走神经和盆神经，其节前纤维直接进入胃肠组织，在壁内神经丛更换神经元，发出的大部分副交感神经节后纤维末梢释放乙酰胆碱。副交感神经兴奋时，胃肠运动增强，括约肌舒张，腺体分泌增加。

（二）消化器官活动的反射性调节

消化器官活动的反射性调节包括非条件反射和条件反射。

1. 非条件反射调节　食物进入口腔，能反射性引起唾液的分泌，以及胃液、胰液、胆汁等分泌和胃容受性舒张；食物进入胃内，能反射性引起胃的运动增强和胃液、胰液、胆汁的分

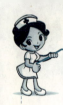

泌;食糜进入小肠,能反射性引起小肠的运动增强和胃液、胰液、胆汁的分泌,另可反射性抑制胃的运动,延缓胃的排空。由此可见,消化管的上部器官和下部器官的活动相互影响配合,形成一个完整的生理功能活动。

2. 条件反射调节　人在进食前或进食时,食物的形状、颜色、气味以及进食的环境、与进食有关的语言文字等,都能反射性改变消化管的运动和消化腺的分泌。

此外,社会、心理因素与消化功能有着密切的关系。不良的心理刺激不仅影响胃肠的运动,也影响消化腺的分泌。长期不良的心理因素不仅影响正常的消化功能,甚至可以导致消化系统的某些疾病。如长期生活在精神紧张、愤怒、焦虑或悲伤等情况下,会使胃酸分泌功能紊乱,减弱胃黏膜的屏障功能;同时使体内促肾上腺皮质激素和糖皮质激素分泌增多,后者促进胃酸分泌,加重或诱发胃溃疡。临床上一些消化系统疾病的发生和发展往往出现在心理情绪变化之后,如有些病人的病情已经好转或痊愈,但因不良的心理刺激又可使病情恶化;相反,精神乐观、情绪稳定可使消化器官活动旺盛,从而促进食欲,有益健康。近代心身医学的研究认为,社会、心理因素对消化功能的影响主要是通过神经系统、内分泌系统和免疫系统的作用实现的。

二、体液调节

消化器官活动的体液调节主要是胃肠激素的作用,由胃肠黏膜的内分泌细胞合成并分泌的具有生物活性的化学物质,统称为**胃肠激素**。现已发现,胃肠黏膜内散在分布着40余种内分泌细胞,其总量超过了体内所有内分泌腺中内分泌细胞的总和。因此,消化管也可被同时看作是体内最大、最复杂的内分泌器官。

胃肠激素的生理作用主要包括:①调节消化腺的分泌和消化管的运动;②调节其他激素的释放,例如抑胃肽有刺激胰岛素分泌的作用;③营养作用,某些胃肠激素具有刺激消化管组织的代谢和促进生长的作用;④影响免疫功能,如对免疫细胞的增生、免疫球蛋白生成、白细胞趋化与吞噬等有较大影响;⑤调节肠上皮细胞对水和电解质的分泌和吸收。五种主要胃肠激素的主要生理作用、引起释放的因素见表6-3。

表6-3　五种胃肠激素的主要生理作用和引起释放的因素

激素名称	主要生理作用	引起释放的因素
促胃液素	促进胃酸和胃蛋白酶、胰液、胆汁分泌;促进胃肠运动	蛋白质消化产物、迷走神经递质、胃扩张
胆囊收缩素	促进胰酶分泌和胆囊收缩、胆汁排放	蛋白质消化产物、脂肪酸
促胰液素	促进胰液中H_2O、HCO_3^-和胆汁分泌,抑制胃酸分泌、胃肠运动和胃排空	盐酸、脂肪酸
抑胃肽	抑制胃酸和胃蛋白酶分泌,抑制胃排空,促进胰岛素分泌	葡萄糖、脂肪酸、氨基酸
促胃动素	促进胃和小肠的运动	迷走神经递质、盐酸、脂肪

近年来研究证明,一些最初在胃肠道发现的肽,不仅存在于胃肠道,也存在于中枢神经系统内;而原来认为只存在于中枢神经系统的神经肽,也在消化管中发现,这些双重分布的肽统称为**脑-肠肽**。脑-肠肽的提出,说明了神经系统与消化系统之间的密切关系。已知的脑-肠肽有促胃液素、胆囊收缩素、P物质、生长抑素、血管活性肠肽等20余种,它们调节消化管的活动和消化腺的分泌、摄食、免疫功能;并参与细胞保护等。

第六章 消化与吸收

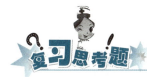

1. 名词解释:消化 吸收 紧张性收缩 蠕动 胃排空 胃黏膜屏障 分节运动 肠鸣音 胆盐的肠-肝循环 胃肠激素 脑-肠肽
2. 简述消化管平滑肌的生理特性。
3. 胃与小肠有哪些主要运动形式?各有何生理意义?
4. 简述胃液、胰液、胆汁的主要成分及其作用。
5. 为什么说小肠是营养物质吸收的主要场所?三大营养物质是怎样吸收的?
6. 简述胃肠的神经支配及其生理作用。
7. 简述主要胃肠激素的生理作用。

(罗桂霞)

第七章 能量代谢与体温

第一节　能量代谢

物质代谢过程中所伴随着的能量的释放、转移、贮存和利用称为**能量代谢**。

一、能量的来源、转移、贮存和利用

食物或组织中的糖、脂肪和蛋白质是活动所需能量的根本来源。这些能源物质分子结构中的碳氢键蕴藏着化学能；在氧化过程中，碳氢键断裂，生成水和二氧化碳，同时将贮存的能量释放出来。机体能量约70％左右来自糖；脂肪和蛋白质氧化时也能释放能量，但一般情况下，它们作为能源被氧化利用的数量很少，只是在长期饥饿或极度消耗时，才能相继成为机体的主要供能物质。

机体氧化释放出的能量50％以上迅速转化为热能，用于维持体温，并向体外散发；其余则供机体各种功能活动所需。然而机体不能直接利用物质氧化所释放的能量，需要通过三磷酸腺苷（ATP）提供机体能量。在细胞的线粒体中，可以不断地把来自食物和磷酸肌酸（C～P）释放的能量转给二磷酸腺苷（ADP）生成 ATP，以补充 ATP 的消耗。

ATP分解产生的能量，供机体进行各种生命活动，如肌肉收缩所需要的机械能，神经兴奋传导所需要的电能，腺体分泌所需要的渗透能等。能量在体内释放、转移、贮存和利用的过程（图7-1）如下：

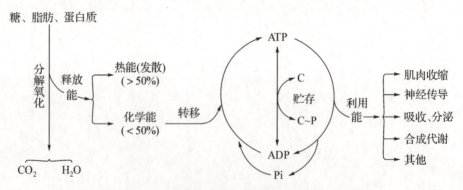

图7-1　体内能量的释放、转移、贮存和利用示意图

注：C.肌酸；Pi.无机磷酸；C～P.磷酸肌酸

二、能量代谢的简易测算与衡量标准

（一）能量代谢的简易测算

机体的能量代谢遵循能量守恒定律，体内营养物质氧化所释放的能量（排除外功）最终都将转化成热能并发散于体外，因而测定一定时间内机体的产热量，可以了解整个机体的能量代谢状况。而营养物质的氧化与机体的耗氧量有直接的关系。混合饮食的情况下，机体每消耗 1 L 氧气，可以产生 20.19 kJ 的热量。因此，用肺量计或基础代谢仪测定机体一定时间内的耗氧量，就可以推算出机体在这段时间内的能量代谢，即产热量＝20.19 kJ/L×耗氧量(L)。这种方法计算与理论测算相差不到 1%～2%，因此在临床上可以使用。

（二）能量代谢的衡量标准

机体在单位时间内的产热量，称为**能量代谢率**，能量代谢率的测定对营养保健、劳动卫生、体育锻炼和防病治病都有重要意义。研究表明，年龄、性别相同的正常人，无论高大或瘦小，在单位时间内，每平方米体表面积的产热量一般比较接近。因此可以用单位时间内平方米体表面积的产热量作为衡量能量代谢率的标准，其表示单位是 kJ/(m²·h)。

体表面积与身高、体重之间有一定的关系，可根据下列公式计算或图 7-2 直接连线读取：

$$体表面积(m^2) = 0.006\ 1 \times 身高(cm) + 0.012\ 8 \times 体重(kg) - 0.152\ 9$$

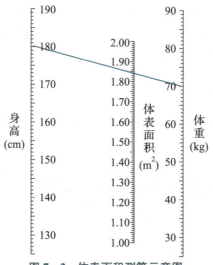

图 7-2 体表面积测算示意图

注：被测者身高与体重的连线，与体表面积和线的交点，为其体表面积数值。

三、能量代谢的影响因素

能量代谢的影响因素有肌肉活动、精神活动、食物的特殊动力效应和环境温度等。

（一）肌肉活动

肌肉活动对能量代谢的影响最为显著。人体任何轻微的活动都可提高耗氧量，影响能量代谢率（表 7-1）。运动强度越大耗氧越多，产热量越多，剧烈运动时的能量代谢率可达安静时的 10～20 倍。肌肉活动停止后一定时间内，机体的耗氧量仍维持在较高水平。因此测定能量代谢时应避免肌肉运动,测定前需休息 30 分钟。

表 7-1　人体不同活动状态下的能量代谢率

人体活动状态	平均产热量[kJ/(m^2·min)]
躺卧	2.73
开会	3.40
擦窗	8.30
洗衣	9.89
扫地	11.37
打排球	17.50
打篮球	24.22
踢足球	24.98

(二) 精神活动

人在平静地思考问题时,能量代谢受到的影响不大。但精神处于紧张状态,如烦恼、愤怒、焦虑、恐惧或情绪激动时,由于随之出现的无意识的肌紧张增强以及甲状腺激素、肾上腺素释放增多等原因,使人体代谢水平增高,产热量显著增加。因此,在测定基础代谢率时,受试者须消除精神紧张的影响。

(三) 食物的特殊动力效应

人在进食后的一段时间内,即使处于安静状态,机体的产热量也要比进食前有所增加。这种由进食引起人体产生额外热量消耗的现象称为**食物的特殊动力效应**。一般从进食后 1 小时左右开始,2~3 小时达高峰,延续 7~8 小时。三种主要的营养物质中,蛋白质的特殊动力效应最强。因此在给病人调配饮食时,这部分额外消耗的能量应予补充。有关食物的特殊动力效应的确切机制尚不清楚,可能与肝脏处理某些营养物质有关。

(四) 环境温度

环境温度对能量代谢的影响曲线呈"U"型,即环境温度降低或升高,能量代谢增加。人安静时,能量代谢在 20~30℃ 的环境中最为稳定。当环境温度低于 20℃ 时,由于寒冷刺激引起肌肉紧张性加强,甚至出现寒战,致使能量代谢增强。当环境温度高于 30℃ 时,体内酶的活性增强,化学反应速度加快,以及呼吸、循环和汗腺活动加强等因素的作用,致使能量代谢增强。

四、基础代谢

(一) 基础代谢与基础代谢率

在基础状态下的能量代谢称为**基础代谢**。单位时间内的基础代谢称为**基础代谢率**(BMR)。所谓**基础状态**包括:①清晨、清醒、静卧;②前夜睡眠良好,精神安宁;③空腹,禁食 12 小时以上;④室温保持 20~25℃,体温正常。基础状态下的能量代谢比较稳定,只用于维持基本的生命活动。但基础代谢率并不是最低的代谢率,熟睡(未做梦)时代谢率更低。

(二) 基础代谢率的测算

根据能量代谢测定的原理,首先测出基础状态下单位时间内的耗氧量(L/h),然后乘以 20.19 kJ/L,得出单位时间内的产热量。考虑到身高和体重对能量代谢的影响,还需再换算成每平方米体表面积的产热量,即除以体表面积(m^2),即可算出基础代谢率。

基础代谢率(实测值)＝耗氧量(L/h)×20.19 kJ/L÷体表面积(m^2)

基础代谢率随性别、年龄等不同而异。男性的基础代谢率比女性的高；幼年比成年人的高；年龄越大，基础代谢率越低。我国人正常的基础代谢率平均值见表7－2。

表7－2　我国人正常的基础代谢率平均值[kJ/(m^2·h)]

年龄(岁)	11~15	16~17	18~19	20~30	31~40	41~50	>51
男	195.5	193.4	166.2	157.8	158.6	154.0	149.0
女	172.5	181.7	154.0	146.5	146.9	142.4	138.6

基础代谢率(相对值)＝[(实测值－正常平均值)÷正常平均值]×100％

基础代谢率的实际数值与正常值比较，即相对值相差±10％~15％之内，都属于正常。当相差数超过±20％时，才可能是病理变化。在某些疾病如甲状腺功能的改变时，常伴有基础代谢率的异常变化。如甲状腺功能低下时，基础代谢率比正常值低20％~40％；甲状腺功能亢进时，基础代谢率比正常值高出25％~80％。因此，基础代谢率的测定是临床诊断甲状腺疾病的辅助方法之一；但目前临床上辅助诊断甲状腺疾病，是测定血液中反映甲状腺功能的有关激素水平，而BMR测定并不常用。此外，脑垂体和肾上腺皮质功能低下、发热等，基础代谢率也会发生异常变化。

第二节　体　温

一、正常体温及其生理变动

体温一般是指机体深部的平均温度。人和高等动物的体温是相对稳定的，正常情况下只在37℃左右的狭窄范围内变动，故称恒温动物。体温相对稳定是机体进行新陈代谢和正常生命活动的必要条件。体温过低，可使酶活性降低，细胞代谢受到抑制；体温过高，可引起酶和蛋白质变性，导致细胞实质受到损害。

(一)体温的测试部位及正常值

人体深部的温度不易测试，在临床检查中，通常测定腋窝、口腔或直肠温度用以代表体温。测量直肠温度时，需将温度计插入6 cm以上，所测得的温度比较接近深部温度，其正常值为36.9~37.9℃。口腔温度(舌下方)较直肠温度低，其正常值为36.7~37.7℃，测定时须注意冷热饮食等对口腔的影响。腋窝温度又较口腔温度低，其正常值为36.0~37.4℃。腋窝不是自然腔隙，只有让被测者将上臂紧贴胸廓，使腋窝紧闭形成人工体腔，腋窝逐步升温直至接近深部温度，因此测量时间需要持续10 min左右。测定腋窝温度不易发生交叉感染，是测量体温最常用的部位。

(二)体温的生理变动

在生理情况下，体温可随昼夜、性别、年龄、肌肉活动等因素影响而有所变化，但这种变化存在一定规律，且一般不超过1℃。

1. 昼夜变化　在一昼夜之中，人体体温呈周期性波动。清晨2~6时体温最低，午后1~6时最高，波动幅度不超过1℃。体温的这种波动可能与下丘脑视交叉上核及内分泌腺节律性活动有关。长期上夜班工作的人，上述周期性波动可以颠倒，即夜间体温升高，白昼体温下降。

2. 性别　成年女性体温比同龄男性平均高 0.3℃。育龄期女性的基础体温随月经周期呈现规律性的波动，即在月经期及排卵前较低，排卵日最低，排卵后体温升高，一直持续至下次月经开始(图 7-3)。排卵后体温升高可能与孕激素的生热效应有关。

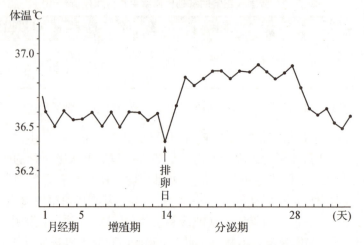

图 7-3　女性月经周期中基础体温曲线变化示意图

3. 年龄　年龄不同，基础代谢不同，体温也不同。一般说来，儿童的体温较高，新生儿和老年人的体温较低。新生儿，特别是早产儿，由于体温调节机构发育还不完善，调节体温的能力差，容易受到环境温度的影响而变动。老年人因基础代谢率低，体温偏低，即使发热，体温升高可能不明显。因此要根据新生儿和老年人的体温特点，做好体温护理。

4. 肌肉活动　肌肉活动时，代谢加强，产热量增加，可导致体温升高，剧烈运动可使体温升高 1～2℃。所以，临床上应让病人安静一段时间以后再测量体温。测定小儿体温时，应防止其哭闹。

此外，情绪激动、精神紧张、进食、环境温度变化等情况均可升高体温，在测量体温时，需要加以考虑。许多麻醉药可以抑制体温调节中枢，扩张皮肤血管，增加散热；因此对麻醉手术的病人，术中和术后的一段时间内应注意保温护理。

知识链接　基础体温测量与记录

基础体温可用来判断是否排卵、早孕以及了解黄体功能等，其测量与记录方法如下：

1. 买一支基础体温计。基础体温计与一般体温计不同，它的刻度较密，一般以 36.7℃(刻度 24)为高低温的分界(36℃—刻度 10；38℃—刻度 50)。另，普通体温计也可使用。

2. 将基础体温计于睡前放在枕边可随手拿到之处，于次日睡醒，尚未起床、大小便、进食、说话前，放在舌下测量五分钟，并记录在专门的基础体温表格上。

3. 早晨测量体温有困难者，可在每天某一固定时间测量。另测量前半小时不可激烈运动或饮用冷热食品。

4. 月经来潮和同房日需附加记号标示。

5. 如实记录影响因素，如：感冒、失眠、饮酒、服药、情绪变化等。

二、人体的产热与散热

人体在新陈代谢的过程中,不断产生热量以维持体温;同时,这些热量传导到人体的表层,通过辐射、传导、对流及蒸发等方式不断地向外界发散。正常体温的维持,是在体温调节机制的调控下,使产热过程和散热过程处于平衡的结果。如果人体的产热量大于散热量,体温就会升高;散热量大于产热量,则体温就会下降。

(一)产热

1. 产热器官　人体主要的产热器官是肝脏和肌肉。肝脏是人体内代谢最旺盛的器官,产热量最大,安静时肝脏的产热量约占56%。而安静时肌肉的产热量只占18%,但由于肌肉总重量占体重40%左右,因而具有巨大的产热潜力,运动时肌肉的产热量约占90%。

2. 产热调节　参与人体产热调节的有体液因素和神经因素。体液因素中甲状腺激素的作用最重要,它作用的特点是缓慢、持久,对刺激机体产热起主要作用;肾上腺素、去甲肾上腺素等也可刺激产热,作用迅速,但维持时间较短。神经因素对产热的调节是通过交感神经系统作用实现的,寒冷时交感神经兴奋,引起肾上腺髓质激素与甲状腺激素的分泌增加,进而使人体的产热增加。

(二)散热

人体在新陈代谢过程中产生的热量,小部分由呼吸、尿粪等排至体外;大部分则通过皮肤发散到外界环境中去,所以皮肤是最主要的散热部位。

1. 皮肤的散热方式

(1) 辐射散热:**辐射散热**是指人体以热射线(红外线)的形式将热量散发给外界较冷物体的过程。辐射散热量的多少取决于皮肤与周围环境之间的温度差和有效辐射面积。在安静状态下,辐射散热量占人体总散热量的60%。如果环境温度高于皮肤温度,人体将会吸收周围物体辐射的热量。

(2) 传导散热:**传导散热**是指人体将热量直接传递给与其接触的较冷物体的过程。传导散热量的多少取决于皮肤和与其接触的物体之间的温度差、接触面积及物体的导热性能。棉、毛类衣服是热的不良导体,故穿此类衣服能减少传导散热,起到保暖作用。水和冰的比热大,导热性能较好,故临床治疗中利用冰帽、冰袋等给高热患者降温。

(3) 对流散热:**对流散热**是指人体通过周围空气流动进行热量散发的过程。通过对流散失热量的多少,受风速大小影响。风速越大,对流散热量越多;反之,风速越小,对流散热量越少。

(4) 蒸发散热:**蒸发散热**是指水分在体表发生汽化时,吸收体热而将其散发的过程。体表每蒸发1 g水分可散发2.43 kJ热量,故蒸发散热是一种十分有效的散热方式。当环境温度等于或高于体表温度时,人体不但不能通过辐射、传导、对流来散发热量,反而从周围环境中吸收热量,此时蒸发成为人体唯一有效的散热形式。在临床治疗中,给高热患者用温水或酒精擦浴,就是通过蒸发散热起到降温作用的。蒸发散热受空气的湿度影响,空气湿度大时,阻碍水分蒸发。因此,在高温、湿度较大的环境中,不但辐射、传导、对流的散热停止,蒸发散热也很困难,此时不仅感到闷热,也容易造成体热淤积而发生中暑。

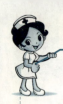

> **知识链接**
>
> ## 中 暑
>
> 中暑是指人体在高温、空气湿度大且通风不良的环境中长时间作业时,产热大于散热或散热受阻,导致体温调节功能紊乱引起的以中枢神经系统和心血管功能障碍为主要表现的急性热损伤性疾病。此时体内出现大量的热蓄积,当人体体温大于41℃,人体中最重要的生命物质——蛋白质以及控制人体生化反应的各种酶,会在高温后反应异常甚至失去活性,细胞膜的稳定性降低,氧代谢途径遭到破坏,多器官系统功能衰竭随即出现。中暑的病死率很高,因此出现中暑时须积极抢救,并对易发环境进行改善,以加强中暑的预防。

蒸发散热有两种形式:即不感蒸发和发汗。**不感蒸发**是指水分直接渗出皮肤和黏膜表面,在尚未聚集形成明显水滴时便被蒸发的散热过程,也称**不显汗**。这种蒸发不受环境温度的影响,也不受生理性体温调节机制的控制;并且,这种水分蒸发不被察觉,与汗腺活动无关。人体每日不感蒸发的量约为1 000 ml,其中经皮肤蒸发约600~800 ml,经呼吸道黏膜蒸发约200~400 ml。**发汗**是汗腺主动分泌汗液(可见汗滴)的过程。发汗可被人们感觉,故又称**可感蒸发**。汗液从体表蒸发时可带走人体热量。汗腺的分泌量差异很大,在冬季或低温环境中,汗液不分泌或分泌少不能形成汗滴;在高温环境中或剧烈运动及劳动时,汗腺分泌量可达每小时1.5 L或更多。通过汗液蒸发散放大量的体热,防止体温骤升,与体温调节密切相关。

皮肤散热方式与临床应用见表7-3。

表7-3 皮肤散热方式与临床应用

散热方式	主要影响因素	临床应用(高热病人的物理降温措施)
辐射	温度差与散热面积	使用空调降低室温,增加辐射散热
传导	温度差与导热性	使用冰袋、冰帽、冰毯等,增加传导散热
对流	温度差与风速	使用风扇或打开门窗使空气对流,增加对流散热
蒸发	发汗量与湿度	使用温水或酒精擦浴,增加蒸发散热

2. 散热调节

人体散热的调节主要是通过调节皮肤血流量和汗腺活动实现的。

(1) 皮肤血流量的调节:皮肤血流量可以直接影响皮肤温度,散热量的多少则取决于皮肤和环境之间的温度差。温度差越大,散热量越多;温度差越小,散热量越少。在炎热环境中,交感神经紧张度降低,皮肤小动脉扩张,动-静脉短路开放,皮肤血流量增加,体热从人体深部被血流运送到体表,使皮肤温度增高,散热量增多。在寒冷环境中,交感神经紧张度增强,皮肤血管收缩,皮肤血流量减少,使皮肤温度降低,散热量减少。当环境温度为20~25℃且机体处于安静状态时,机体既不出汗也无寒战反应,仅仅通过调节皮肤血流量即可使体热维持平衡状态。

(2) 汗腺活动:人在安静状态下,当环境温度达30℃左右时便开始发汗。如果空气湿度大,且着衣较多时,气温达25℃便可引起人体发汗。人进行劳动或运动时,气温虽在20℃以下,也可出现发汗。

由体内外温热性刺激引起的汗腺分泌称为**温热性发汗**。影响温热性发汗的因素包括劳动强度、环境温度和湿度等。劳动强度越大,环境温度越高,发汗速度就越快。环境湿度大时,汗液蒸发少,体热不易散失,会反射性引起大量发汗。汗液中水分约占99%,而固体成分则不到1%。在固体成分中,大部分为氯化钠,也有少量氯化钾、尿素等。分泌出的汗液在流经汗腺导管时,其中的氯化钠被重吸收。但当人体大量出汗,发汗速度过快,汗腺导管来不及重吸收氯化钠时,人体在失水的同时,还会丢失大量的氯化钠。此时应注意及时补充水分和氯化钠,防止人体脱水和电解质紊乱。

精神紧张或情绪激动而引起地发汗称为**精神性发汗**,主要见于掌心、足跖、腋窝和前额。精神性发汗的中枢可能在大脑皮质运动区,与体温调节关系不大。

三、体温调节

人类体温的相对稳定是通过自主神经性体温调节和行为性体温调节实现的。**自主神经性体温调节**是指在体温调节中枢的控制下,通过改变产热和散热生理活动以维持体温相对稳定的调节方式;**行为性体温调节**是指人体通过大脑皮质的控制,在不同环境中通过改变姿势和行为活动以保持体温相对稳定的调节方式,如增减衣着、人为改变环境温度等。自主神经性体温调节是人体保持体温相对稳定的基础,行为性体温调节是对自主神经性体温调节的补充。以下主要介绍自主神经性体温调节。

自主神经性体温调节属于典型的生物自动控制系统(图7-4)。下丘脑体温调节中枢属于控制系统,它传出的信息控制着受控系统即产热器官(如肝、骨骼肌)以及散热器官(如皮肤血管、汗腺)的活动,通过受控系统的活动,使体温维持在相对稳定的水平。当内外环境因素的干扰引起体温发生改变时,温度感受器便将体温变化的信息反馈到下丘脑体温调节中枢,下丘脑的体温调节中枢经过整合,传出信息至受控系统,从而改变机体的产热和散热过程,使升高或降低的体温又恢复到原有正常水平。可见,自主神经性体温调节属于负反馈控制过程。

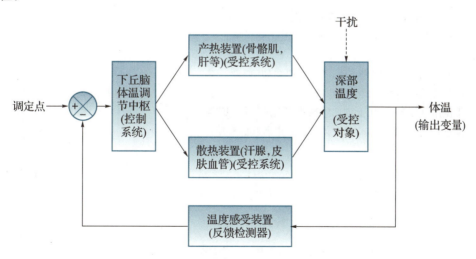

图7-4 自主神经性体温调节示意图

(一)温度感受器

温度感受器是感受体内外温度变化的特殊结构。温度感受器按其分布位置,分为外周

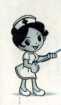

温度感受器和中枢温度感受器。**外周温度感受器**是对温度变化敏感的游离神经末梢,包括冷觉感受器和热觉感受器,广泛分布于皮肤、黏膜和内脏;**中枢温度感受器**是能感受中枢神经系统中温度变化的热敏神经元和冷敏神经元,广泛分布于脊髓、脑干网状结构、下丘脑等中枢神经系统。

（二）体温调节中枢

动物实验表明,切除大脑皮层及部分皮层下结构后,只要保持下丘脑及其以下的神经结构完整,动物虽然在行为方面可能出现一些欠缺,但仍具有维持体温相对稳定的能力。如果进一步破坏下丘脑,动物的体温则不能维持相对稳定,因此说明调节体温的基本中枢位于下丘脑。进一步实验表明,下丘脑的**视前区-下丘脑前部**（PO/AH）中的温度敏感神经元,既感受局部组织温度变化的刺激,起着中枢温度感受器的作用;又能对其他传入的温度变化信息进行整合处理,因此是体温调节中枢的中心部位。

（三）体温调节的调定点学说

调定点学说认为,体温的调节类似于恒温器的调节,下丘脑的视前区-下丘脑前部（PO/AH）将37℃设置为调定点,当体温与调定点保持同一水平时,机体产热和散热处于动态平衡;当体温高于调定点时,产热活动减弱,散热活动加强,体温下降至调定点水平;当体温低于调定点时,产热活动加强,散热活动减弱,使体温回升至调定点水平,从而保持体温相对稳定。各种致热源使调定点被重新设置而上移时,则出现发热。某些退烧药,如阿司匹林的作用就在于阻断致热源,使调定点恢复到正常水平,达到降温效果。

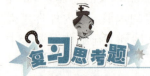

1. 名词解释:能量代谢 食物的特殊动力效应 基础代谢率 体温 不感蒸发 可感蒸发 自主神经性体温调节
2. 简述能量的释放、转移、贮存和利用。
3. 影响能量代谢的因素有哪些？它们是怎样影响的？
4. 简述体温的测试部位及正常值。
5. 正常体温有哪些生理波动,其产生机制如何？
6. 简述皮肤散热的方式及其影响因素。
7. 根据散热原理,临床上如何给高热病人进行物理降温？
8. 简述视前区-下丘脑前部在体温调节中所起的作用。

（董克江）

第八章 肾脏的排泄

人体通过呼吸器官和消化器官摄取氧气和营养物质,营养物质在为生命活动提供机体代谢所需能量和各种有用成分的同时,产生各种代谢终产物。机体将代谢终产物、进入体内的异物、多余的以及有害的物质,经过血液循环并通过排泄器官排至体外的生理过程称为**排泄**。

人体排泄器官包括:①肺,通过呼气排出 CO_2、少量水分及挥发性药物;②消化器官,如唾液腺可排出少量的铅和汞,消化管排出胆色素和无机盐等;③皮肤,通过发汗和不感蒸发,排出水、NaCl 和尿素等;④肾脏,通过泌尿排出代谢终产物、进入体内的异物、多余的以及有害物质等。

在所有排泄器官中,肾脏排出的代谢产物种类最多,数量最大,并可随机体的需要调整尿液的成分和尿量,所以肾脏是人体最重要的排泄器官。肾脏通过泌尿活动,清除体内有害的和过剩的物质,同时还能调节体内的水、电解质和酸碱平衡,因而对维持内环境的稳态起着重要作用。此外,肾脏还能分泌促红细胞生成素、肾素、前列腺素等多种激素,这些激素在体内发挥着各自生理作用,体现出肾脏的内分泌功能。

第一节 肾脏的结构和血液循环的特点

一、肾脏的结构

(一)肾单位与集合管

尿液在肾单位和集合管中生成。两侧肾脏约有 200 多万个肾单位,每个肾单位均可单独实现尿生成的功能,所以肾单位不仅是肾脏的结构单位,也是肾脏的功能单位。肾单位由肾小体及与之相连接的肾小管组成(图 8-1)。

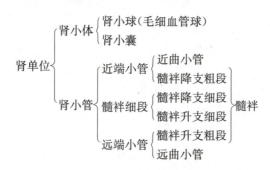

图 8-1 肾单位结构示意图

集合管不包括在肾单位内,但其功能与肾单位密切相关,对尿液的浓缩和稀释起着重要作用。每一条集合管收集来自许多远曲小管的小管液,许多集合管又汇集于乳头管,再经肾盏、肾盂和输尿管将尿液送入膀胱。

(二) 皮质肾单位和近髓肾单位

根据肾单位中肾小体在皮质中所在部位的不同,可将肾单位分为两类,即皮质肾单位和近髓肾单位(图8-2)。

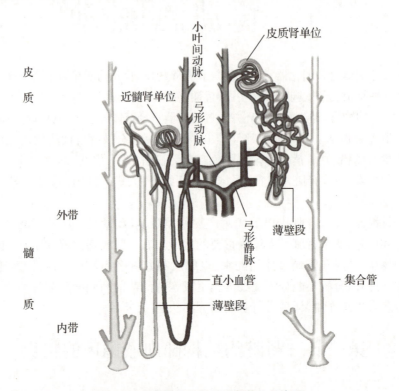

图8-2 皮质肾单位和近髓肾单位示意图

两类肾单位在结构上存在差异,导致两者的功能有所不同。皮质肾单位的入球小动脉口径大于出球小动脉,使肾小球毛细血管内保持较高的压力,有利于肾小球的滤过;而近髓肾单位的长髓袢和直小血管是尿液浓缩和稀释的结构基础。两类肾单位结构与功能的比较(表8-1)如下:

表8-1 皮质肾单位与近髓肾单位的比较

项　目	皮质肾单位	近髓肾单位
肾小球体积	较小	较大
肾小球分布	外、中皮质层	内皮质层
肾小球数量	多(占85%～90%)	少(占10%～15%)
入出球小动脉口径比	2∶1	1∶1
直小血管	无	有
髓袢	短(只达外髓层)	长(深入内髓层甚达乳头部)
肾素分泌	多	几乎没有
血流量	多(>90%)、流速快	少(<10%)、流速慢
主要功能	与尿生成有关	与尿的浓缩和稀释有关

(三) 球旁器

球旁器又称近球小体,由三类特殊细胞群即球旁细胞、致密斑和球外系膜细胞组成。

1. **球旁细胞** 球旁细胞是入球小动脉壁血管平滑肌细胞衍变而来的肌上皮样细胞,内含肾素分泌颗粒。肾交感神经的兴奋和来自致密斑的信息可引起球旁细胞分泌肾素。

2. **致密斑** 致密斑位于远曲小管起始部,可感受小管液中 Na^+ 含量变化,并将信息传递给球旁细胞,调节肾素分泌。

3. **球外系膜细胞** 球外系膜细胞是入球小动脉、出球小动脉和致密斑之间的一群细胞,具有吞噬功能。

球旁器主要分布在皮质肾单位,所以肾素主要由皮质肾单位分泌。

二、肾脏血液循环的特点

(一) 肾脏的血液供应特点

1. **肾血流量大,分布不均** 肾脏的血液供应非常丰富,正常成人安静时,肾血流量约占心输出量的 20%～25%,即每分钟约有 1 200 ml 血液流过两侧肾脏,其中流经肾皮质的血量约为肾血流量的 94%。

2. **形成两次毛细血管网** 入球小动脉进入肾小体先分支形成肾小球毛细血管网(第一级毛细血管网),再由出球小动脉分支形成肾小管毛细血管网(第二级毛细血管网),包绕在肾小管周围,最后汇合成静脉。两级毛细血管网的压力不同。由于皮质肾单位出球小动脉比入球小动脉口径小,使肾小球毛细血管保持较高的压力,有利于肾小球的滤过;而肾小管毛细血管网血压较低,则有利于肾小管的重吸收。

(二) 肾血流量的调节

1. **自身调节** 实验证明,当动脉血压在 80～180 mmHg(10.7～24.0 kPa)范围变动时,肾血流量可保持相对稳定,这种现象在消除了神经和体液因素的影响之后依然存在,故属于自身调节。肾血流量的自身调节是通过肾血管的舒缩实现的。当动脉血压降低时,肾血管舒张,肾血流阻力减小,肾血流量不随动脉血压降低而减少;反之,动脉血压升高时,肾血管收缩,肾血流阻力增大,肾血流量亦不随动脉血压升高而增多。只要动脉血压变动在 80～180 mmHg(10.7～24.0 kPa) 范围内,肾血流量则能保持相对稳定。当血压高于 180mmHg(24.0 kPa)时,肾血管收缩已达极限,因而肾血流量增多;当血压低于 80 mmHg(10.7 kPa)时,肾血管舒张已达极限,故肾血流量减少。

通常情况下,自身调节使肾血流量保持相对稳定,对安静状态下肾脏泌尿活动的正常进行起着重要作用。因此,肾脏自身调节的意义主要是保证实现其正常的泌尿功能。

2. **神经和体液调节** 交感神经兴奋时,肾血管收缩,肾血流量减少;因此,肾血流量的神经调节主要表现为交感神经兴奋使肾血流量减少。体液调节中,肾上腺素、去甲肾上腺素、血管升压素、血管紧张素等使肾血管收缩,肾血流量减少;而前列腺素 I_2 和 E_2、NO 以及缓激肽等可引起肾血管舒张,肾血流量增加。

在剧烈运动或劳动时,交感神经活动增强,肾上腺髓质分泌的肾上腺素和去甲肾上腺素增多,肾血管收缩,肾血流量明显减少;同时,交感神经使骨骼肌血管舒张,因此骨骼肌的血流量增多。而当机体处于大失血等病理状态时,除交感神经活动增强外,血管紧张素和血管升压素的合成和释放也增多,使肾血管强烈收缩,肾血流量急剧减少,血液将重新分配,使

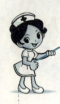

心、脑等重要器官的血液供应不至明显减少。此时,神经和体液调节的意义是在于保证重要器官的血液供应。

第二节 尿生成的过程

尿生成的过程是由三个相互联系的环节组成,包括:①肾小球的滤过;②肾小管和集合管的重吸收;③肾小管和集合管的分泌。

一、肾小球的滤过

肾小球的滤过是指血液流经肾小球毛细血管时,除血细胞、血浆蛋白以外的血浆中的成分,透过滤过膜进入肾小囊形成原尿的过程。因此,原尿中除血浆蛋白外,其余成分及浓度与血浆基本相同(表8-2)。

表8-2 血浆、原尿和终尿成分及有关比较

成 分	血浆(g/L)	原尿(g/L)	终尿(g/L)	终尿/血浆(倍数)	排出量(g/d)	重吸收率(%)
Na^+	3.3	3.3	3.5	1.1	5.3	99
K^+	0.2	0.2	1.5	7.5	2.3	94
Cl^-	3.7	3.7	6.0	1.6	9.0	99
磷酸根	0.03	0.03	1.2	40.0	1.8	67
尿素	0.3	0.3	20.0	67.0	30.0	45
尿酸	0.02	0.02	0.5	25.0	0.75	79
肌酐	0.01	0.01	1.5	150.0	2.25	—
氨	0.001	0.001	0.4	400.0	0.6	—
葡萄糖	1.0	1.0	极微量	0	极微量	近100
蛋白质	70~90	0.30	微量	0	微量	近100
水	900	980	960	1.1	1~2	99

(一)滤过膜

1. **滤过膜的结构** 滤过膜由三层结构组成,其内层是毛细血管内皮细胞,中间层是基膜,外层是肾小囊脏层上皮细胞(图8-3)。毛细血管内皮细胞间有许多小孔称窗孔,可阻止血细胞和大分子蛋白质通过;基膜上微纤维网的网孔可阻止血浆蛋白滤过;肾小囊脏层上皮细胞由足细胞组成,其相互交错的足突之间形成裂隙,裂隙内有滤过裂隙膜,膜上的微孔也可阻止蛋白质的滤过。以上三层结构上的孔道,构成了物质通过滤过膜的**机械屏障**。由于基膜上网孔的直径最小,所以它是机械屏障的最重要部分。另外,在滤过膜各层结构上,还覆盖有带负电荷的蛋白质(主要是糖蛋白),构成**电学屏障**,可阻碍带负电荷的物质通过。

2. **滤过膜的通透性** 血浆中的物质通过滤过膜的难易不仅取决于分子的大小,还与其所带电荷有关。一般来说,以分子量为70 000的物质分子作为肾小球滤过的界限,分子量大于70 000的物质分子完全不能通过滤过膜。白蛋白的分子量虽然只有69 000,但其带有负电荷,也不能通过电学屏障,故原尿中几乎没有蛋白质。

3. **滤过膜的面积** 双侧肾脏滤过膜的总面积约为$1.5\ m^2$,这样的滤过面积,有利于肾小

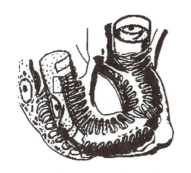

图8-3 滤过膜示意图

注:A. 足细胞的足突和滤过裂隙;B. A中左侧小方框内图形放大

球的滤过。

（二）有效滤过压

有效滤过压是肾小球滤过的动力,其形成与组织液生成的有效滤过压相似(图8-4),但由于原尿中蛋白质含量极少,故胶体渗透压可忽略不计。因此,肾小球有效滤过压的计算公式可改写为:有效滤过压＝肾小球毛细血管压－(血浆胶体渗透压＋肾小囊内压)。

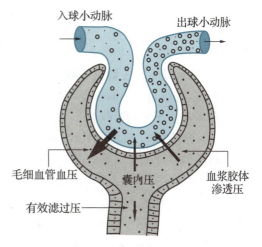

图8-4 有效滤过压示意图

正常情况下,肾小球毛细血管压约为45 mmHg(6.0 kPa),并且入球小动脉端和出球小动脉端压力几乎相等,肾小囊内压也较为稳定,约为10 mmHg(1.3 kPa)。因此,有效滤过压的高低主要取决于血浆胶体渗透压的变化。在入球小动脉端,血浆胶体渗透压约为25 mmHg(3.3 kPa),有效滤过压＝45－(25＋10)＝10 mmHg(1.3 kPa),产生原尿。而在血液流向出球小动脉的过程中,随着水和小分子物质的滤出,血浆蛋白浓度逐渐增加,血浆胶体渗透压逐渐升高,有效滤过压不断降低,当血浆胶体渗透压升至35 mmHg时,有效滤过压＝40－(35＋10)＝0 mmHg,称为滤过平衡,此时滤过停止。

（三）肾小球滤过率

单位时间(每分钟)两肾生成的原尿量称为**肾小球滤过率**。正常成人安静时约为125 ml/分。

二、肾小管和集合管的重吸收

原尿进入肾小管后称为小管液。小管液流经肾小管和集合管时,其中的水和溶质被上皮细胞重新吸收入血的过程,称为**肾小管和集合管的重吸收**。根据肾小球滤过率计算,成人每昼夜生成的原尿量约为180 L,而每昼夜排出的终尿量一般为1～2 L。其中,原尿中约有99%的水被重吸收,同时其他物质也被不同程度的重吸收(表8-2)。

（一）重吸收的部位

肾小管各段和集合管都有重吸收能力,但以近端小管的重吸收能力最强。因此,近端小管是各类物质重吸收的主要部位。小管液中的葡萄糖、氨基酸等营养物质,几乎全部在近端小管重吸收;大部分的水、无机盐、尿素等也在此重吸收。

知识链接　为什么近端小管的重吸收能力最强?

肾小管的近端小管重吸收量约占重吸收总量的65%~70%,这是由近端小管的结构特点决定的,包括:①近端小管上皮细胞的管腔膜上有大量密集的微绒毛形成的刷状缘,使近端小管的重吸收面积达50~60 m²;②近端小管上皮细胞膜上转运体(载体、通道、泵蛋白等)种类和数量多;③近端小管上皮细胞内有大量的线粒体及各种酶类,代谢活跃。因此,近端小管的重吸收能力最强。

(二)重吸收的方式

重吸收包括主动重吸收和被动重吸收两种方式。

1. 主动重吸收　**主动重吸收**是指肾小管和集合管的上皮细胞通过消耗能量,逆着浓度差或电位差,将小管液中的物质转移至组织液并进入血液的过程。如葡萄糖、氨基酸、Na^+等的重吸收都属于主动重吸收。

2. 被动重吸收　**被动重吸收**是指小管液中的物质顺浓度差、电位差或渗透压差,从管腔转移至组织液并进入血液的过程。如尿素顺浓度差、Cl^-顺电位差、水顺渗透压差的重吸收等,都属于被动重吸收。

(三)重吸收的特点

1. 选择性　比较原尿和终尿的成分(表8-2)可以看出,各种物质重吸收的比例是不同的。一般情况下,凡是对机体有用的物质,如Na^+、HCO_3^-、葡萄糖、氨基酸等,肾小管和集合管上皮细胞则大部分甚至全部重吸收(图8-5)。而有些物质的重吸收较少甚至完全不被重吸收,如尿素、肌酐等。这说明肾小管和集合管上皮细胞对于物质的重吸收具有一定的选择性。通过选择性重吸收,既可避免营养物质的流失,又能有效地清除代谢终产物和多余的、有害的物质,从而净化、调整血液成分,促进机体水和电解质平衡。

2. 有限性　当小管液中某种物质的浓度过高,超过上皮细胞对其重吸收的极限时,该物质不能被全部重吸收,将会随尿排出部分。这是由于肾小管和集合管的上皮细胞膜上,转运该物质的蛋白质数量有限等缘故。

(四)几种重要物质的重吸收

1. Na^+和Cl^-的重吸收　Na^+每日滤过量约为600 g左右,排出仅5 g左右,表明原尿中的Na^+,99%以上都被肾小管和集合管重吸收入血。肾小管各段和集合管除髓袢降支细段外,对Na^+都有重吸收能力,其中近端小管对Na^+重吸收能力最强,约占滤过量的65%~70%,其余的Na^+分别在肾小管其他各段和集合管重吸收,且重吸收的机制各不相同。

Na^+的重吸收以主动重吸收为主。伴随着Na^+的重吸收,Cl^-顺电位差被动进入上皮细胞内而被重吸收。

2. 葡萄糖和氨基酸的重吸收　原尿中的葡萄糖与血糖浓度相等,但正常情况下终尿中几乎不含葡萄糖,这表明葡萄糖的重吸收率为100%。葡萄糖的重吸收仅限于近端小管,近

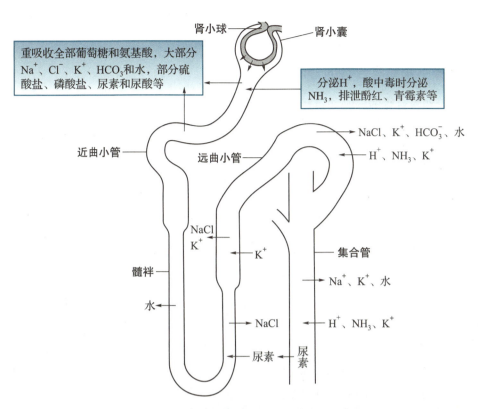

图 8-5 肾小管和集合管的重吸收及分泌示意图

端小管如果不能将小管液中的葡萄糖全部重吸收,尿中就会出现葡萄糖。

葡萄糖的重吸收是通过 Na^+-葡萄糖转运机制进行的。小管液中的 Na^+ 和葡萄糖与小管上皮细胞刷状缘上的转运体结合后,被同时转运到上皮细胞内。进入细胞内的葡萄糖再由基底侧膜上的葡萄糖载体转运至细胞间隙并进入血液。

因为近端小管的上皮细胞膜上葡萄糖的转运体数量有限,当血糖达到一定浓度,转运体的转运处于饱和状态时,对葡萄糖的重吸收达到极限,血糖浓度如果此时再继续升高,葡萄糖则不能全部被重吸收而随着尿液排出,导致糖尿。

尿中出现葡萄糖时的最低血糖浓度称为**肾糖阈**。肾糖阈反映肾小管上皮细胞对葡萄糖的最大重吸收限度,其正常值约为 8.88～10.00 mmol/L(1.6～1.8 g/L)。

氨基酸的重吸收与葡萄糖的重吸收机制类似,但其转运体与葡萄糖的转运体不同。

3. 水的重吸收　水的重吸收率为 99%,其中 65%～70% 左右在近端小管重吸收,其余在远曲小管和集合管重吸收。水的重吸收是被动的,通过渗透方式进行。

在近端小管,伴随着葡萄糖、氨基酸、Na^+、Cl^- 等各种溶质的重吸收,小管上皮细胞内的渗透压随之升高,小管液中的水借助渗透压差进入小管上皮细胞,进而通过细胞间隙入血。由于此段肾小管对水的重吸收是伴随溶质的吸收而吸收,即只要溶质重吸收,水也一定随着重吸收,所以近端小管水的重吸收量不因机体对水的需求而发生改变,属于**必需重吸收**(又称等渗性重吸收)。

远曲小管和集合管对水的重吸收率虽然不及近端小管,但其对水的重吸收量可根据机体对水的需求接受抗利尿激素和醛固酮的调节,属于**调节重吸收**。由于水的重吸收率为 99%,终尿量只占原尿量的 1%,只要重吸收减少 1%(重吸收率降为 98%),终

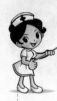

尿量就会增加1倍。正常情况下,远曲小管和集合管对水的调节重吸收是影响终尿量多少的关键。

三、肾小管和集合管的分泌

肾小管和集合管的分泌是指肾小管和集合管的上皮细胞将自身代谢产生的物质或血浆中的物质转运至小管液的过程。肾小管和集合管主要分泌 H^+、NH_3 和 K^+ 等。

(一) H^+ 的分泌

肾小管各段和集合管均能分泌 H^+,但近端小管的泌 H^+ 能力最强。由细胞代谢产生的 CO_2 和水在肾小管上皮细胞内经碳酸酐酶催化而形成碳酸,碳酸又解离成为 H^+ 和 HCO_3^-,H^+ 被主动分泌到小管液中。H^+ 的分泌导致了小管上皮细胞内外的电位变化,小管液中的 Na^+ 被动转移到小管上皮细胞中,即肾小管上皮细胞每分泌一个 H^+,就会重吸收一个 Na^+,这种的 H^+ 分泌与 Na^+ 的重吸收相耦联的过程称为 **$H^+ - Na^+$ 交换**(图8-6)。重吸收的 Na^+ 和解离出的 HCO_3^- 一起经组织间隙进入血液形成 $NaHCO_3$。$NaHCO_3$ 是人体内最重要的"碱储备"。因此,H^+ 的分泌,具有排酸保碱、维持体内酸碱平衡的重要作用。

(二) NH_3 的分泌

NH_3 主要由远曲小管和集合管上皮细胞内谷氨酰胺等氨基酸代谢产生的。NH_3 属于脂溶性物质,能通过细胞膜向 pH 值低的方向扩散。而 H^+ 的分泌降低了小管液 pH 值,使 NH_3 向小管液中分泌。NH_3 分泌到小管液后,与 H^+ 结合生成 NH_4^+,NH_4^+ 又与小管液中的 Cl^- 结合形成铵盐(NH_4Cl)随尿排出(图8-6)。

NH_4^+ 的生成不仅使小管液中的 NH_3 的浓度降低,从而维持 NH_3 的浓度差,促进 NH_3 的继续分泌,同时还降低小管液中的 H^+ 浓度,又可促进 H^+ 的继续分泌。可见肾小管和集合管的分泌 H^+ 和分泌 NH_3 之间可以相互促进。故 NH_3 的分泌对于排酸保碱、维持体内酸碱平衡有着间接的促进作用。

(三) K^+ 的分泌

尿液中的 K^+ 主要是由远曲小管和集合管分泌的,K^+ 的分泌与 Na^+ 重吸收有密切关系。远曲小管和集合管上皮细胞对 Na^+ 的主动重吸收,造成了管腔内的电位下降,K^+ 顺电位梯度从上皮细胞被动进入小管液。这种 K^+ 的分泌与 Na^+ 的重吸收相耦联的过程,称为 **$K^+ - Na^+$ 交换**(图8-6)。

K^+ 的分泌和 H^+ 的分泌都与 Na^+ 的重吸收相耦联,故 $K^+ - Na^+$ 交换和 $H^+ - Na^+$ 交换之间呈竞争性抑制现象。即 $K^+ - Na^+$ 交换增多时,$H^+ - Na^+$ 减少;$K^+ - Na^+$ 交换减少时,$H^+ - Na^+$ 交换增多。酸中毒时,肾小管上皮细胞内碳酸酐酶的活性增强,H^+ 生成增多,$H^+ - Na^+$ 交换增强,同时 $K^+ - Na^+$ 交换受到抑制,因而排 K^+ 减少,导致高钾血症。而碱中毒时,由于 $H^+ - Na^+$ 交换减少,同时 $K^+ - Na^+$ 交换增强,因而排 K^+ 增多,导致低钾血症。同理,血钾浓度发生改变时,也可引起酸碱平衡的紊乱。

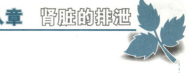

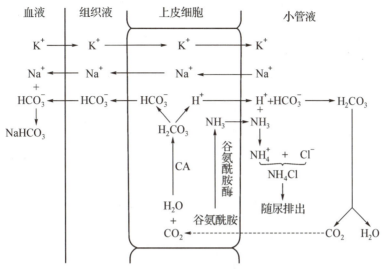

图 8-6　H^+、NH_3、K^+ 的分泌关系示意图

第三节　影响与调节尿生成的因素

一、影响和调节肾小球滤过的因素

（一）肾血流量

肾血流量是肾小球滤过的前提。血液流经肾小球毛细血管时，从入球端到出球端，随着血浆中水和小分子物质的不断滤出，血浆蛋白被浓缩，血浆胶体渗透压逐渐升高，有效滤过压则逐渐降低。因此，正常情况下，毛细血管的全段并非都有滤过。肾血流量的大小，对毛细血管中血浆胶体渗透压上升的速率有着明显的影响。肾血流量增大时，血浆胶体渗透压上升的速度减慢，产生滤过作用的毛细血管延长，滤过增多；相反，肾血流量减少时，肾小球毛细血管中血浆胶体渗透压上升的速度加快，滤过减少。剧烈运动、大失血、休克等，可使交感神经兴奋；同时肾上腺素、去甲肾上腺素、血管升压素分泌增多，从而引起肾血管收缩，肾血流量减少，肾小球滤过减少。

> **知识链接**　肾为什么需要如此大的血流量？
>
> 按照正常成年人的血量占体重的 7%～8% 计算，60 kg 左右的人，血量约为 4 200～4 800 ml。流经肾的血流量每分钟约为 1 200 ml，平均 4 分钟左右肾就将全身的血液滤过一遍，每天滤过全身血液达 360 次之多。肾通过对血液反复的滤过和选择性重吸收，保留了有用的物质，清除了代谢废物和有害物质，实现了对血液的净化处理，维持了内环境的相对稳定。

(二) 有效滤过压

有效滤过压是肾小球滤过的动力,组成有效滤过压的三个因素中,任何一个因素发生改变,都会影响肾小球的滤过。

1. **肾小球毛细血管血压** 当动脉血压在 80～180 mmHg(10.7～24.0 kPa)范围内变动时,通过自身调节,肾血流量保持相对稳定,肾小球毛细血管血压也因此保持相对稳定,有效滤过压基本不变,肾小球滤过也相对稳定。当动脉血压低于 80 mmHg(10.7 kPa)时,将引起肾血流量减少,肾小球毛细血管血压和有效滤过压也相应降低,肾小球滤过减少。当动脉血压低于 40 mmHg(5.3 kPa)时,肾小球血浆流量急剧减少,有效滤过压明显下降,肾小球滤过可降低至零。

2. **血浆胶体渗透压** 血浆胶体渗透压取决于血浆蛋白浓度。静脉注射大量生理盐水、严重的营养不良及肝肾疾患均可使血浆蛋白浓度下降,导致血浆胶体渗透压降低,有效滤过压升高,肾小球滤过增多。而大量出汗、严重呕吐或腹泻等,则可使血浆蛋白浓缩,血浆胶体渗透压升高,导致有效滤过压降低,肾小球滤过减少。

3. **肾小囊内压** 由于原尿生成后不断流入肾小管,故正常情况下肾小囊内压较为稳定。但某些原因如肾盂或输尿管结石以及肿瘤压迫等使尿路发生梗阻,则可导致肾小囊内压升高,有效滤过压下降,肾小球滤过减少。

(三) 滤过膜

1. **滤过膜的面积** 正常情况下,两肾的全部肾小球都处于活动状态,总滤过面积约 1.5 m^2。某些疾病如患急性肾小球肾炎时,由于肾小球毛细血管上皮细胞增生、肿胀,使得毛细血管腔狭窄甚至完全阻塞,活动的肾小球数目减少,导致有效滤过面积减小,肾小球滤过减少。

2. **滤过膜的通透性** 正常情况下,滤过膜的通透性较为稳定。病理情况下,滤过膜的通透性可因电学屏障或机械屏障作用的削弱而增大,使本来不能通过的蛋白质甚至红细胞滤出,出现蛋白尿和血尿。

二、影响与调节肾小管和集合管重吸收及分泌的因素

(一) 小管液溶质浓度

小管液溶质浓度是影响肾小管重吸收水的主要因素之一。小管液溶质浓度决定小管液的渗透压,而小管液的渗透压是对抗肾小管重吸收水的力量。若小管液溶质浓度升高,渗透压也随之升高,肾小管各段和集合管,尤其是近端小管对水的重吸收减少,尿量将增加。这种由于小管液溶质浓度升高,使小管液渗透压升高,导致水的重吸收减少而引起尿量增多的现象,称为**渗透性利尿**。糖尿病人的多尿,是由于血糖浓度超过肾糖阈,小管液中的葡萄糖不能被全部吸收,引起小管液中的葡萄糖增多,小管液渗透压升高,使水的重吸收减少,导致尿量增加。临床上常采用能被肾小球滤过,但不能被肾小管重吸收的药物如甘露醇等,以提高小管液中的溶质浓度,使小管液渗透压升高,减少肾小管对水的重吸收,达到增加尿量、利尿消肿的目的。

(二) 抗利尿激素

抗利尿激素(ADH)在下丘脑视上核和室旁核的神经元胞体合成后,沿神经元的轴突运至神经垂体贮存,并据机体需要由此释放入血。抗利尿激素的主要生理作用是增加远曲小

管和集合管上皮细胞对水的通透性,促进水的重吸收,使尿量减少、尿液浓缩,故称**抗利尿激素**。大剂量的抗利尿激素除抗利尿作用外,还能收缩全身小动脉(包括冠状动脉),使外周阻力增大,动脉血压升高,故又称**血管升压素**。

调节抗利尿激素释放的主要因素是血浆晶体渗透压和循环血量。

1. 血浆晶体渗透压 血浆晶体渗透压的变化是调节抗利尿激素分泌和释放的重要生理因素。在下丘脑视上核和室旁核及其附近有渗透压感受器,对血浆晶体渗透压的变化非常敏感,并因此调节抗利尿激素的分泌和释放。在大量出汗、严重呕吐或腹泻等情况下,由于机体水分丧失过多,血浆晶体渗透压增高,引起渗透压感受器兴奋,抗利尿激素释放增多,促进远曲小管和集合管对水的重吸收,尿液排出减少,有利于晶体渗透压恢复至正常水平。相反,如果在短时间内大量饮入清水,水吸收入血后,血液被稀释,血浆晶体渗透压降低,引起渗透压感受器抑制,抗利尿激素释放减少,远曲小管和集合管对水的重吸收减少,尿量增多,使体内多余的水分及时排至体外。这种大量饮入清水引起的抗利尿激素分泌和释放减少,尿量明显增多的现象称为**水利尿**(图8-7),临床常用于检测肾的稀释能力。因此,血浆晶体渗透压的改变对于抗利尿激素分泌和释放的调节,以及维持体内的水平衡有着重要的意义。

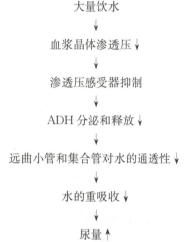

图8-7 水利尿示意图

2. 循环血量 循环血量的改变可作用于左心房和胸腔大静脉壁内的容量感受器,反射性地调节抗利尿激素释放。在急性大失血、严重呕吐和腹泻等情况下,循环血量减少,对容量感受器的刺激减弱,反射性地引起抗利尿激素的释放,使水的重吸收增加,尿量减少,有利于血容量的恢复;相反,在大量饮水、大量补液时,循环血量增加,对容量感受器的刺激增强,反射性地抑制抗利尿激素的释放,使水的重吸收减少,尿量增加,以排出体内过剩的水分。

由此可见,血浆晶体渗透压和循环血量的改变是通过负反馈机制,调节抗利尿激素的分泌和释放,从而维持血浆晶体渗透压和血容量的相对稳定(图8-8)。

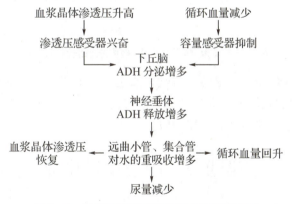

图8-8 抗利尿激素分泌和释放调节示意图

(三)醛固酮

醛固酮是由肾上腺皮质球状带细胞分泌的一种调节水盐代谢的激素。醛固酮的主要生理作用是促进肾远曲小管和集合管对Na^+的重吸收,同时促进K^+的分泌。Na^+重吸收增加的同时,伴有 Cl^- 和水的重吸收增加。因此,醛固酮具有保钠排钾和间接保水的作用。

醛固酮的分泌主要受肾素-血管紧张素-醛固酮系统和血 K^+、血 Na^+ 浓度的调节。

1. 肾素-血管紧张素-醛固酮系统 肾素是肾的球旁细胞分泌的一种蛋白水解酶。肾血流量减少、流经致密斑的 Na^+ 含量降低、交感神经兴奋以及肾上腺素、去甲肾上腺素等因素都可刺激球旁细胞释放肾素。

肾素可将血浆中的血管紧张素原水解为血管紧张素Ⅰ,血管紧张素Ⅰ在血液和组织中(尤其是肺组织)转换酶的作用下转变为血管紧张素Ⅱ,血管紧张素Ⅱ可进一步在氨基肽酶的作用下水解为血管紧张素Ⅲ。血管紧张素Ⅰ主要刺激肾上腺素髓质分泌肾上腺素而增强心脏活动;血管紧张素Ⅱ和血管紧张素Ⅲ都具有收缩血管和刺激醛固酮分泌的双重作用,但血管紧张Ⅱ收缩血管的作用比较强,而血管紧张素Ⅲ主要刺激肾上腺皮质分泌醛固酮。由于肾素的分泌决定了血浆中血管紧张素的浓度,而血管紧张素的浓度又可决定血中醛固酮的水平,因此在肾素、血管紧张素和醛固酮之间构成了一个彼此联系的功能系统,称为**肾素-血管紧张素-醛固酮系统**(图 8-9)。

2. 血钾、血钠浓度 血钾浓度的升高或血钠浓度的降低,均可直接刺激肾上腺皮质球状带分泌醛固酮,导致保钠排钾;反之,血钾浓度降低或血钠浓度升高,醛固酮分泌则减少。并且,肾上腺皮质球状带对血钾浓度的变化比血钠更为敏感。可见醛固酮的生理作用主要是调节血钾、血钠浓度,而血钾、血钠浓度的变化反过来又可以调节醛固酮的分泌,从而维持血钾、血钠浓度的相对稳定(图 8-9)。

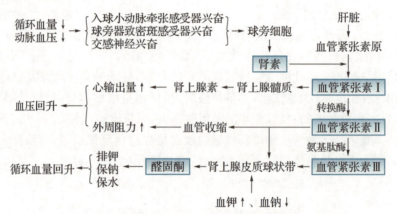

图 8-9 肾素-血管紧张素-醛固酮系统调节示意图

此外,心房肌细胞合成和分泌的心房钠尿肽也可影响重吸收。心房钠尿肽主要生理作用是抑制 Na^+ 的重吸收,促进排 Na^+、排水。当循环血量增多或钠摄入过量时,心房钠尿肽释放增多,可产生明显的排 Na^+ 和利尿作用。

第四节 尿液及其排放

一、尿液

(一) 尿量

正常成年人每昼夜尿量为 1～2 L,平均为 1.5 L。尿量的多少取决于机体的摄水量和其他途径的排水量。如果每昼夜尿量长期保持在 2.5 L 以上,称为**多尿**;每昼夜尿量介于 0.1~0.5 L 之间,称为**少尿**;每昼夜尿量不足 0.1 L,称为**无尿**。正常人每天代谢产生的固体代谢终产物约为 35 g,至少要溶解在 0.5 L 尿液中才能排出。少尿和无尿会使代谢终产物因排出不畅而在体内积蓄,严重时可导致尿毒症;多尿则可使机体水分大量丧失,导致脱水。这些病理情况都会破坏内环境的稳态,给机体带来不良影响,严重时危及生命。

(二)尿液的理化性质

1. 颜色　正常新鲜尿液为淡黄色透明液体。尿液颜色主要来自胆色素的代谢产物,并受某些食物和药物的影响。此外,大量饮水后,尿液被稀释,颜色变淡;机体缺水时,尿量减少,尿液浓缩,颜色变深。

> **知识链接** 尿液颜色的变化说明了什么?
>
> 尿液的颜色在生理或病理情况下可以发生改变。如食用大量胡萝卜或维生素 B_2,尿液呈亮黄色;尿路结石、急性肾小球肾炎、肾肿瘤、肾结核等可出现血尿;输血反应、蚕豆病等,尿液呈浓茶色或酱油色,称血红蛋白尿;阻塞性黄疸、肝细胞性黄疸等情况下,尿中含有大量的胆红素时,尿液呈深黄色,称胆红素尿;丝虫病人尿液呈乳白色,称乳糜尿。

2. 密度　尿液的密度介于 1.015~1.025 g/cm³ 之间,最大变化范围为 1.002~1.035 g/cm³。若尿液的密度长期在 1.010 g/cm³ 以下,表示尿浓缩功能障碍,是肾功能不全的表现。

3. 渗透压　尿液渗透压一般高于血浆渗透压,介于 600~1 000 mOsm/L 之间,最大变动范围为 40~1 400 mOsm/L,尿液的渗透压低于血浆渗透压时称为**低渗尿**,表明尿液被稀释。尿液渗透压高于血浆渗透压时称为**高渗尿**,表明尿液被浓缩。一般情况下,机体排出的都是不同程度的**高渗尿**。尿液渗透压的高低可反映肾的浓缩和稀释功能。

4. 酸碱度　尿液通常为酸性,pH 值介于 5.0~7.0 之间,最大变动范围为 4.5~8.0。尿液的酸碱度主要取决于食物的成分。荤素杂食者,由于蛋白质分解后产生的硫酸盐和磷酸盐等排出较多,尿液呈酸性,pH 值约为 6.0 左右;素食者因植物酸(酒石酸、苹果酸等)可在体内氧化,酸性产物较少,碱基排出较多,故尿液呈碱性。

(三)尿液的化学成分

尿液的主要成分是水,占 95%~97%,溶质占 3%~5%,正常尿液中的溶质主要是电解质和蛋白质、核酸的代谢终产物。此外,正常尿中还含有微量的糖、蛋白质、酮体等,但一般的检测方法不易检出。

病理情况下,尿液的成分可以发生明显的变化。如肾小球肾炎患者,尿中蛋白质含量可明显增加;糖尿病患者尿中可出现葡萄糖,有时还可出现酮体。因此,测定尿的化学成分,有助于对某些疾病的辅助诊断。

二、尿的输送、贮存和排放

(一)尿的输送与贮存

原尿经肾小管和集合管的重吸收和分泌后形成终尿,由集合管汇入乳头管,再经肾盏进入肾盂,最后通过输尿管输送至膀胱贮存。

尿的生成是一个连续的过程,而膀胱的排尿是间歇的。正常人膀胱内贮存的尿量达 100～150 ml 时,开始有膀胱充盈感;尿量达 150～200 ml 及以上时,则产生尿意;当膀胱内尿量达 400～500 ml 时,膀胱内压会明显上升,引起排尿活动。

(二)排尿反射

当膀胱内尿量达 400～500 ml 时,由于膀胱内的压力明显升高,膀胱壁上的牵张感受器兴奋,冲动沿盆神经传入纤维到达脊髓骶段的初级排尿中枢,随即上传到达大脑皮质高级排尿中枢引起尿意。如果环境条件不许可,大脑皮质高级排尿中枢发出抑制性的冲动到达脊髓,使初级排尿中枢活动减弱,排尿反射则暂时中断。如环境条件许可,大脑皮质则发出兴奋性冲动达到脊髓,加强初级排尿中枢的活动,使盆神经兴奋、阴部神经抑制,引起膀胱逼尿肌收缩、尿道内外括约肌舒张,尿液排出。尿液进入后尿道后,刺激后尿道壁上的感受器,进一步反射性的加强脊髓初级排尿中枢的活动。这种正反馈调节使排尿反射不断加强,并反复进行,直至膀胱内尿液排尽(图 8-10)。排尿后残留在尿道的尿液,在男性通过尿道海绵体肌的收缩将其排尽,在女性则靠重力排尽。

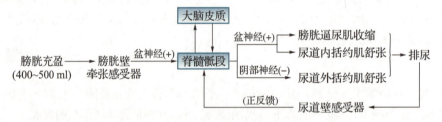

图 8-10 排尿反射过程示意图

知识链接 排尿异常

现介绍以下几种排尿异常:

1. **尿频** 尿意频繁、排尿次数多称为**尿频**。多为膀胱内炎症或机械刺激(如膀胱炎、膀胱结石等)引起。

2. **尿潴留** 膀胱内充满尿液但不能自行排出称为**尿潴留**。多为脊髓初级排尿中枢功能障碍所致。

3. **尿失禁** 排尿失去意识控制称为**尿失禁**。多见于脊髓损伤,使排尿反射的脊髓初级中枢与大脑皮质高级中枢联系中断而引起。

4. **尿崩症** 当下丘脑病变累及视上核和室旁核或下丘脑-垂体束时,抗利尿激素合成和释放发生障碍,每日尿量明显增多,可达 10 升以上,称为尿崩症。

5. **遗尿症** 通常指小儿在熟睡时不自主地排尿。原因是婴幼儿的大脑皮质发育不够完善,对脊髓初级排尿中枢的控制能力较弱,因此排尿次数较多。一般至 4 岁时仅 20% 有遗尿,10 岁时 5% 有遗尿,有少数患者遗尿症状持续到成年期。没有明显尿路或神经系统器质性病变者称为原发性遗尿,约占 70%～80%。继发于下尿路梗阻(如尿道瓣膜)、膀胱炎、神经原性膀胱(神经病变引起的排尿功能障碍)等疾患者称为继发性遗尿。

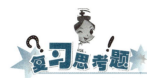

1. 名词解释:排泄　肾小球滤过率　有效滤过压　肾小管的重吸收和分泌　肾糖阈　渗透性利尿　多尿　少尿　无尿
2. 简述尿生成的过程。
3. 简述影响肾小球滤过作用的因素及其影响机制。
4. 糖尿病患者为什么会出现糖尿和尿量增多?
5. 简述 H^+ 分泌的过程和生理意义。
6. 机体发生酸中毒时,血钾浓度有何变化? 为什么?
7. 大量饮用清水后,尿量增加的可能原因有哪些?
8. 循环血量减少时,抗利尿激素和醛固酮的分泌有何变化? 为什么?

(杨祎新)

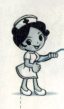

第九章 感觉器官

感觉是客观事物在人脑中的主观反映。内外环境中的各种刺激首先作用于不同的感受器或感觉器官,感受器能将各种刺激所含的能量转变为相应的生物电信号,后者沿一定的神经传入通路到达大脑皮质的特定部位,从而产生相应的感觉。由此可见,各种感觉都是通过特定的感受器或感觉器官、传入神经和大脑感觉皮质的共同活动而产生的。

第一节 概 述

一、感受器、感觉器官的概念和分类

感受器是指分布在体表或组织内部的一些专门感受机体内外环境变化的结构或装置,如感觉神经末梢、肌梭、视网膜感光细胞等。感受器连同它们的附属结构(如眼的折光系统、耳的集音和传音装置等)构成**感觉器官**(简称**感官**)。

人体的感受器种类很多,有不同的分类方法。根据分布部位不同,可分为外感受器和内感受器,外感受器分布在体表,感受外环境变化信息,如声、光、触觉、味觉等感受器;内感受器存在于体内器官组织中,感受内环境的各种变化,如颈动脉窦压力感受器、肺牵张感受器等。根据感受器接受的刺激性质不同,可分为机械感受器、化学感受器、温度感受器、光感受器和渗透压感受器等。此外,有些感受器如颈动脉窦压力感受器在接受刺激后,并不产生特定的主观感觉,只是将某种信息传递给中枢并引起某些调节反射。

二、感受器的一般生理特性

(一)适宜刺激

每种感受器有其最敏感、最易接受的刺激,这种刺激称为该感受器的**适宜刺激**。如视网膜感光细胞的适宜刺激是一定波长的光波;耳蜗中毛细胞的适宜刺激是一定频率的声波。并且,适宜刺激必须达到阈强度,即感觉阈,才能引起感觉。

(二)换能作用

感受器能将各种刺激的能量形式,如机械能、光能、热能及化学能等,转变为生物电形式的电能,以神经冲动的形式传入中枢,这种作用称为**换能作用**。因此感受器可以视为生物换能器。

(三)编码功能

感受器在感受刺激的过程中,不仅发生了能量形式的转换,同时将刺激所包含的信息编入传入神经动作电位的序列之中,起到了信息转移作用,此称为感受器的**编码功能**。感受器

如何将不同刺激的信息在神经电信号序列中进行编码,这一机制十分复杂,至今没有统一结论。

(四)适应现象

以同一强度刺激持续作用于某种感受器时,感受器对该刺激的敏感性逐渐降低,感觉传入神经冲动的发放频率逐渐下降,这种现象称为感受器的**适应现象**。各种感受器的适应快慢不同,如触觉、嗅觉感受器适应很快,有利于机体不断接受新刺激;而痛觉感受器不容易产生适应,对机体有保护作用。

第二节　视觉器官

视觉是通过视觉系统活动而产生的一种特殊感觉。视觉系统包括视觉器官、视神经和视觉中枢三部分。研究表明,人脑所获得的关于周围环境的信息中,大约有70%以上来自视觉系统,由此可见视觉具有极其重要的意义。

眼是引起视觉的外周感觉器官,由含有感光细胞的视网膜和作为附属结构的折光系统两部分组成,其功能主要表现在折光与感光两个方面。眼的适宜刺激是波长为380~760 nm的电磁波,在这个可见光谱的范围内,折光功能是使外界的光线经过眼的折光系统发生折射,在视网膜上形成物像;感光功能主要是通过视网膜上的感光细胞,将物像的光刺激所包含的视觉信息转变成生物电信号,以神经纤维的动作电位形式传向大脑皮质视觉中枢,最后形成视觉。

一、眼的折光功能及其调节

(一)眼的折光系统与成像

眼的折光系统是一个复杂的光学系统,它包括角膜、房水、晶状体、玻璃体四种折光率不同的折光体。由于它们的曲率半径不一致,使得光线通过眼需要经过多次折射。其中,晶状体的折光率最大,又能根据机体需要改变凸度大小,因此是最重要的折光体。眼折光成像的原理与凸透镜成像的原理基本相似,但远较其复杂。为便于理解,通常用简化眼说明折光系统的功能(图9-1)。

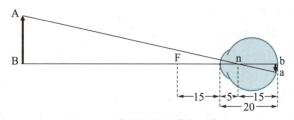

图9-1　简化眼及其成像示意图

注:数字后单位是mm;AB是物体;F是前主焦点;n是节点;ab是物像

简化眼是设定眼球由一个前后径为20 mm的单球面折光体构成,眼内容物均匀,折光率为1.333;角膜的曲率半径为5 mm,即折光体的节点n(总光心)到前表面的距离为5 mm;后主焦点在节点后15 mm处,相当于视网膜的位置。6 m以外的物体,由于每一点辐射的光线进入简化眼时均近于平行;因此,都可以在视网膜上聚焦并形成一个倒立缩小的实像,通过大脑皮质调整作用而形成直立视觉。

(二) 眼的调节

正常眼在静息状态下看 6 m 以外的远物时,由于物体发出的光线入眼时已近似平行,经折射后正好成像在视网膜上,所以不需要调节即可看清物体。通常将人眼不作任何调节所能看清物体的最远距离称为**远点**。但在看 6 m 以内物体时,由于距离移近,入眼光线由平行变为辐散,经折射后聚焦在视网膜的后方,不能在视网膜上清晰成像。为使 6 m 以内的物体成像清楚,眼会发生相应的调节反应,使物像能够清晰聚焦在视网膜上。通常将眼作最大调节所能看清物体的最近距离称为**近点**。眼视近物时的调节反应包括晶状体变凸、瞳孔缩小和两眼球会聚三个方面,其中晶状体的调节最为重要。

1. **晶状体的调节**　晶状体呈双凸形,富有弹性,其周边部借睫状小带(悬韧带)与睫状体相连。晶状体的凸度可随睫状体内的睫状肌舒缩而改变。眼视远物时,以交感神经紧张为主,此时睫状肌的辐射状肌纤维处于收缩状态,睫状体拉紧睫状小带,晶状体被拉扁平,折光力减弱,远处物体成像在视网膜上。当看 6m 以内的物体时,物像后移,视网膜感光细胞感受到模糊的物像,反射性地引起副交感神经兴奋,此时睫状体的环状纤维收缩,睫状小带松弛,晶状体由于其自身的弹性而变凸,折光力增大,从而使物像前移,成像在视网膜上(图 9-2)。

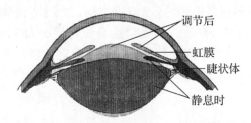

图 9-2　眼调节前后晶状体、虹膜和瞳孔位置变化示意图

人眼看近物时的调节能力主要取决于晶状体的调节,但晶状体的调节能力是有一定限度的,眼作最大限度调节所能增加的折光力称为**调节力**。眼的调节力大小取决于晶状体的弹性,弹性好,调节力强,反之则弱。晶状体的弹性与年龄有密切关系,年龄越大,晶状体弹性越差,眼的调节能力越弱。例如,10 岁左右儿童的近点平均为 8.3 cm,20 岁左右的成人约为 11.8 cm,一般人在 40 岁以后眼的调节能力显著减退,表现为近点远移,60 岁时近点可增至 80 cm 或更远。此时看远物正常,视近物不清楚,称为**老视**,即通常所说的**老花眼**。这种由于年龄增长引起晶状体的生理性调节能力减弱,可配戴适宜的凸透镜进行矫正。

2. **瞳孔的调节**　瞳孔由虹膜围成,虹膜内亦有辐射状和环状两种平滑肌。辐射状纤维受交感神经支配,收缩时瞳孔散大,称为散瞳肌;环状肌纤维受动眼神经中的副交感纤维支配,收缩时瞳孔缩小,称为缩瞳肌。

物体移近时,与晶状体凸度增大的同时,出现瞳孔缩小,以限制进入眼球的光量,使视网膜成像清晰。这种看近物时瞳孔缩小的反应,称为**瞳孔近反射**或**瞳孔调节反射**。

此外,光线强弱也可改变瞳孔大小。强光照射眼时,瞳孔缩小;强光撤除后瞳孔则开大,这种瞳孔大小随着视网膜光照强度变化的现象,称为**瞳孔对光反射**。瞳孔对光反射的效应是双侧性的;光照一侧眼时,两眼瞳孔同时缩小的现象称为**互感性对光反射**或**互感反应**。瞳孔对光反射的中枢在中脑,故临床上常将其变化作为判断中枢神经系统病变部位、全身麻醉的深度和病情危重程度的重要指标。

3. **双眼球会聚**　当双眼注视由远移近的物体时,除出现瞳孔缩小,同时可见双眼眼球向鼻侧聚合现象,称为**双眼球会聚**或**辐辏反射**。双眼球会聚可使物体成像于双侧视网膜的对称点上,避免复视而产生清晰的单一视觉。

（三）眼的折光异常及其矫正

如前所述,正常人的眼在静息状态下,来自远处的平行光线正好聚焦在视网膜上,因而看清远处的物体;看近物时,只要物距不小于近点的距离,经过一系列的调节过程,也能看清6 m以内的物体,这种眼称为**正视眼**。有些人因眼球的形态或折光系统发生异常,致使平行光线不能在视网膜上聚焦成像,这种现象称为**折光异常**或**屈光不正**。常见的有近视、远视和散光三种(图9-3),其(含老花眼)主要原因和矫正方法见表9-1。

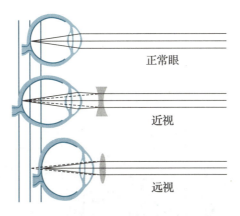

图9-3 眼折光异常及其矫正示意图

表9-1 眼折光异常及其矫正比较

折光异常	产生原因	矫正方法
近视眼	眼球前后径过长或折光力过强,物体成像于视网膜之前	配戴适宜凹透镜
远视眼	眼球前后径过短或折光力过弱,物体成像于视网膜之后	配戴适宜凸透镜
散光眼	角膜经纬线曲率半径不一致,不能在视网膜上清晰成像	配戴与角膜经纬曲率相反的圆柱形透镜
老花眼	晶状体弹性下降	看近物时配戴适宜凸透镜

> **知识链接** 近视眼的形成与预防
>
> 一般认为,除先天遗传外,近视眼大多是由于不良的用眼习惯造成的。如长时间近距离读写或作业,照明条件不良,字迹过小,或在摇晃不定的车箱内阅读等,使眼持续处在过度紧张的调节状态或调节痉挛,促使近视眼的发生。预防近视眼,要养成看书写字的正确姿势,眼与书本之间应保持一定的距离;看书时间不宜过长,防止眼睛过度疲劳;不要看字迹太小或模糊的书报;改正不合理的用眼习惯,如趴在桌上、歪头看书或写字,躺在床上看书,吃饭时看书,在强光下或暗淡的光线下看书,在开动的车上及走路时看书,以及长时间上网、看电视等。去除这些不良习惯,有利预防近视眼的发生或近视度加深。

二、眼的感光换能功能

（一）视网膜的感光换能系统

视网膜的基本功能是感受光刺激，并将其转化为视神经纤维上的动作电位。视网膜结构十分复杂，细胞种类繁多，其中真正的光细胞是视杆细胞和视锥细胞。两种感光细胞都与双极细胞建立突触联系，双极细胞再和神经节细胞建立突触联系，神经节细胞的轴突构成视神经（图9-4）。视网膜上视神经汇集穿过视网膜的地方形成视神经乳头，此处无感光细胞，故没有视觉感受，在视野中形成**生理盲点**。两种感光细胞在视网膜上的分布、对光的敏感性、辨别物体能力以及功能各不相同（表9-2）。

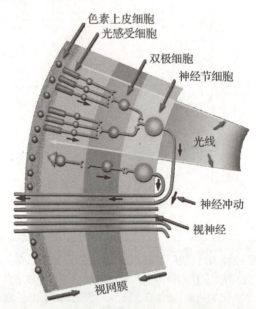

图9-4 视网膜主要细胞层次及其联系示意图

表9-2 视锥细胞与视杆细胞的比较

细胞	分布	特点	功能
视锥细胞	主要分布于视网膜的中央部，黄斑的中央凹最为密集	对光的敏感性低，主要接受强光刺激，能辨别物体颜色	司昼光觉、色觉
视杆细胞	主要分布于视网膜的周边部	对光的敏感性高，主要接受暗光刺激，能辨别物体明暗	司暗光觉

（二）视网膜的光化学反应

感光细胞能够感受光的刺激产生兴奋，是由于它们含有感光色素的缘故。感光色素在光的作用下分解，分解时所释放的能量使感光细胞发生电变化，进而使视神经末梢兴奋，产生神经冲动。

1. 视杆细胞的光化学反应　视杆细胞的暗光觉功能与细胞内所含的视紫红质的光化学反应有直接关系。视紫红质是一种结合蛋白质，由一分子视蛋白和一分子11-顺型视黄醛组成，在光照时迅速分解，在暗处又可重新合成（图9-5）。由于光照使视黄醛和视蛋白分子构象发生改变，并逐渐分离；视蛋白分子的构象改变可激活细胞内信号传递系统，诱发视杆细胞产生感受器电位。当感受器电位传到神经节细胞时,使神经节细胞去极化达阈电位而产生动作电位,传向视觉中枢,引起视觉。

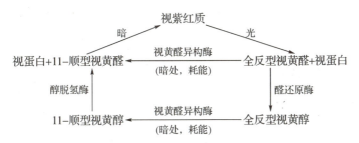

图 9-5 视紫红质的光化学反应示意图

视杆细胞在视紫红质分解和合成的过程中,有一部分视黄醛被消耗,需要从食物中获取维生素 A 补充。如果维生素 A 长期摄入不足,会影响人在暗处视力而形成**夜盲症**。

2. 视锥细胞的光化学反应　视锥细胞具有三种不同的感光色素,分别存在于三种不同的视锥细胞中。视锥细胞的感光色素是由视蛋白和 11-顺型视黄醛结合而成,只是视蛋白的分子结构略有不同。由于视蛋白分子结构中的这种微小差异,决定了与它结合在一起的视黄醛分子对红、绿、蓝三种不同波长的光线敏感性不同,因而区分出三种不同的感光色素。当光线作用于视锥细胞时,首先引起光化学反应,从而使视锥细胞产生与视杆细胞类似的感受器电位,其后续反应类同视杆细胞。

三、与视觉有关的几种生理现象

(一)色觉

色觉是一种复杂的物理、心理现象。正常人眼可区分波长在 380~760 nm 之间的约 150 种不同的颜色。有关色觉产生的机制,一般用视觉的**三原色学说**解释。该学说认为:在视网膜上分布有三种不同的视锥细胞,即感红、感绿和感蓝视锥细胞,分别含有对红、绿、蓝三种光敏感的感光色素。不同波长的光作用于视网膜时,以不同的比例使三种视锥细胞产生不同程度的兴奋,信息经处理后,转换为不同组合的神经冲动,经视神经传至中枢时产生不同的色觉。例如,当红、绿、蓝三种视锥细胞兴奋程度的比例为 4∶1∶0 时,产生红色色觉;当三者兴奋程度的比例为 4∶1∶18 时,产生蓝色色觉;当三者兴奋程度的比例为 2∶8∶1 时,产生绿色色觉;当三者兴奋程度的比例为 1∶1∶1 时,产生白色色觉。

色觉障碍有色盲和色弱两种情况,对全部颜色或某些颜色缺乏分辨能力,称为**色盲**。色盲可分为全色盲和部分色盲,色盲中最多见的是红色盲和绿色盲。色盲的产生原因绝大多数是遗传缺陷。若对某种颜色的识别能力较差,称为**色弱**,多由于后天因素引起。

(二)视敏度

视敏度也称**视力**,是指人眼对物体细微结构的分辨能力,通常以分辨两点之间的最小距离作为衡量标准。物体上两点发出的光线射入眼球时在节点交叉形成视角(图 9-6),物体越近,视角越大;反之,则越小。视角为 1°(1/60°)时,视网膜上的物像大约 4~5 μm,相当于一个视锥细胞的平均直径。此时物像两点之间正好隔着一个未被兴奋的视锥细胞,因此可分辨两点。用来检测视敏度的视力表就是根据这一原理设计的。视角为 1°的物像能被辨认,表明视力正常。此时对应的视力为对数视力表的 5.0 或国际标准视力表的 1.0。眼辨别物体两点的视角越小,表示视力越好。

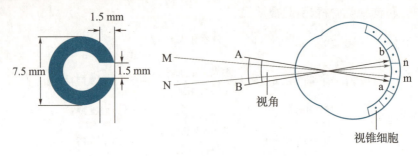

图9-6 视角与视网膜物像大小关系示意图

（三）视野

单眼固定注视正前方一点时,该眼所能看见的空间范围,称为**视野**。用视野计可绘出视野图。视野受面部结构影响,鼻侧和上侧视野较小,颞侧和下侧视野较大。在同一光照条件下,颜色不同,视野也不一致。白色视野最大,蓝、红、绿色视野依次递减(图9-7)。视野检查对视网膜与视觉传导通路上的某些病变诊断有重要的参考价值。

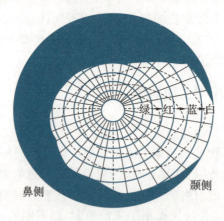

图9-7 人右眼视野图

（四）暗适应和明适应

1. 暗适应 当人从明亮处中突然进入暗处时,最初看不清任何物体,经过一段时间后,视觉敏感度才逐渐提高,恢复在暗处的视觉,这种现象称为**暗适应**,一般需要25~30分钟。

暗适应的产生是由于在亮处视紫红质大量分解,储备量很少,进入暗处后不足以引起视杆细胞兴奋。但在暗处视杆细胞中视紫红质迅速合成,从而使视杆细胞对光的敏感性提高,恢复在暗处的视觉。

2. 明适应 当人从暗处突然进入亮处时,最初感到耀眼的光亮,看不清物体,稍待片刻后才能恢复视觉,这种现象称为**明适应**,几秒钟内即可完成。

明适应的产生是由于人在暗处时,视杆细胞内蓄积了大量视紫红质,由于视紫红质对光敏感,在明亮处遇强光迅速分解,因而产生耀眼的光感。当视杆细胞中的视紫红质大量分解减少后,视锥细胞才能对光产生正常反应,恢复在亮处的视觉。

（五）双眼视觉与立体视觉

人的双眼在头面部前方,两眼的鼻侧视野相互重叠,因此凡落在此范围内的任何物体都能同时被两眼所见,两眼同时看某一物体时产生的视觉称为**双眼视觉**。双眼视物时两侧视网膜上各形成一个完整的像,由于生成的物像正好落在两侧视网膜的对称点上,传入大脑皮质视觉中枢被融合为单像,在人的主观感觉上只产生单一物体的感觉,即双眼单视。如果物体在视网膜上的成像落在非对称点上,大脑皮质不能融合为单像,就会形成两个物体的感觉,这种现象称为**复视**。

双眼视物可以扩大视野,弥补单眼视野中的生理盲区缺损,并可形成立体感觉。由于两眼存在一定距离,两侧视网膜物像的形状、大小虽大体相同,却不完全一致。经大脑皮质视觉中枢融合后,产生被视物体的厚度、空间的深度或距离等主观感觉,称为**立体视觉**。立体视觉是双眼单视的功能完善,是精细劳动的重要条件。

第三节　听觉器官

声波经外耳、中耳的传音装置传到耳蜗感音装置,通过听觉感受器的换能作用使听神经兴奋,其产生的神经冲动沿听觉传导通路上传至大脑皮质听觉中枢引起听觉。

一、外耳与中耳的传音功能

(一) 外耳的传音功能

外耳由耳郭和外耳道组成。耳郭的形状有利于收集声波,还可以帮助判断声源的方向。外耳道是声波传导的通路,同时还起着共鸣腔的作用。人类的外耳道长约 2.5 cm,根据物理学原理,外耳道作为共鸣腔的最佳共振频率约为 3 800 Hz 左右,当频率为 3 000~5 000 Hz 的声波由外耳道传到鼓膜时,其强度要比外耳道口可提高约 10 分贝(dB)。

(二) 中耳的传音功能

中耳由鼓膜、听骨链、鼓室和咽鼓管等结构组成。鼓膜、听骨链和内耳卵圆窗之间的联系构成了声音从外耳传向内耳的有效通路(图 9-8)。

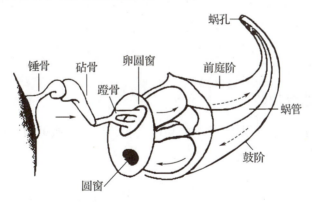

图 9-8　人中耳和耳蜗关系示意图

中耳的主要功能是将空气中的声波振动能量高效地传递到内耳淋巴液,其中鼓膜和听骨链在声音的传递过程中起着重要作用。鼓膜为椭圆形稍向内凹的半透明薄膜,面积约 50~90 mm²,厚约 0.1 mm;鼓膜的形态和结构特点,使它具有较好的频率响应和较小的失真度,它的振动与声波同始终,没有余振,有利于将声波如实传给听骨链。

听骨链包括从外向内、依次连接的锤骨、砧骨和镫骨;听骨链的锤骨柄附着于鼓膜,镫骨脚板与卵圆窗膜相连,形成一个固定角度的杠杆系统,其中锤骨柄为长臂,砧骨长突为短臂,杠杆支点的位置刚好在整个听骨链的重心上。因此,在能量传递过程中消耗最小,效率最高。声波在由鼓膜经过听骨链向卵圆窗传递的过程中,可使振动的振幅减小而压强增大。这样既可提高传音效率,又可避免对内耳和卵圆窗膜造成损伤。在整个中耳传递过程中,总的增压效应约为22.4倍。

咽鼓管是连接鼓室和鼻咽部的通道。通常情况下,其鼻咽部的开口常常处于闭合状态,在吞咽、打哈欠时开放。咽鼓管的主要功能是调节鼓室内的压力,使之与外界大气压保持平衡,这对于维持鼓膜的正常位置、形状和振动性能有重要意义。鼻咽部炎症导致咽鼓管阻塞后,鼓室内的空气被吸收,鼓室内压力下降,可造成鼓膜内陷,并产生耳鸣、耳痛,也会影响听力。

(三)声波传入内耳的途径

声波传入内耳的途径有气传导和骨传导两种,正常情况下,以气传导为主。

1. **气传导** 声波经外耳道引起鼓膜振动,再经听骨链和卵圆窗膜进入耳蜗,这种传导方式称为**气传导**(图9-9),是声波传导的主要途径。另外,鼓膜的振动也可引起鼓室内空气振动,再经圆窗(蜗窗)进入内耳。这一条传导途径在正常情况下作用不大,只是在听骨链有病变时,才有一定的传音作用,使听觉功能得到部分代偿。

2. **骨传导** 声波直接引起颅骨的振动,再引起位于颞骨骨质中的耳蜗内淋巴的振动,这种传导方式称为**骨传导**。骨传导的敏感性比气传导低得多,在正常听觉形成中几乎不起作用。但是当鼓膜或中耳病变引起传音性耳聋时,气传导发生障碍,而骨传导却不受影响,甚至相对增强。当耳蜗病变引起感音性耳聋时,气传导和骨传导都将同样受损。因此,临床上通过检查气传导和骨传导受损的情况,判断听觉异常的产生部位及其产生原因。

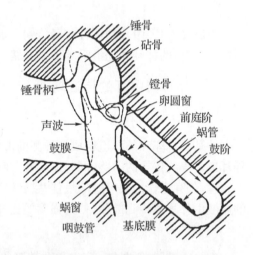

图9-9 听骨链气传导示意图

二、内耳的感音功能

内耳由耳蜗和前庭器官组成,耳蜗的功能是将传给它的机械振动转变为听神经的神经冲动。

(一)耳蜗的基本结构

耳蜗形似蜗牛壳,是一条围绕锥形骨轴旋转 $2\frac{1}{2} \sim 2\frac{3}{4}$ 周所形成的骨质管腔。在耳蜗管的横断面上有两个分界膜,一为斜行的前庭膜;另是横行的基底膜。前庭膜和基底膜将管道分为三个腔,分别称为前庭阶、蜗管和鼓阶(图9-10)。前庭阶在耳蜗底部与卵圆窗膜相接,内有外淋巴;鼓阶在耳蜗底部与圆窗膜相接,内有外淋巴。鼓阶和前庭阶中的外淋巴在耳蜗顶部通过蜗孔与其内淋巴相通。基底膜上有声音感受器,即螺旋器(也称柯蒂器),螺旋器由内、外毛细胞和支持细胞等组成。毛细胞表面有上百条排列整齐的听毛,听毛上方为盖膜,盖膜的内侧连接耳蜗轴,外侧悬浮于内淋巴中,有些较长的听毛埋植在盖膜中。毛细胞顶部与内淋巴接触,其底部则与外淋巴相接触,并含有丰富的耳蜗神经末梢。

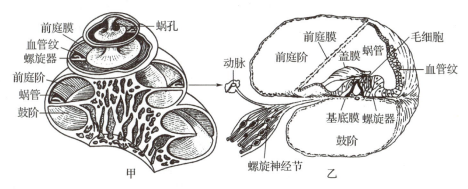

图9-10 甲:耳蜗纵行剖面示意图 乙:耳蜗管横切面示意图

（二）耳蜗的感音换能作用

声波不论是从卵圆窗或圆窗传入内耳,都可引起基底膜振动。基底膜振动时,排列在它上面的螺旋器也发生相应的振动,使毛细胞和盖膜的相对位置不断发生变化。毛细胞因其听毛弯曲而兴奋,即通过换能作用将声波振动的机械能转变为毛细胞的电位变化,这种电位变化称为**耳蜗微音器电位**；该电位触发毛细胞底部的耳蜗神经兴奋并产生动作电位,动作电位传至大脑皮质听觉中枢,引起听觉。

（三）耳蜗对声音的初步分析

正常人感受声波的频率范围是16～20 000 Hz,其中对1 000～3 000 Hz的声波最为敏感。耳蜗对声波频率的分析,目前用行波学说解释。该学说认为,声波传入内耳引起基底膜振动,以行波的方式由耳蜗底部向顶部方向传播,就像抖动一端固定的绸带,形成行波向远端传播一样。由于声波频率不同,行波传播的远近和最大振幅出现的部位也不同。声波频率越高,行波传播距离越近,最大振幅出现的部位越靠近耳蜗底部；相反,声波频率越低,行波传播距离越远,最大振幅出现的部位越靠近耳蜗顶部；中频声波最大振幅出现在基底膜中段。由于不同频率的振动在基底膜上有特定的行波传播范围和最大振幅区,此时与该区域有关的毛细胞和耳蜗神经纤维就会受到最大的刺激,来自基底膜不同区域的耳蜗

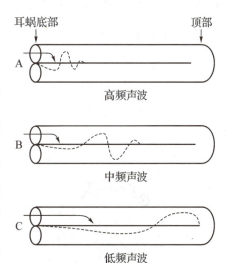

图9-11 基底膜对不同声波频率共振范围示意图

神经纤维的冲动传到听觉中枢不同部位,产生不同音调的感觉。

声音的响度与声波振幅和声波频率有关。对声音强度的分析,取决于耳蜗神经纤维兴奋的数量和神经冲动的频率。声波越强,受刺激兴奋的神经纤维数量越多,每一神经纤维发放的神经冲动频率也越高,传至听觉中枢产生声音响度大的感觉。

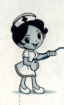

知识链接 听觉功能障碍

听觉功能障碍可因病损部位不同而分为三种类型,包括:①传音性耳聋,由鼓膜或听骨链功能障碍引起,此时气传导明显受损,骨传导影响不大;②感音性耳聋,由耳蜗病变、螺旋器和耳蜗神经病变引起,气传导、骨传导均明显受损;③中枢性耳聋,因各级听觉中枢或其传导通路上的病变所引起。在以上三种类型的听觉功能障碍中,最常见的是传音性耳聋。因此,应注意避免中耳疾患、外力损伤、环境噪音等对鼓膜和听骨链的损害。

第四节 前庭器官

前庭器官是与维持身体姿势和平衡功能有关的感受装置,包括椭圆囊、球囊和半规管。

一、椭圆囊、球囊的功能

椭圆囊和球囊内各有一囊斑(图9-12),囊斑中有感受性毛细胞。

囊斑的适宜刺激是头部空间位置及直线变速运动。当人体头部空间位置改变或作直线变速运动时,刺激毛细胞使之兴奋;产生的神经冲动经前庭神经传入中枢,产生直线变速运动感觉,同时引起姿势反射,维持身体平衡。

二、半规管的功能

人体两侧内耳各有三条相互垂直的半规管,分别代表空间的三个平面。每条半规管与椭圆囊连接处都有一个膨大的壶腹,内有壶腹嵴(图9-13),其中有感受性毛细胞。毛细胞的底部与前庭神经末梢相连。

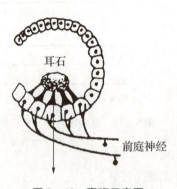

图9-12 囊斑示意图

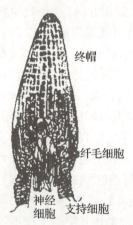

图9-13 壶腹嵴示意图

壶腹嵴的适宜刺激是旋转变速运动。当身体或头部做旋转变速运动时,刺激毛细胞使之兴奋,神经冲动经前庭神经传入中枢,产生旋转变速运动感觉,同时引起姿势反射,以维持身体平衡。

三、前庭反应

前庭器官受刺激而兴奋时,其传入冲动到达有关神经中枢后,除引起一定的位置觉和运动觉外,还能引起各种姿势调节反射和自主神经功能的改变,称为**前庭反应**。例如人在乘电梯时,由于电梯突然上升,下肢伸肌抑制而使腿屈曲;电梯突然下降时,下肢伸肌紧张而使腿伸直,此为前庭器官的姿势调节反射,其意义是维持机体一定的姿势和保持身体平衡。另外,若对前庭器官的刺激过强或刺激时间较长,便会引起恶心、呕吐、眩晕和皮肤苍白等症状,称为**前庭自主神经反应**。对于前庭器官功能过敏的人,即便前庭器官受到的刺激不太强,也可出现强烈的自主神经反应,严重时可导致晕车、晕船、航空病等。前庭反应中最特殊的是躯体旋转运动时引起的眼球运动,称为**眼震颤**。眼震颤主要是半规管受刺激而引起,临床上通过眼震颤试验可判断前庭功能是否正常。

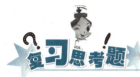

1. 名词解释:感受器 感觉器官 瞳孔对光反射 生理盲点 视敏度 双眼视觉 气传导 前庭自主神经反应
2. 眼视近物时,会发生哪些调节?
3. 眼的折光异常有哪几类?产生原因各是什么?如何矫正?
4. 视锥细胞、视杆细胞的分布和功能各有何特点?
5. 简述明适应和暗适应的发生机制。
6. 声波是如何传入内耳的?
7. 前庭器官包括哪些?各有何生理功能?

(朱洁平)

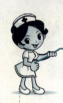

第十章 神经系统

神经系统在人体生理功能活动调节中起着主导作用。它不仅可以直接或间接调节各系统器官、组织和细胞的活动，使之相互制约、联系并协调成为统一的整体；而且可以通过各种感受器，接受体内外的各种信息，对之进行分析、整合、调节和控制，使机体更好地适应体内外环境的变化，维持生命活动的正常进行。随着生产劳动和社会生活的发展，人脑在结构和功能上产生了质的飞跃，形成了学习与记忆、语言与思维、情绪与心理等高级功能，使人类能够主动认识和改造客观世界。

第一节 神经系统活动的一般规律

一、神经元和神经纤维

（一）神经元

1. 神经元（神经细胞）结构　神经元形态多种多样，结构上大致都可分成细胞体和突起两部分，突起又分树突和轴突两种。一个神经元可有一个或多个树突，但一般只有一个轴突。树突短而分枝多；轴突长且分枝少。轴突由神经细胞的轴丘分出，开始一段称为始段，离开细胞体一定距离后获得髓鞘，成为神经纤维。

2. 神经元的功能　神经系统主要含神经元和神经胶质细胞两类细胞。神经元是构成神经系统的结构与功能的基本单位，其主要功能是接受刺激和传递信息。中枢神经元通过传入神经接受体内外的刺激信息，进行分析、整合，再通过传出神经将指令传至所支配的效应器，产生调节和控制作用。神经胶质细胞则主要对神经元起支持、保护和营养作用，并在神经组织损伤后进行修复。

（二）神经纤维

1. 神经纤维的功能与兴奋传速　神经纤维的主要功能是传导兴奋。在神经纤维上传导的兴奋即动作电位称为**神经冲动**。神经纤维兴奋传导速度与神经纤维直径大小、有无髓鞘、髓鞘厚度以及温度高低等因素有关。神经纤维直径越大，兴奋传导速度越快；有髓鞘神经纤维兴奋传导速度比无髓鞘神经纤维快；在一定范围内，温度升高也可加快神经纤维上兴奋传导速度。

2. 神经纤维的兴奋传导特征

（1）生理完整性：神经纤维在实现传导功能时，必需保持其结构和功能上的完整性。破坏神经纤维的结构完整性,如神经纤维被切断,神经冲动就不能通过断口。若影响功能的完整性,即使在结构上仍保持完整,神经冲动传导也会发生障碍。如临床上用局部麻醉药注射到神经干周围,神经冲动的传导可被阻止。

(2) 绝缘性:一根神经干内含有许多神经纤维,但多条神经纤维同时传导兴奋时基本上互不干扰。每条神经纤维传导冲动时只沿其本身传导,不会扩展到相邻的神经纤维,从而使神经调节更具精确性。这种神经纤维传导冲动时彼此隔绝的特性称为绝缘性。

(3) 相对不疲劳性:神经纤维在体外连续电刺激数小时至十几个小时,仍然保持产生和传导兴奋的能力。与突触传递比较,神经纤维传导表现为不易发生疲劳。

(4) 双向性:刺激神经纤维的任何一点,其神经冲动可沿神经纤维向两端同时传导。但在机体反射弧中,神经冲动只能按一定方向传递。

(三) 神经的营养性作用

神经对所支配的组织除发挥调节作用外,其末梢还经常释放一些营养性因子,持续调节所支配组织的代谢活动,从而影响其组织结构和生理功能,这种作用称为神经的营养性作用。营养性因子由神经元的胞体合成,借助于轴浆运输流向末梢,然后释放到所支配的组织中,影响组织的代谢活动。

神经的营养性作用在正常情况下不易被觉察,但在切断神经后便能明显地表现出来。例如,在切断运动神经后,由于失去神经的营养性作用,神经所支配的肌肉逐渐萎缩。此外,被神经支配的组织也可产生神经营养因子,它们作用于神经元,可以支持神经元的生长、发育和正常生理功能活动。

二、神经元间的信息传递

(一) 突触

在神经调节活动中,神经元与神经元之间的联系方式十分复杂,信息传递也很频繁,其中最重要的联系方式就是突触间信息传递。神经元的轴突末梢与其他神经元的胞体或突起相互接触并传递信息的部位称为**突触**。

1. 突触的分类 根据信息传递媒介物的性质不同,可将突触分为化学性突触和电突触。化学性突触通常分为三类,包括:①轴突与胞体相接触,称轴突-胞体突触;②轴突与树突相接触,称轴突-树突突触;③轴突与轴突相接触,称轴突-轴突突触(图 10-1)。另外还可根据突触前神经元对下一个神经元的影响不同,将突触分为兴奋性突触和抑制性突触。

2. 化学性突触结构及其传递过程

(1) 突触的微细结构:突触由突触前膜、突触间隙、突触后膜三部分组成。一个神经元的轴突末梢首先分成许多小支,每个小支的末梢部分膨大呈球状,称为突触小

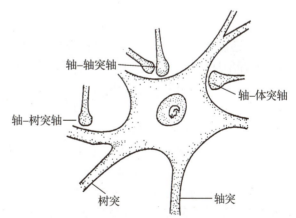

图 10-1 化学性突触分类示意图

体,贴附在下一个神经元的胞体或突起的膜表面。轴突末梢的膜称为突触前膜,与突触前膜相对应的胞体膜或突起的膜则称为突触后膜,两膜之间为突触间隙,宽为20～40 nm。在突触小体的轴浆内,含有大量的囊泡即突触小泡,小泡内含有高浓度的递质(图10-2);在其对应的突触后膜上则存在相应的特异性受体或化学门控通道。

(2) 突触传递的过程:突触前神经元的信息通过突触,传递给突触后神经元的过程称为**突触传递**。突触前神经元兴奋时,动作电位传到轴突末梢,使突触前膜上的 Ca^{2+} 通道开放,细胞外液中的 Ca^{2+} 进入突触小体,促进突触小泡的位移,并与突触前膜接触,继而发生融合和胞裂,导致神经递质释放到突触间隙,经过扩散到达突触后膜,与突触后膜上相应受体或化学门控通道结合。如果突触前神经元释放的是兴奋性神经递质,则主要提高突触后膜对 Na^+ 的通透性,使 Na^+ 内流,导致突触后膜发生去极化,形成**兴奋性突触后电位**(EPSP),从而引起突触后神经元产生兴奋;如果突触前神经元释放的是抑制性神经递质,则

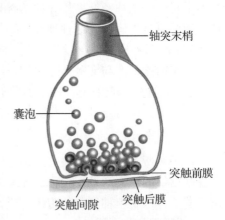

图10-2 化学性突触结构示意图

主要引起突触后膜 Cl^- 通道开放,使 Cl^- 内流,导致突触后膜发生超极化,形成**抑制性突触后电位**(IPSP),从而使突触后神经元产生抑制。此可说明,突触传递是一个电-化学-电的变化过程,即由突触前神经元的生物电变化,通过轴突末梢化学递质的释放与作用,再引起突触后神经元发生生物电变化。

机体内,一个突触前神经元的轴突末梢通常发出多个分支与许多突触后神经元构成突触联系,而一个突触后神经元也可与许多神经元的轴突末梢构成突触联系。例如,一个脊髓前角运动神经元的胞体和树突上所覆盖的来自其他神经元的突触小体可达数千个;而一个大脑皮质神经元的胞体和树突接受的来自其他神经元的突触小体可达上万个。这些突触联系中,既有兴奋性突触联系,也有抑制性突触联系。因此,一个神经元兴奋或抑制以及兴奋与抑制的程度,则取决于这些突触传递产生的综合影响。

(二) 神经递质

神经递质是指神经末梢释放的特殊化学物质,它能作用于神经元或效应器细胞膜上的受体,发挥信息传递功能。现已发现的神经递质种类很多,根据其释放的部位不同,一般可分为外周神经递质和中枢神经递质两大类。

1. 外周神经递质 主要有乙酰胆碱和去甲肾上腺素,有关内容参见第四节。

2. 中枢神经递质 中枢神经递质比外周神经递质复杂得多,已确定的主要有乙酰胆碱、单胺类、氨基酸类及肽类。乙酰胆碱在中枢分布最为广泛,它几乎涉及了中枢神经系统的所有功能,包括学习和记忆、觉醒和睡眠、感觉与运动、内脏活动以及情绪活动等,是中枢神经系统中十分重要的神经递质。单胺类递质包括多巴胺、去甲肾上腺素和5-羟色胺等,它们分别组成不同的递质系统。氨基酸类递质包括谷氨酸、γ-氨基丁酸、甘氨酸和门冬氨酸等。肽类递质包括下丘脑的调节肽、神经垂体肽、阿片肽和脑-肠肽等。此外,腺苷、ATP、一氧化氮、一氧化碳等也可能属于神经递质。

三、反射中枢的活动规律

（一）中枢神经元的联系方式

中枢神经系统存在数以亿计的神经元，包括传入神经元、中间神经元和传出神经元三种。它们之间的联系非常复杂，但主要有单线式、辐散式、聚合式、环式、链锁式等联系方式（图10-3）。

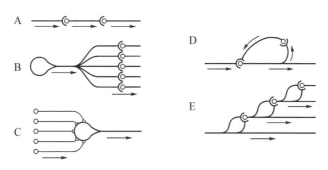

图 10-3 中枢神经元的联系方式示意图
注：A. 单线式联系；B. 辐散式联系；C. 聚合式联系；D. 环式联系；E. 链锁式联系

1. 单线式联系　是指一个突触前神经元仅与一个突触后神经元发生突触联系。例如，视网膜中央凹处的一个视锥细胞通常只与一个双极细胞形成突触联系，这种联系方式可使视锥系统具有较高的分辨能力。

2. 辐散式联系　是指一个神经元的轴突可以通过分支与许多神经元建立突触联系。它能使一个神经元的兴奋引起许多神经元同时兴奋或抑制，在感觉传导通路上多见。

3. 聚合式联系　是指同一神经元的细胞体与树突可接受许多不同轴突来源的突触联系。这种联系使来自许多不同神经元的兴奋或抑制在同一神经元上发生整合，导致该神经元兴奋或抑制，在运动传出通路上多见。

4. 环式联系　是指一个神经元通过其轴突的侧支与中间神经元联系，中间神经元反过来再与该神经元发生突触联系，构成闭合环路。如中间神经元是兴奋性神经元，则通过环式联系使兴奋效应得到增强和时间上的延伸；如中间神经元是抑制性神经元，则通过环式联系使得兴奋效应及时终止。

5. 链锁式联系　为辐散与聚合同时存在的联系方式，兴奋冲动通过链锁状联系，可扩大作用的空间范围。

（二）中枢的兴奋传递特征

中枢神经系统内兴奋传递至少经过一次以上的突触接替，因此中枢兴奋传递比神经纤维上兴奋传导复杂。现以化学性突触传递为例，说明中枢兴奋传递特征及其产生机制（表10-1）。

表 10-1 中枢兴奋传递特征及其产生机制

特征	产生机制
单向传递	递质由突触前神经元释放，受体或化学门控通道分布在突触后膜，兴奋只能从突触前神经元向突触后神经元传递

续表 10-1

特　征	产　生　机　制
中枢延搁	突触传递经历突触前膜递质的释放、扩散以及与突触后膜相应受体或化学门控通道的结合等环节，因此耗时较长
总和	一根神经纤维连续传入冲动或从多根神经纤维同时传入冲动时，可使突触后神经元发生 EPSP 或 IPSP 的总和，达到阈电位时引发动作电位即兴奋
兴奋节律改变	由于突触后神经元自身功能状态，以及它同时接受多个突触前神经元的信息传递，最后传出冲动的节律取决于各种影响因素的综合效应
后发放	在反射活动中，刺激停止后，由于中间神经元的环式联系，使传出神经仍可在一定时间内继续发放冲动
对内环境变化敏感和易疲劳	突触部位易受各种因素如缺氧、CO_2 增加、麻醉剂等影响，改变突触传递的能力；递质耗竭后产生突触传递疲劳

（三）中枢抑制

在任何反射活动中，中枢内既有兴奋活动又有抑制活动，并相互协调。例如吞咽时呼吸停止，屈肌反射进行时伸肌活动即受抑制。兴奋与抑制都是主动过程，是通过突触传递来实现的。根据中枢抑制产生的部位与机制的不同，抑制可分为突触后抑制和突触前抑制两类。**突触后抑制**是通过抑制性中间神经元释放抑制性递质，在突触后膜产生抑制性突触后电位，使与其发生突触联系的神经元发生的抑制，有传入侧支性抑制和回返性抑制两种类型。传入侧支性抑制的生理意义是使互相拮抗的两个中枢活动协调起来；而回返性抑制的生理意义是使原已兴奋的神经元受到抑制，进行负反馈控制，防止神经元过度和过久的兴奋。**突触前抑制**是通过突触前膜释放的兴奋性递质减少，使突触后神经元的兴奋性突触后电位降低而引起的抑制，其生理意义是调控感觉信息向中枢的传入，使感觉更加清晰。

第二节　神经系统的感觉功能

感觉是神经系统的一项重要生理功能。体内外各种刺激作用于感受器或感觉器官后，通过特定的感觉传入通路，传向大脑皮质相应的感觉中枢，并经过其对传入的感觉信息的分析整合，产生各种感觉。

一、脊髓的感觉传导功能

通过脊髓上传到大脑皮质的躯体感觉传导通路可分为浅感觉传导通路和深感觉传导通路两类。浅感觉传导通路传导痛觉、温度觉和轻触觉；其传入纤维由后根的外侧部进入脊髓，在后角换元，再发出纤维在中央管前交叉到对侧，分别经脊髓丘脑侧束（痛、温觉）和脊髓丘脑前束（轻触觉）上行抵达丘脑。深感觉传导通路传导肌肉本体感觉和深部压觉，其传入纤维由后根的内侧部进入脊髓，在同侧后索上行，抵达延髓下部薄束核和楔束核后更换神经元，由此发出纤维交叉到对侧，经内侧丘系至丘脑。

因此，浅感觉传导通路是先交叉后上行，而深感觉传导通路是先上行后交叉。在脊髓半离断的情况下，浅感觉的障碍发生在离断的对侧，而深感觉的障碍则发生在离断的同侧。

二、丘脑及其感觉投射系统功能

（一）丘脑核团及感觉功能

丘脑有大量神经元组成的核团群。各种感觉通路（除嗅觉）都在此交换神经元，然后再向大脑皮质投射。因此，它是感觉的中继站，同时也能对感觉进行粗略的分析与综合。丘脑的核团可划分为以下三类：

1. **感觉接替核** 主要有后腹核、内侧膝状体、外侧膝状体等，这些核团接受感觉的投射纤维，经过换元后投射到大脑皮质感觉区的特定区域，是所有特定感觉冲动（除嗅觉外）传向大脑皮质的换元接替站。

2. **联络核** 主要有丘脑前核、外侧腹核、丘脑枕等，这些核团接受丘脑感觉接替核和其它皮质下中枢的传出纤维（但不直接接受感觉的投射纤维），经过换元，发出纤维投射到大脑皮质的某一特定区域，是各种感觉通向大脑皮质的联系与协调部位。

3. **非特异投射核** 主要是髓板内核群，包括中央中核、束旁核、中央外侧核等，这些核团没有直接投射到大脑皮质的纤维，而是通过多突触接替换元后，再弥散地投射到整个大脑皮质，对维持和改变大脑皮质兴奋状态起重要作用。

（二）感觉投射系统

由丘脑投射到大脑皮质的感觉投射系统（图10-4），根据其投射特征的不同分成两大系统，即特异投射系统和非特异投射系统。

1. **特异投射系统** 丘脑感觉接替核及其投射至大脑皮质的神经通路称为**特异投射系统**。各种感觉（嗅觉除外）的传入纤维经脊髓到达丘脑的感觉接替核，换元后发出特异性投射纤维，投射到大脑皮质的特定感觉区。每一种感觉的传导投射通路都是专一的，具有点对点的投射关系。其主要功能是引起特定的感觉，并激发大脑皮质发出传出神经冲动。丘脑的联络核在结构上也与大脑皮质有特定的投射关系，所以也属于特异投射系统。

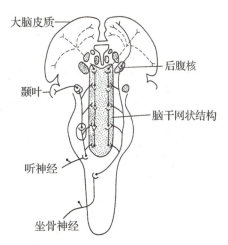

图10-4 感觉投射系统示意图
注：点状区代表脑干网状结构
实线代表丘脑特异投射系统
虚线代表丘脑非特异投射系统

2. **非特异投射系统** 丘脑的非特异投射核及其投射到大脑皮质的神经通路称为**非特异投射系统**。各种感觉的传入纤维经过脑干时，发出许多侧支，与脑干网状结构的神经元发生突触联系，经多次换元，抵达丘脑的髓板内核群，换元后发出投射纤维，弥散地投射到大脑皮质的广泛区域。该系统不具有点对点的投射关系，不产生特定感觉，其主要功能是改变大脑皮质兴奋性，维持机体觉醒状态。

实验证明，脑干网状结构内存在上行唤醒作用的功能系统，称为**脑干网状结构上行激动系统**。这种上行激动作用主要是通过丘脑非特异投射系统实现。当这一系统的上行冲动减少时，大脑皮质就由兴奋状态转入抑制状态，此时动物表现为安静或睡眠；如果这一系统受损伤，可发生昏睡。上行激动系统是一个多突触接替的系统，因此易于受药物的影响而发生传导阻滞。例如，巴比妥类催眠药作用可能就是由于阻断了上行激动系统的传导，使大脑皮质的兴奋性降低；一些全身麻醉药（乙醚等）也可能是首先抑制了上行激动系统和大脑皮质的活动而发挥麻醉作用的。

丘脑两个感觉投射系统起止、特点、功能各不相同（表10-2），它们互相配合，使大脑皮质既能处于觉醒状态，又能产生各种特定感觉。

表10-2 丘脑特异投射系统与非特异投射系统的比较

项目	特异投射系统	非特异投射系统
起源	感觉接替核、联络核	非特异投射核
终止	大脑皮质特定感觉区	大脑皮质广泛区域
路径	有每种感觉专门传导路径	无感觉专门传导路径
特点	点对点投射	点对面投射，即弥散性投射
突触	突触联系少，不易受药物影响	突触联系多，易受药物影响
功能	产生特定感觉，激发大脑皮质发出传出神经冲动	改变大脑皮质兴奋性，维持机体觉醒状态

三、大脑皮质的感觉分析功能

（一）体表感觉

中央后回是全身体表感觉的投射区域，称为**第一感觉区**。其感觉投射规律包括：①交叉投射，即躯干、四肢传入冲动是向对侧大脑皮质投射，但头面部感觉的投射是双侧性的；②上下倒置，即投射区域的空间排列是倒置的，下肢代表区在顶部，上肢代表区在中间部，头面部代表区在底部，但头面部内部排列是正立的；③投射区域的大小与不同体表部位的感觉分辨精细程度正相关，分辨愈精细的部位在中央后回的代表区也愈大。例如感觉灵敏度高的大拇指、示指和唇的代表区较大，而感觉迟钝的躯干代表区则较小（图10-5）。

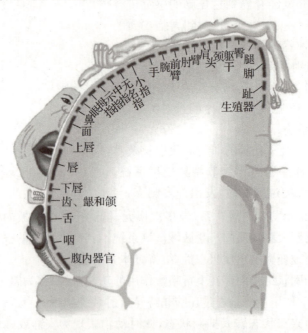

图10-5 大脑皮质体表感觉区示意图

人脑中央前回与岛叶之间还有第二感觉区。第二感觉区面积远比第一感觉区小,向此区投射是双侧性的,空间分布呈正立位。第二感觉区可能对感觉有粗糙的分析作用。

(二) 本体感觉

本体感觉是指肌肉、肌腱、关节等处的位置觉与运动觉,本体感觉的投射区在中央前回。它们接受来自肌肉、肌腱和关节等处的感觉信息,以感知身体在空间的位置、姿势、运动状态和运动方向。目前认为,中央前回既是运动区,也是本体感觉的投射区。

(三) 内脏感觉

内脏感觉的投射区在第一和第二感觉区、运动辅助区和边缘系统等皮质部位,但投射区小且不集中,这可能是内脏感觉性质模糊、定位不准确的原因。

(四) 视觉

视觉投射区在皮质内侧面枕叶距状裂的上、下缘。左眼颞侧和右眼鼻侧视网膜的传入纤维投射到左侧枕叶皮质,而右眼颞侧和左眼鼻侧视网膜的传入纤维投射到右侧枕叶皮质。视网膜上半部传入纤维投射到距状裂的上缘,视网膜下半部传入纤维投射到距状裂的下缘;视网膜中央的黄斑传入纤维投射到距状裂的后部,视网膜周边区传入纤维投射到距状裂的前部(图10-6)。

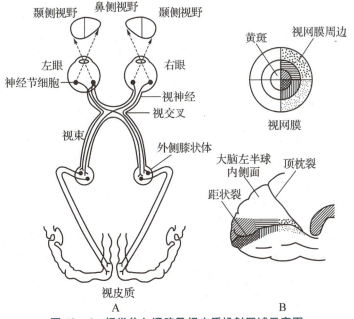

图10-6 视觉传入通路及视皮质投射区域示意图

注:A. 视觉传入通路 B. 视网膜各部分在视皮质的投射区域

(五) 听觉

听觉皮质代表区位于颞横回和颞上回。听觉的投射是双侧性的,即一侧皮质代表区接受双侧耳蜗感觉传入投射。

(六) 嗅觉和味觉

嗅觉在大脑皮质的投射区随着进化而渐趋缩小,在高等动物只有边缘叶的前底部,包括梨状区皮质的前部、杏仁核的一部分。味觉投射区在中央后回头面部感觉投射区的下侧。

四、痛觉

痛觉是指机体某处受到伤害性刺激时产生的感觉,常伴有不愉快的情绪活动、自主神经反应和/或防御反应。痛觉可作为机体受损害的警报信号,因而具有保护机体的生理意义。在临床工作中,认识疼痛产生的原因和规律,对于疾病的诊断和治疗具有重要意义。

（一）躯体痛

躯体痛可分为体表痛和深部痛。

1. 体表痛　发生在体表某处的疼痛称为**体表痛**。当伤害性刺激作用于皮肤时,可先后出现两种性质不同的痛觉,即快痛和慢痛。**快痛**是一种尖锐而定位清楚的"刺痛";它在刺激时很快发生,撤除刺激后很快消失。**慢痛**是一种定位不明确的"烧灼痛";它在刺激后过0.5~1.0秒才能被感觉到,痛感强烈而难以忍受,撤除刺激后还可持续几秒钟,常伴有不愉快的情绪反应以及心血管、呼吸等方面的变化。

2. 深部痛　发生在躯体深部,如骨、骨膜、关节、肌腱、肌肉和韧带等处的疼痛称为**深部痛**。深部痛一般表现为慢痛,其特点是定位不准确,可伴有自主神经反应,如恶心、出汗和血压变化等。

（二）内脏痛

发生在内脏的疼痛称为**内脏痛**。内脏痛与皮肤痛相比有以下不同的特征,包括:①定位不清楚(主要特点)、发生缓慢、持续和对刺激的分辨能力差,常伴有明显的不愉快情绪反应;②对切割、烧灼等刺激不敏感,而对机械性牵拉、缺血、痉挛和炎症等刺激敏感;③常伴有牵涉痛。

内脏疾病往往引起体表的某些部位发生疼痛或痛觉过敏,这种现象称为**牵涉痛**。发生牵涉痛的部位与真正的患病内脏之间有固定的对应关系,了解牵涉痛的部位,对诊断某些内脏疾病有一定的参考价值。

知识链接　常见内脏疾病牵涉痛现象

内脏疾病常常在体表的某些部位发生牵涉痛。例如,心肌缺血时,可发生心前区和左上臂尺侧产生疼痛;肝脏、胆囊病变时,右肩胛区出现疼痛;患阑尾炎时,初期可有上腹部或脐区疼痛;肾或输尿管结石时,腰部、腹股沟发生疼痛。因此,通过了解牵涉痛的部位,可辅助诊断某些内脏疾病。此外,某些躯体深部痛也可伴有牵涉痛。

（董克江）

第三节　神经系统对躯体运动的调节

躯体运动都是在神经系统的控制下完成的。神经系统对运动的调节是复杂的反射活动,由大脑皮质、皮质下核团、小脑、脑干下行系统及脊髓共同配合完成。

一、脊髓的运动调节功能

脊髓是调节躯体运动的最基本的中枢部位。在脊髓水平能完成的躯体运动反射主要是牵张反射、屈肌反射和对侧伸肌反射。

1. 牵张反射　以脊髓为反射中枢的最基本的躯体运动反射是牵张反射。**牵张反射**是指骨骼肌受外力牵拉时,引起受牵拉的同一块肌肉收缩的反射活动(图10-7)。牵张反射有肌紧张和腱反射两种类型。

(1) 腱反射：**腱反射**是指快速牵拉肌腱时发生的牵张反射,表现为被牵拉的肌肉迅速而明显的缩短。例如膝反射,当叩击髌骨下方的股四头肌肌腱时,股四头肌因牵拉而发生快速的反射性收缩。腱反射是单突触反射,正常情况下受高位脑的控制。临床上常通过腱反射的检查,了解神经系统的功能状态。

(2) 肌紧张：**肌紧张**是指缓慢持续牵拉肌腱时发生的牵张反射,表现为受牵拉的肌肉发生微弱而持久的紧张性收缩,阻止其被拉长。肌紧张是多突触反射,能持久进行,不易疲劳,但收缩力量不大,不会引起躯体明显的位移。肌紧张是维持躯体姿势最基本的反射活动。

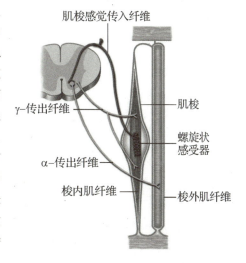

图10-7　牵张反射的反射弧示意图

2. 屈肌反射和对侧伸肌反射　当一侧肢体受到伤害性刺激时,同侧肢体的屈肌收缩而伸肌舒张,肢体产生屈曲,称为**屈肌反射**。屈肌反射使躯体躲避伤害性刺激,具有一定保护意义。当一侧肢体受到严重的伤害性刺激,在同侧肢体屈肌收缩的同时,对侧肢体伸展的反射活动,称为**对侧伸肌反射**。对侧伸肌反射是一种姿势反射,对于防止躯体倾倒、维持身体平衡具有重要意义。

知识链接

脊休克

有许多反射可在脊髓水平完成,但由于脊髓经常处于高位中枢的控制之下,故其本身具有的功能不易表现出来。当脊髓与高位脑中枢突然离断后,断面以下的脊髓会暂时丧失反射活动能力而进入无反应状态,这种现象称为**脊休克**。脊休克主要表现为离断面以下脊髓所支配的躯体和内脏的反射活动均减退或消失,如骨骼肌的紧张性降低甚至消失,外周血管扩张,血压下降,发汗反射消失,粪、尿潴留等。之后,一些以脊髓为基本中枢的反射活动可逐渐恢复,恢复的速度与动物进化水平和个体发育状况有关。如蛙在脊髓离断后数分钟即可恢复;犬于数天后恢复;人类则需要数周以至数月才能恢复。较简单和较原始的反射先恢复,血压也逐渐回升至一定水平,并有一定的排便、排尿能力,但离断面以下的知觉和随意运动能力永久丧失。

二、脑干的运动调节功能

脑干的运动调节功能主要是对肌紧张的调节,通过网状结构的易化区和抑制区的活动实现。

实验证明,网状结构中存在抑制和加强肌紧张及肌运动的区域(图10-8)。对肌紧张和肌运动有加强作用的部位称为**易化区**,分布于延髓网状结构的背外侧部分、脑桥被盖、中脑中央灰质及被盖等部位。位于延髓网状结构腹内侧部分的抑制肌紧张和肌运动的部位称为**抑制区**。小脑前叶两侧部和前庭核可通过易化区使肌紧张加强;大脑皮质运动区、纹状体和小脑前叶蚓部可通过抑制区使肌紧张减弱。

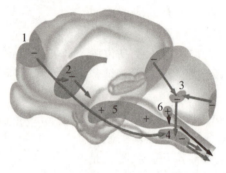

图10-8 猫脑干网状结构的易化区与抑制区示意图

注:"-"表示抑制区 1.大脑皮质;2.尾状核;3.小脑;4.网状结构抑制区
"+"表示易化区 5.网状结构易化区;6.延髓前庭核

知识链接 去大脑僵直

若在动物的中脑上、下丘之间切断脑干,动物会出现抗重力肌(伸肌)的肌紧张亢进,表现为四肢伸直,头尾昂起,脊柱挺硬,这一现象称为**去大脑僵直**。去大脑僵直是一种增强的牵张反射,表现在脑干网状结构对肌紧张的平衡调节作用中,由于切断了大脑皮质运动区、纹状体等与抑制区的功能联系,从而使易化区活动较抑制区占优势,以至肌紧张增强,出现去大脑僵直。

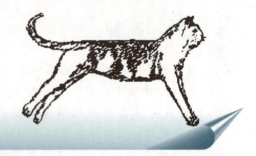

三、小脑的运动调节功能

小脑有大量的传入、传出纤维,与大脑皮质、丘脑、脑干网状结构、红核、脊髓等处发生广泛的联系。依据小脑的传出、传入纤维联系,可将小脑分为前庭小脑、脊髓小脑和皮质小脑三个功能部分,它们在躯体运动的调节中具有重要作用。

1. 前庭小脑 前庭小脑主要由绒球小结叶构成,主要接受前庭器官的传入信息,具有维持身体姿势平衡的作用。前庭小脑受损的患者会出现步基宽(站立时两脚之间的距离增宽)、站立不稳、步态蹒跚、容易跌倒等平衡失调的症状,但在得到扶持时,随意运动仍能协调进行。

2. **脊髓小脑** 脊髓小脑由小脑蚓部和半球中间部组成,其主要功能是调节正在进行过程中的运动,协助大脑皮质对随意运动进行适时控制。脊髓小脑受损后,因为不能有效利用来自大脑皮质和外周感觉的反馈信息协调运动,而使运动变得笨拙、不准确,出现**小脑性共济失调**,表现为随意运动的力量、方向及限度协调障碍;患者不能完成精巧的动作;在动作进行过程中,肌肉发生抖动而把握不住方向,特别在精细动作的终末出现**意向性震颤**。此外,脊髓小脑还有调节肌紧张的功能,受损后可出现肌张力减弱、四肢乏力等情况。

3. **皮质小脑** 皮质小脑是指小脑半球外侧部,主要参与随意运动的设计和运动程序的编制。在学习某种精巧运动过程中,大脑皮质与小脑之间不断进行联合活动,同时脊髓小脑不断接受感觉传入信息,纠正运动过程中出现的偏差,使运动逐步协调和熟练起来。在此过程中,皮质小脑参与这种精巧运动的设计和编程,待运动熟练后就储存了一整套程序。当大脑皮质发动这种精巧运动时,首先通过大脑-小脑回路从皮质小脑提取程序,并将它回输到运动皮质,再通过皮质脊髓束和皮质脑干束发动运动,这样就使得运动变得精巧、协调和快速,如骑自行车、游泳、演奏乐器、打字等。但皮质小脑受损后并不出现明显的运动功能障碍。

四、基底神经节的运动调节功能

基底神经节是大脑皮质下一些核团的总称,主要包括纹状体、丘脑底核和黑质。纹状体又包括尾核、壳核和苍白球,按发生的先后,将尾核和壳核称新纹状体,苍白球称旧纹状体。黑质可分为致密斑和网状部两部分。

基底神经节有重要的运动调节功能,对随意运动的产生与稳定、肌张力的控制、本体感觉传入信息的处理等都具有重要作用。基底神经节还参与运动的设计和编程,并且其有些核团还参与自主神经调节、心理行为和学习记忆等功能活动。

知识链接   **帕金森病与亨廷顿病**

基底神经节受损后,主要出现为肌紧张异常和动作过分增减,在临床上主要发生以下两类疾病。

一类是肌张力过强而运动过少性疾病。其典型代表是**帕金森病**,又称震颤麻痹症,主要症状是全身肌张力增高、肌肉强直、随意运动减少、动作缓慢、面部表情呆板(面具脸),常伴有静止性震颤(多见于上肢,尤其是手部)。动作症状主要出现在动作的准备阶段,动作一旦发起,则可以继续进行。现已明确,此病发生的原因是双侧黑质病变,多巴胺能神经元受损变性,致使脑内多巴胺含量明显降低引起。临床上给予患者服用多巴胺的前体左旋多巴以增加多巴胺的合成,可改善肌肉强直和动作缓慢症状。另外,给予 M 受体拮抗剂如东莨菪碱、苯海索等也有一定的治疗作用。

另一类是肌张力不全而运动过多性疾病。这类疾病有亨廷顿病和手足徐动症等。**亨廷顿病**又称舞蹈病,主要表现为不自主的上肢和头部的舞蹈样动作,伴有肌张力降低等,其主要病变部位在双侧新纹状体。新纹状体的病变致使纹状体内胆碱能神经元和 γ-氨基丁酸能神经元的功能明显减退,而使黑质多巴胺能神经元的功能相对亢进,导致运动过多的症状出现。临床上用利血平耗竭多巴胺,可缓解这类疾病的症状。

五、大脑皮质的运动调节功能

大脑皮质是调节躯体运动的最高级中枢,能发动和调节各种随意运动、调节肌紧张等。人和灵长类动物的大脑皮质运动区发达,包括中央前回、运动前区、运动辅助区和后部顶叶皮质等区域。

(一)主要运动区

大脑皮质的主要运动区是指中央前回和运动前区(图 10-9),其功能特点包括:①交叉支配,即一侧大脑皮质支配对侧躯体的肌肉;但在头面部,下部面肌和舌肌主要受大脑皮质对侧支配,其余部分为大脑皮质双侧支配。②上下倒置,即下肢肌肉的代表区在皮质的顶端,上肢肌肉的代表区在中间部,头面部肌肉的代表区在底部;但头面部代表区的安排是正立的。③皮质代表区域的大小与该部位肌肉运动的精细和复杂程度呈正相关;如躯干所占的面积较小,而手、五指及发声部位所占的面积很大,达到一半以上。

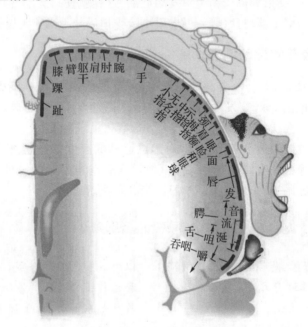

图 10-9 人大脑皮质中央前回运动区示意图

(二)其他运动区

在人和猴的两大脑半球纵裂的内侧壁,还存在运动辅助区。电刺激该区引起的肢体运动一般是双侧性的。破坏此区可使双手协调性动作难以完成,复杂动作变得笨拙。此外,第一、第二感觉区以及后部顶叶皮质等区域也与运动有关。

(三)运动传出通路及其功能

大脑皮质通过下行运动传出通路将兴奋传到骨骼肌,发动复杂的动作。运动传出通路分为锥体系和锥体外系。

锥体系是指皮质脊髓束和皮质脑干束。锥体系的主要功能是传达大脑皮质运动区的指令,管理头面部、躯干和四肢的随意运动。**锥体外系**是指锥体系以外的所有控制脊髓运动神经元活动的下行通路。锥体外系的主要功能是调节肌紧张和肌群的协调动作。人的运动传导通路损伤后,在临床上常出现柔软性麻痹(软瘫)和痉挛性麻痹(硬瘫)两种表现。两者都有随意运动的丧失,但前者伴有牵张反射减弱或消失;后者则伴有牵张反射亢进。若皮质脊髓侧束损伤后将出现**巴宾斯基征**阳性体征,即以钝物划足跖外侧时,出现拇趾背屈和其他四趾外展呈扇形散开的体征。

第四节　神经系统对内脏活动的调节

人体内脏器官的活动主要受自主神经系统的调节,自主神经系统也称内脏神经系统。自主神经系统包含传入神经和传出神经,但习惯上仅指支配内脏器官的传出神经。自主神经从中枢发出后,一般不抵达效应器官,而是要通过自主神经节更换神经元。由中枢发出到自主神经节的神经纤维称为节前纤维,由神经节发出支配效应器官的神经纤维称为节后纤维。

一、自主神经系统的主要功能及其生理意义

自主神经系统按其结构和功能的不同,分为交感神经和副交感神经两部分。它们分布至内脏、心血管和腺体,并调节这些器官的功能,同时也受中枢神经系统的控制。

(一)自主神经系统的主要功能

自主神经系统,即交感神经和副交感神经的功能在以前的章节中已作过一些介绍,现将其主要功能按人体系统、器官的分类归纳见表10-3。

表10-3　自主神经系统的主要功能

系统器官	交感神经	副交感神经
循环系统	心率加快、心肌收缩力加强,皮肤、内脏血管显著收缩,骨骼肌血管收缩(肾上腺素能)或舒张(胆碱能)	心率减慢、心房肌收缩力减弱,外生殖器等血管舒张
呼吸系统	支气管平滑肌舒张,抑制腺体分泌	支气管平滑肌收缩,促进腺体分泌
消化系统	胃肠、胆囊运动减弱,括约肌收缩,黏稠唾液分泌增多	胃肠、胆囊运动增强,括约肌舒张;稀薄唾液、胃液、胰液、胆汁分泌增多
泌尿生殖系统	膀胱逼尿肌舒张,尿道内括约肌收缩,抑制排尿;未孕子宫平滑肌舒张,已孕子宫平滑肌收缩	膀胱逼尿肌收缩,尿道内括约肌舒张,促进排尿
眼	虹膜辐射状肌收缩、瞳孔开大、睫状肌松弛	虹膜环行肌收缩、瞳孔缩小;睫状肌收缩;泪腺分泌
皮肤	汗腺分泌,竖毛肌收缩	—
内分泌系统	肾上腺髓质激素分泌	胰岛素分泌
新陈代谢	糖原分解	—

(二)自主神经系统活动的生理意义

交感神经的活动常以**交感-肾上腺髓质系统**参与反应。当人体遇到内外环境的急变,如剧烈运动、窒息、失血、剧痛、寒冷、惊恐等紧急情况时,可引起交感神经的广泛兴奋,表现为心跳加快加强,心输出量增多,血压升高;皮肤和腹腔内脏血管收缩,骨骼肌血管舒张,血液

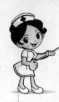

重新分配;贮血库内的血液进入血液循环,红细胞增加;支气管平滑肌舒张,呼吸加深加快,肺通气量增多;代谢活动加强,以提供充足的能量。同时肾上腺髓质激素分泌增多,中枢神经系统的兴奋性增高,以提高机体反应的灵敏性。可见,交感-肾上腺髓质系统活动的生理意义是增强机体对各器官潜力的动员,促使机体迅速适应环境的急骤变化。

人体在安静时,副交感神经的活动增强,表现为心脏活动抑制,瞳孔缩小,消化、排泄和生殖功能增强,以促进营养物质吸收和能量补充等。副交感神经活动加强常伴有胰岛素分泌增多,称为**迷走-胰岛系统**。这一系统活动的生理意义是使机体休整恢复、促进消化吸收、积蓄能量,并利于排泄和生殖,保证机体安静时基本生命活动的正常进行。

二、自主神经系统的外周递质和受体

(一) 自主神经系统的外周递质

自主神经对内脏器官活动的调节是通过神经末梢释放神经递质来实现的,这些递质属于外周神经递质,主要有乙酰胆碱和去甲肾上腺素等。根据所释放递质种类的不同,将自主神经纤维分为两类,即末梢释放乙酰胆碱的称为**胆碱能纤维**;末梢释放去甲肾上腺素的称为**肾上腺素能纤维**。胆碱能纤维主要包括交感神经节前纤维、副交感神经节前和节后纤维以及小部分交感神经节后纤维(支配汗腺和骨骼肌血管);肾上腺素能纤维是指绝大部分交感神经节后纤维。

(二) 自主神经系统的受体

1. 胆碱能受体 能与乙酰胆碱结合的受体称为**胆碱能受体**,可分为毒蕈碱受体和烟碱受体两类。

(1) 毒蕈碱受体(M受体):分布于副交感神经节后纤维和交感胆碱能节后纤维所支配的效应器细胞膜上。乙酰胆碱和M受体结合时,产生一系列交感和副交感神经节后胆碱能纤维兴奋的效应,称为**毒蕈碱样作用**,简称**M样作用**,阿托品是M受体阻断剂。

(2) 烟碱受体(N受体):烟碱受体分为两类,即N_1受体和N_2受体两种亚型。N_1受体分布于自主神经节突触后膜上;N_2受体分布于骨骼肌的运动终板膜上,不属于自主神经系统的受体。乙酰胆碱与N受体结合产生的生理效应称为**烟碱样作用**,简称**N样作用**,表现为自主神经节后纤维兴奋,以及骨骼肌的兴奋和收缩。六烃季胺是N_1受体的阻断剂;十烃季胺是N_2受体的阻断剂;筒箭毒碱是N_1受体和N_2受体的阻断剂。

2. 肾上腺素能受体 能与儿茶酚胺类神经递质(包括肾上腺素、去甲肾上腺素、多巴胺)结合的受体称为**肾上腺素能受体**,可分为α肾上腺素能受体(简称α受体)和β肾上腺素能受体(简称β受体)两类。

(1) α受体:α受体可分为$α_1$受体和$α_2$受体两种亚型。$α_1$受体主要分布于大多数内脏平滑肌和腺体上,$α_2$受体主要存在于突触前膜上。肾上腺素和去甲肾上腺素与$α_1$、$α_2$受体结合后,在不同器官上产生兴奋或抑制性效应。酚妥拉明是α受体的阻断剂。

(2) β受体:β受体主要分为$β_1$、$β_2$、$β_3$三种亚型。$β_1$受体主要分布在心脏组织内,它与肾上腺素和去甲肾上腺素结合后,产生兴奋效应;$β_2$受体分布于各类器官组织的平滑肌细胞上,与肾上腺素和去甲肾上腺素结合后,产生抑制效应;$β_3$受体存在于脂肪组织内,与肾上腺素和去甲肾上腺素结合后,促进脂肪分解。普萘洛尔是β受体的阻断剂。

自主神经系统受体分布及其与相关递质结合后产生的生理效应见表10-4。

表 10-4 自主神经系统胆碱能和肾上腺素能受体的分布及其生理效应

效应器	胆碱能系统 受体	胆碱能系统 生理效应	肾上腺素能系统 受体	肾上腺素能系统 生理效应
自主神经节	N_1	节前-节后兴奋传递		
眼				
虹膜环行肌	M	收缩(缩瞳)		
虹膜辐射状肌			α_1	收缩(扩瞳)
睫状体肌	M	收缩(视近物)	β_2	舒张(视远物)
心				
窦房结	M	心率减慢	β_1	心率加快
房室传导系统	M	传导减慢	β_1	传导加快
心肌	M	收缩力减弱	β_1	收缩力增强
血管				
冠状血管	M	舒张	α_1	收缩
			β_2	舒张(为主)
皮肤黏膜血管	M	舒张	α_1	收缩
骨骼肌血管	M	舒张	α_1	收缩
			β_2	舒张(为主)
脑血管	M	舒张	α_1	收缩
腹腔内脏血管			α_1	收缩(为主)
			β_2	舒张
唾液腺血管	M	舒张	α_1	收缩
支气管				
平滑肌	M	收缩	β_2	舒张
腺体	M	促进分泌	α_1	抑制分泌
			β_2	促进分泌
胃肠				
胃平滑肌	M	收缩	β_2	舒张
小肠平滑肌	M	收缩	α_2	舒张
			β_2	舒张
括约肌	M	舒张	α_1	收缩
腺体	M	促进分泌	α_2	抑制分泌
胆囊和胆道	M	收缩	β_2	舒张
膀胱				
逼尿肌	M	收缩	β_2	舒张
三角区和括约肌	M	舒张	α_1	收缩
输尿管平滑肌	M	收缩	α_1	收缩
子宫平滑肌	M	可变	α_1	收缩(有孕)
			β_2	舒张(无孕)
皮肤				
汗腺	M	促进温热性发汗	α_1	促进精神性发汗
竖毛肌			α_1	收缩
唾液腺	M	分泌大量稀薄唾液	α_1	分泌少量黏稠唾液
代谢				
糖酵解			β_2	加强
脂肪分解			β_3	加强

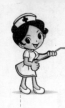

三、内脏活动的中枢调节

(一) 脊髓

脊髓是调节内脏活动的低级中枢,可以完成基本的血管张力反射、发汗反射、排尿反射、排便反射及勃起反射等调节,但脊髓的这些反射调节功能是不完善的,平时接受高位中枢的控制。

(二) 低位脑干

延髓可以初步完成循环、呼吸等基本生命反射,有"**生命中枢**"之称。脑干网状结构中存在许多与内脏活动调节有关的神经元,其下行纤维支配脊髓,调节脊髓的自主神经功能。此外,中脑是瞳孔对光反射的中枢部位。

(三) 下丘脑

下丘脑不仅是内脏活动调节的较高级中枢,而且能将内脏活动与内分泌、躯体活动联系起来,参与调节机体的摄食、体温、水平衡、内分泌和生物节律控制等重要的生理过程。

1. 调节摄食　动物实验证实,下丘脑外侧区存在摄食中枢,腹内侧核存在饱中枢。摄食中枢和饱中枢之间存在交互抑制关系,下丘脑通过摄食中枢和饱中枢的活动,调节摄食行为。

2. 调节体温　体温调节的基本中枢在下丘脑,通过视前区-下丘脑前部的温度敏感神经元调节机体的产热和散热活动,保持体温的相对恒定(参见第七章)。

3. 调节水平衡　下丘脑内有控制摄水的饮水中枢;下丘脑还可通过改变抗利尿激素的分泌控制排水(参见第八章)。

4. 调节内分泌腺的活动　下丘脑促垂体区分泌多种调节性多肽,调节腺垂体激素的分泌。此外,下丘脑视上核和室旁核的神经细胞能合成血管升压素和催产素,经下丘脑-垂体束运至神经垂体贮存,根据机体需要释放(参见第十一章)。

5. 生物节律控制　**生物节律**是指机体的许多活动按一定的时间顺序发生的周期性变化。人体最重要的生物节律是日周期节律,如体温、血细胞数、促肾上腺皮质激素分泌等都有日周期的变化。研究证明,日周期控制的关键部位可能在下丘脑的视交叉上核。毁损动物双侧视交叉上核,动物正常的昼夜节律就消失。

6. 其他功能　下丘脑能产生如食欲、渴觉和性欲等欲望,并能调节相应的本能行为;此外,下丘脑还参与睡眠、情绪反应的调节。

(四) 大脑皮质

大脑皮质的边缘叶连同其密切联系的岛叶、颞极、眶回等皮质,以及杏仁核、隔区、下丘脑、丘脑前核等皮质下结构,共同构成**边缘系统**,它是调节内脏活动的重要中枢。刺激边缘系统的不同部位,可引起瞳孔、心率、血压、呼吸、胃肠运动和膀胱收缩的不同的功能反应。另外,边缘系统还与学习和记忆、食欲、生殖、防御及情绪反应等活动密切相关。

实验证明,电刺激动物的新皮质,除引起躯体运动外,还能引起内脏活动,如呼吸运动、血管活动、汗腺分泌、直肠和膀胱活动等改变。电刺激人类大脑皮质也能见到类似情况,说明大脑皮质与调节内脏活动相关。

此外,某些社会心理因素导致紧张、愤怒、焦虑、郁闷等不良情绪产生时,会影响交感神经的紧张性活动,引起自主神经系统的功能紊乱,使内脏活动的稳态遭到破坏,甚至诱发高血压、冠心病、胃肠溃疡等疾病产生或加重。因此,医护工作者在临床工作实践中,应重视病人的心理治疗与护理,注意社会心理因素对内脏功能的影响,培养病人良好的心理状态,以利于增进和恢复健康。

第五节　脑电活动、觉醒与睡眠

人的大脑在产生感觉、支配躯体运动和调节内脏活动时,常伴有生物电的变化,这些生物电变化可以作为研究大脑皮质功能活动的重要指标。此外,觉醒与睡眠都与脑电活动有关,是脑的重要功能活动之一,也是人体正常生命活动中必不可少的两个生理过程。

一、脑电活动

利用电生理学方法记录的大脑皮质电活动有两种形式,一种是无明显刺激情况下,大脑皮质自发产生的节律性的电变化,称为**自发脑电活动**。临床上用脑电图机在头皮表面记录的自发脑电变化的波形,称为**脑电图**(图10-10)。若将颅骨打开,直接在大脑皮质表面安放电极引导所记录的脑电波,称为**皮层电图**。另一种是感觉传入系统或脑的某一部位受到刺激时,在大脑皮质某一区域引出的较为局限的电位变化,称为**皮质诱发电位**。

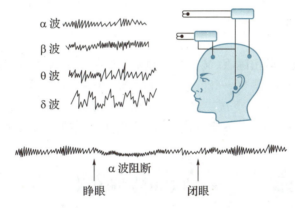

图10-10　脑电图记录方法与正常脑电图波形示意图

根据自发脑电活动的频率、振幅,可将脑电波分为α、β、θ、δ四种基本波形。各波形在不同脑区和不同条件下的频率、振幅比较见表10-5。

表10-5　正常脑电图各波的特征、常见部位和出现条件

脑电波	频率(Hz)	幅度(μV)	常见部位	出现条件
α	8～13	20～100	枕叶	成人安静、清醒并闭眼时
β	14～30	5～20	额叶、顶叶	成人睁眼视物、思考或接受刺激时
θ	4～7	100～150	颞叶、顶叶	少年正常脑电,成人困倦时
δ	0.5～3	20～200	颞叶、顶叶	婴幼儿正常脑电,成人熟睡时

α波是成年人安静时的主要脑电波,在安静、清醒并闭目时出现,睁开眼睛或接受其他刺激时,立即消失而呈现快波(β波),这一现象称为**α波阻断**。临床上,癫痫、脑炎或颅内有占位性病变(如肿瘤等)的病人,脑电波出现变化。如癫痫患者,常出现特征性的棘波和棘慢综合波;颅内有占位性病变时,可出现θ波和δ波。因此,利用脑电波改变的特点,结合其他检查,可协助诊断癫痫或探明某些脑肿瘤发生的具体部位。

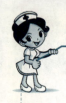

二、觉醒与睡眠

觉醒与睡眠是人体所处的两种不同的生理状态,其昼夜周期性交替是人类生存的必要条件。

(一)觉醒

觉醒时人体能迅速适应环境变化,进行各种体力劳动和脑力活动。觉醒包括脑电觉醒和行为觉醒两种,**脑电觉醒**指睡眠时的同步化慢波变为觉醒时的去同步化快波;**行为觉醒**指机体觉醒时的各种行为。研究表明,脑干网状结构上行激动系统对觉醒状态的维持有重要作用。此外通过动物实验证明,脑电觉醒的维持与蓝斑上部去甲肾上腺素系统和脑干网状结构胆碱能系统的作用有关;行为觉醒的维持与黑质多巴胺系统的功能有关。

(二)睡眠

睡眠时脑电波一般呈同步化慢波,人体的视、听、嗅、触等感觉功能暂时减退,骨骼肌反射和肌紧张减弱,自主神经系统功能可出现一系列改变,如瞳孔缩小、呼吸及心率减慢、血压下降、尿量减少、代谢降低、体温下降、发汗增强、胃液分泌增多而唾液分泌减少等。睡眠可促进精力和体力的恢复,利于保持良好的觉醒状态。如果睡眠障碍,可导致大脑皮质的活动失常,出现幻觉、记忆力下降等表现。人每天所需的睡眠时间,因年龄、个体差异及工作性质而不同,一般新生儿约需18~20小时,儿童约需12~14小时,成人约需7~9小时,而老年人约需5~7小时。

睡眠有**慢波睡眠**和**异相睡眠**(又称快波睡眠)两种时相,睡眠时交替进行。成人进入睡眠后,首先是慢波睡眠,持续80~120分钟后转入异相睡眠,持续20~30分钟后,又转入慢波睡眠。整个睡眠过程约有4~5次交替,越近睡眠的后期,异相睡眠持续时间越长。在觉醒状态下,一般只能进入慢波睡眠,不能直接进入异相睡眠,但两种睡眠时相状态均可以直接转入清醒状态。

知识链接 不同时相睡眠的意义

在慢波睡眠中生长素分泌明显增多,因此,慢波睡眠有利于促进机体生长和体力恢复。异相睡眠中,生长激素分泌减少,而脑的耗氧量增加、血流量增多,脑内蛋白质合成加快,由此认为,异相睡眠可促进学习记忆和精力恢复,并与幼儿神经系统的发育成熟、建立新的突触联系等相关。但异相睡眠期间会出现间断的阵发性表现,可能与某些疾病易于在夜间发作有关。例如,夜间发作心绞痛的病人,发作前常先做梦,梦中情绪激动,伴有呼吸、心率加快,血压升高,继而引起心绞痛发作而觉醒。再如哮喘、阻塞性肺气肿的缺氧发作等也常在异相睡眠期间突然发生。

第六节 脑的高级功能

人脑的高级功能包括条件反射、学习与记忆、思维与判断、语言与其他心理活动等,这些功能主要与大脑皮质的活动密切相关。

一、条件反射

（一）条件反射的形成与消退

条件反射是人和动物在个体活动的过程中,根据所处的生活和学习条件,在非条件反射的基础上建立起来的,数量无限,既可建立,也可消退。

经典条件反射的建立是通过动物实验得到证明的。任何无关刺激与非条件刺激结合应用,都可以形成条件反射。实验发现,给狗喂食物,会引起唾液分泌,这是非条件反射,食物是**非条件刺激**；给狗听铃声,则不会引起唾液分泌,因为铃声与食物无关,此时铃声为**无关刺激**。如果每次给狗吃食物之前先出现一次铃声,然后再给食物,反复多次后,狗一旦听到铃声,就会出现唾液分泌。铃声本来是无关刺激,由于多次与食物结合应用,铃声已成为进食（非条件刺激）的信号,具有引起唾液分泌的作用。此时的无关刺激即铃声（或称信号刺激）转为**条件刺激**,引起的反射称为**条件反射**。可见,条件反射是在后天形成的。形成条件反射的基础就是无关刺激与非条件刺激在时间上的结合,这个过程称为**强化**。如果反复应用条件刺激而不给予非条件刺激强化,条件反射就会逐渐减弱,最后完全消失,称为条件反射的**消退**。

（二）两种信号系统

条件反射都是由信号刺激引起的,信号刺激的种类很多,大体上可分为两大类:一是具体的事物,以其本身的理化性质发挥刺激作用,称为**第一信号**,如声音、光线、气味、形状等；另是事物的抽象概括即语言和文字,是第一信号的信号表述,所以称为**第二信号**。

在人类,可由现实具体的信号作为条件刺激建立条件反射,也可由抽象的语词代替具体的信号,形成条件反射。巴甫洛夫将人类大脑皮质对第一信号发生反应的功能系统称为**第一信号系统**,是人类和动物都有的；对第二信号发生反应的功能系统称为**第二信号系统**,是人类所特有的,是区别于动物的主要特征。

从医学角度看,由于第二信号系统可影响人体的生理和心理活动,作为医护工作者,不仅要重视药物、手术等治疗作用,还应注意语言、文字对病人的影响。临床医疗和护理工作实践表明,良好的语言和文字沟通对病人的生理、心理活动有着积极的影响,有利于疾病的康复；相反,则起消极作用,不仅影响康复,而且可能成为致病因素,给病人带来不良后果。

二、学习与记忆

学习与记忆是两个互相联系的神经活动过程。**学习**是指人或动物通过接受外界信息获取新的行为习惯以适应环境的神经活动过程。**记忆**则是将学习中获得信息进行贮存和提取（再现）的神经活动过程。

（一）学习的形式

学习可分为非联合型与联合型两种形式。

非联合型学习不需要在刺激和反应之间形成某种明确的联系,是一种简单学习,包括习惯化和敏感化。**习惯化**是指当一个不产生伤害性效应的刺激重复作用时,机体对该刺激的反应逐渐减弱的过程,例如人们对有规律而重复出现的强噪音的反应会逐渐减弱,甚至对它不产生反应。**敏感化**是指反应加强的过程,例如一个弱伤害性刺激本来仅引起弱的反应,但在强伤害性刺激作用后,弱刺激的反应就明显加强。在这里,强刺激与弱刺激之间并不需要建立联系。

联合型学习是指在时间上很接近的两个事件重复发生,最后在脑内逐渐形成联系的过程。这种学习形式需要在神经系统接受信息与机体产生反应之间建立某种确定的联系,如条件反射的建立。因此也可以说,学习的过程就是建立条件反射的过程。

（二）记忆的形式与过程

根据记忆的贮存和回忆方式,可将记忆分为**陈述性记忆**(如记忆一件具体事物、一个场景,或记忆文字、语言等)和**非陈述性记忆**(如某些技巧性的动作、习惯性的行为和条件反射等)两种。以记忆保持的时间的长短可将记忆分为**短时程记忆**(保留几秒钟到几分钟)、**中时程记忆**(保留几分钟到几天)和**长时程记忆**(保留几天到数年甚至终生)。

人类的记忆过程可细分成四个阶段,即感觉性记忆、第一级记忆、第二级记忆和第三级记忆。前两个阶段相当于上述的短时性记忆,后两个阶段相当于上述的长时性记忆。感觉性记忆是指通过感觉系统获得信息后,首先在脑的感觉区内贮存的阶段,此阶段贮存的时间极短,一般不超过1秒钟。如果经过加工处理,把那些不持续的信息整合成新的连续的印象,就可以从短暂的感觉性记忆转入第一级记忆。信息在第一级记忆中停留的时间仍然很短暂,平均约几秒钟;通过反复运用学习,信息便在第一级记忆中多次循环,从而延长信息在第一级记忆中停留的时间,这样就使信息转入第二级记忆。第二级记忆是一个大而持久的贮存系统。此时的遗忘,似乎是由于先前的或后来的信息的干扰所造成的,这种干扰分别称为前活动性干扰和后活动性干扰。有些记忆的痕迹,如自己的名字和每天都在进行操作的技艺等,通过多年的反复运用,最后可形成一种非常牢固的记忆,这种记忆不易受到干扰而发生障碍,是难以遗忘的,贮存在第三级记忆中(图10-11)。

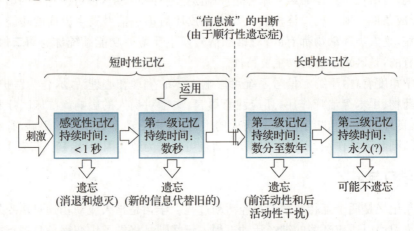

图10-11　从感觉性记忆至第三级记忆的信息流程示意图

此外,临床上将疾病情况下发生的遗忘称为**遗忘症**,分为**顺行性遗忘症**和**逆行性遗忘症**两种。前者表现为不能保留新近获取的信息,多见于慢性酒精中毒;后者表现为不能回忆脑功能受损前一段时间内的经历,多见于脑震荡。

三、语言功能

语言是人类大脑皮质重要的高级功能之一,大脑皮质一定区域的损伤,可导致特有的语言功能障碍。人类大脑皮质存在四个与各种语言功能有关的区域,称为**语言中枢**(图10-12)。

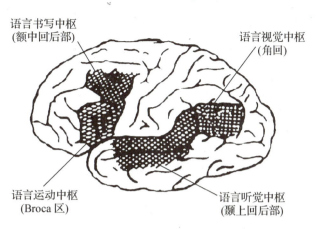

图 10-12 人类大脑皮质语言功能代表区示意图

人类大脑皮质某一语言中枢的损伤,可引起相应的语言功能的障碍(表 10-6)。

表 10-6 人大脑皮质的语言中枢部位及损伤后语言障碍

语言中枢	中枢部位	损伤后语言障碍
语言运动区	中央前回底部前方	运动性失语症(不会说话)
语言听觉区	颞上回后部	感觉性失语症(听不懂别人讲话)
语言书写区	额中回后部	失写症(丧失书写能力)
语言视觉区	角回	失读症(看不懂文字含义)

知识链接　人类大脑的优势半球

人类两侧大脑半球的功能是不对等的,语言活动中枢主要集中在一侧半球,称为语言中枢的优势半球。在主要使用右手的成年人,语言功能主要由左侧大脑皮质管理,而与右侧大脑皮质无明显关系,即语言中枢的优势半球在左侧。运用左手劳动为主的人,则左右双侧的皮质有关区域都可能成为语言活动的中枢。一侧优势现象虽与遗传有关,但主要是在后天的生活实践中形成的,这种现象仅在人类中具有。10~12岁时,左侧大脑半球优势逐步建立,但在左侧大脑半球损害后,尚有可能在右侧大脑半球重建。但在成人,左侧大脑半球优势已经形成,左侧半球损害就很难在右侧皮质再建立起语言中枢。左侧大脑半球为优势半球,并不意味着右侧大脑半球不重要。研究表明,右侧大脑皮质在非语词性的功能上是占优势的,例如空间的辨认、深度知觉、触觉认识、图像视觉认识、音乐欣赏等。一侧优势是指人类脑的高级功能向一侧半球集中的现象,左侧大脑半球在语词活动功能上占优势,右侧大脑半球在非语词性认识功能上占优势。但是,这种优势是相对的,左侧大脑半球也有一定的非语词性认识功能,右侧大脑半球也有一定的简单的语词活动功能。人类两侧大脑皮质既有功能的专门化,又能通过互送信息,使未经学习的一侧在一定程度上也能获得另一侧皮质经过学习而获得的某种认知能力。

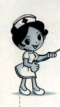
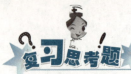

复习思考题

1. 名词解释:神经冲动 突触传递 神经递质 特异和非特异投射系统 牵涉痛 腱反射 肌紧张 锥体系统 锥体外系统 M样作用 N样作用 学习 记忆 第二信号系统
2. 神经纤维传导兴奋的特征有哪些?
3. 试述突触传递的分类及过程。
4. 叙述特异投射系统与非特异投射系统的特点及功能。
5. 试述内脏痛的特点。
6. 什么是牵张反射?可分为哪两类?各有何生理意义?
7. 简述脑干、小脑、基底神经节的运动调节功能。
8. 大脑皮质的运动调节功能有何特点?
9. 简述交感和副交感神经系统的功能和生理意义。
10. 简述自主神经系统的外周递质及受体。
11. 脑电图的基本波形有哪些?有何意义?
12. 睡眠有哪两种时相?其特点是什么?
13. 条件反射是如何建立的?
14. 简述脑的学习、记忆及语言功能。

(邓斌菊)

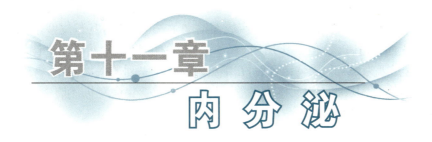

第十一章 内分泌

第一节 概述

内分泌系统是由内分泌腺和散在分布于某些器官组织中的内分泌细胞组成。人体内主要的内分泌腺有垂体、松果体、甲状腺、甲状旁腺、肾上腺、胰岛、性腺和胸腺等；散在分布于器官组织中的内分泌细胞比较广泛，可见于消化道黏膜、心、肾、肺、皮肤、胎盘等部位。此外，在中枢神经系统内，如下丘脑的某些神经细胞，也兼有内分泌功能。由内分泌腺或散在内分泌细胞所分泌的能传递信息并发挥调节作用的高效能生物活性物质称为**激素**。激素选择性作用的特定部位称为**靶**，如靶腺、靶器官、靶组织、靶细胞等。

内分泌是指内分泌腺或内分泌细胞产生的激素直接进入血液或其他体液，并借之为传递途径对靶细胞的活动进行调节的方式。内分泌腺或内分泌细胞分泌的激素到达相应的靶组织或靶细胞有多种方式。大多数激素经血液运输至较远的靶组织或靶细胞而发挥作用，这种方式称为**远距分泌**；某些激素可不经血液运输，而在组织液内靠扩散方式到达邻近细胞而发挥作用，这种方式称为**旁分泌**；有些内分泌细胞分泌的激素，在局部弥散后又返回作用该内分泌细胞，这种方式称为**自分泌**。此外，下丘脑某些神经内分泌细胞产生激素，称为神经激素，可沿轴突借轴浆流动运送至末梢释放，这种方式称为**神经分泌**。激素通过以上传递方式，对机体基本生命活动，如新陈代谢、生长发育、内环境稳态及各种生理功能活动发挥重要而广泛的调节作用。

一、激素作用的一般特性

激素虽然种类很多、作用复杂，但它们在对靶细胞发挥调节作用的过程中具有某些共同的特点。

（一）信息传递作用

激素只在细胞之间进行生物信息传递，仅仅起到"信使"作用，既不增加任何原料，也不提供能量，只是将生物信息传递给靶细胞，对靶细胞原有的生理生化过程起着加强或减弱的调节作用。例如：生长激素促进生长发育、甲状腺激素增强产热、胰岛素降低血糖等。

（二）相对特异性

激素释放进入血液被运送至全身各个部位，虽然它们与各处的组织、细胞有广泛接触，但有些激素只选择性的作用于某些器官、组织和细胞，这种选择性称为激素作用的特异性。如促甲状腺激素只作用于甲状腺，甲状腺激素则特异性的作用于机体某些细胞的相应受体等。激素作用的特异性与靶细胞上存在能与该激素发生特异性结合的受体有关。

（三）高效能生物放大作用

各种激素在血液中的浓度都很低，一般在纳摩尔（nmol/L），甚至皮摩尔（pmol/L）数量级。虽然激素的含量甚微，但其作用明显，如 1 mg 的甲状腺激素可使机体增加产热量约 4 200 kJ。这是因为激素与受体结合后，在细胞内发生一系列酶促反应，逐级放大，形成一个效能极高的生物放大系统。因此体液中激素浓度的轻微变化会对机体的生理功能活动产生显著的影响。

（四）相互作用

机体的某一生理活动往往受多种激素的调节，而多种激素之间常常发生以下的相互作用。

1. 协同作用　多种激素共同参与某一生理活动调节时，产生的效应等于或大于各种激素单独作用的总和，这一现象称为协同作用。例如，生长激素、肾上腺素、糖皮质激素及胰高血糖素，虽然作用的环节不同，但均能升高血糖，在升糖效应上表现为协同作用。

2. 拮抗作用　两种不同的激素调节同一生理活动时，产生相互对抗的效应，这一现象称为**拮抗作用**。如胰高血糖素升高血糖、胰岛素则降低血糖，两种激素作用相互拮抗，但又彼此协调，共同维持血糖的相对稳定。

3. 允许作用　某些激素本身并不能直接对某些器官、组织或细胞产生生理效应，然而在它存在的条件下，可使另一种激素的作用明显增强，即对另一种激素起支持作用，这种现象称为**允许作用**。如糖皮质激素本身并不引起血管平滑肌收缩，但其存在时，去甲肾上腺素才能充分发挥其收缩血管作用。

二、激素的分类及其作用机制

（一）激素的分类

激素的种类繁多，来源复杂，按其分子结构和化学性质主要分为两大类。

1. 含氮激素　包括：

（1）胺类激素：有肾上腺素、去甲肾上腺素和甲状腺激素等。

（2）肽类激素：有下丘脑调节肽、神经垂体激素、降钙素以及胃肠激素等。

（3）蛋白质激素：有腺垂体激素、胰岛素和甲状旁腺激素等

肽类和含氮激素易被消化酶破坏，药用时不宜口服，一般需用注射。

2. 类固醇（甾体）激素　主要是由肾上腺皮质和性腺分泌的激素，如糖皮质激素、盐皮质激素、雌激素、孕激素以及雄激素等。类固醇激素不为消化酶破坏，药用时多可口服。

此外，还有些固醇类物质，如 1,25 -二羟维生素 D_3；脂肪酸衍生物，如前列腺素，也视为激素。

（二）激素的作用机制

激素作为生物信息物质，在与靶细胞上的受体结合后，将信息传递到细胞内，经过一系列错综复杂的反应过程，最终产生细胞生理效应。含氮激素和类固醇激素，因其分子结构和化学性质不同，故作用机制也不相同，现分别叙述如下：

1. 含氮激素的作用机制（第二信使学说）　第二信使学说认为，含氮激素是**第一信使**，在与靶细胞膜上特异性受体结合后，先激活鸟苷酸结合蛋白（G-蛋白），继而激活膜上的腺苷酸环化酶，在 Mg^{2+} 的参与下，激活的腺苷酸环化酶促使细胞内的 ATP 转变为环-磷酸腺苷

(cAMP)，cAMP 作为**第二信使**，激活蛋白激酶，此酶催化多种蛋白质发生磷酸化反应，引起靶细胞产生各种生理效应，如肌细胞收缩、腺细胞分泌和某些酶促反应发生等。cAMP 发挥作用后，即被磷酸二酯酶水解成 5^1-AMP 而失去活性(图 11-1)。

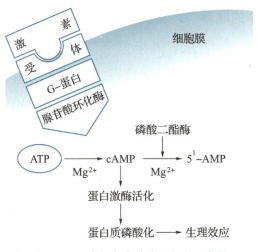

图 11-1 含氮激素的作用机制示意图

2. 类固醇激素的作用机制(基因表达学说) **基因表达学说**认为，类固醇激素的分子小(分子量仅为 300 左右)、呈脂溶性，可透过细胞膜进入细胞，先与胞浆受体，形成激素-胞浆受体复合物，此时受体蛋白发生构型变化，从而获得进入核内的能力；进入核内后，再与核内受体结合，形成激素-核受体复合物，此复合物结合在染色质的非组蛋白的特异位点上，由此启动或抑制 DNA 转录过程，促进或抑制 mRNA 的合成，诱导或减少某种蛋白质合成，引起相应的生理效应(图 11-2)。

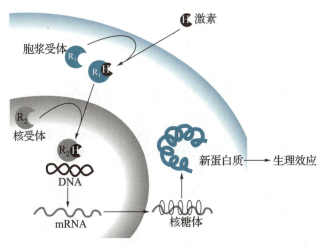

图 11-2 类固醇激素的作用机制示意图

第二节 下丘脑与垂体

一、下丘脑与垂体的联系

下丘脑中许多核团的神经元兼有内分泌的功能。垂体按其结构和功能分为腺垂体和神经垂体两部分。下丘脑与这两部分有着密切联系,分别构成下丘脑-腺垂体系统和下丘脑-神经垂体系统(图 11-3)。

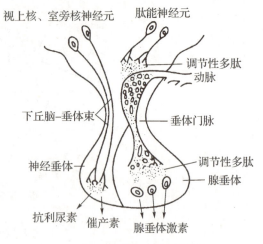

图 11-3 下丘脑-垂体功能联系示意图

(一)下丘脑-神经垂体系统

下丘脑与神经垂体有着直接的神经联系。下丘脑视上核和室旁核的神经元轴突下行到神经垂体,构成下丘脑-垂体束。视上核和室旁核神经元合成的抗利尿激素和催产素,通过下丘脑-垂体束的轴浆运输至神经垂体贮存,当机体需要时,这两种激素由神经垂体释放入血,由此构成下丘脑-神经垂体系统。

(二)下丘脑-腺垂体系统

下丘脑与腺垂体之间没有直接的神经联系,但有一套特殊的血管系统,即**垂体门脉系统**,始于下丘脑正中隆起和漏斗柄处的初级毛细血管网,汇集成几条小血管,沿垂体柄下行进入腺垂体,再形成次级毛细血管网。下丘脑促垂体区的肽能神经元能合成 9 种下丘脑调节肽,经垂体门脉系统运至腺垂体,调节腺垂体的活动,由此构成了下丘脑-腺垂体系统。

下丘脑促垂体区的肽能神经元分泌下丘脑调节肽,其种类、英文缩写、化学性质和主要作用见表 11-1。

表 11-1 下丘脑调节肽及其主要作用

种 类	英文缩写	化学性质	主要作用
促甲状腺激素释放激素	TRH	3 肽	TSH↑、PRL↑
促性腺激素释放激素	GnRH	10 肽	LH↑、FSH↑
生长激素释放激素	GHRH	44 肽	GH↑
生长抑素	GIH	14 肽	GH↓、其他促激素↓
促肾上腺皮质激素释放激素	CRH	41 肽	ACTH↑
催乳素释放因子	PRF	肽	PRL↑
催乳素释放抑制因子	PIF	肽	PRL↓
促黑激素释放因子	MRF	肽	MSH↑
促黑激素释放抑制因子	MIF	肽	MSH↓

注:↑表示促进分泌;↓表示抑制分泌。

二、腺垂体激素

腺垂体是体内最重要的内分泌腺,主要分泌七种激素,即生长激素(GH)、促甲状腺激素

(TSH)、促肾上腺皮质激素(ACTH)、促黑(素细胞)激素(MSH)、促卵泡激素(FSH)、黄体生成素(LH)和催乳素(PRL)。在腺垂体分泌的激素中，TSH、ACTH、FSH与LH均有各自的靶腺，称为**促激素**，并分别形成下丘脑-腺垂体-甲状腺轴、下丘脑-腺垂体-肾上腺皮质轴和下丘脑-腺垂体-性腺轴。

（一）生长激素

1. 促进生长作用　机体生长受多种激素的影响，而GH是起关键作用的调节因素。GH可促进物质代谢与生长发育，对机体各个器官与各种组织均有影响，尤其对骨骼、肌肉及内脏器官的作用更为显著。幼年动物摘除垂体后，生长即停止，如及时补充GH则可使其生长恢复。人幼年时期GH分泌不足，将出现生长停滞，身材矮小，称为**侏儒症**；如GH分泌过多，生长过度，则患**巨人症**。人成年后GH分泌过多，由于长骨骨骺已经钙化，长骨不再生长，只能使软骨成分较多的手脚肢端短骨、颌面骨及其软组织生长异常，出现手足粗大、鼻大唇厚、下颌突出等症状，称为**肢端肥大症**；此时，内脏器官如肝、肾等也增大。

2. 促进代谢作用　GH可促进氨基酸进入细胞，加速蛋白质合成；促进脂肪分解，增强脂肪酸氧化供能；抑制外周组织摄取与利用葡萄糖，减少葡萄糖的消耗，升高血糖水平。GH分泌过多的患者，可因血糖升高而发生垂体性糖尿病。

GH的分泌受下丘脑GHRH与GIH的双重调控，GHRH可促进GH分泌，而GIH则抑制GH分泌；血中GH对下丘脑和腺垂体有负反馈调节作用。

知识链接　生长激素缺乏症

因腺垂体分泌的生长激素不足而导致儿童生长发育障碍，身材矮小者称为生长激素缺乏症。原发性生长激素缺乏症多见于男孩，患儿出生时身高体重正常，数周后出现生长发育迟缓，2～3岁后逐渐明显，其外观明显小于实际年龄，但身体各部位比例尚匀称，智能发育亦正常，身高低于同年龄正常儿童30%以上。随年龄增长可出现第二性征缺乏和性器官发育不良。继发性生长激素缺乏症可发生于任何年龄，除有上述症状外，尚有原发病的症状和体征。此病一旦确诊，开始治疗年龄愈小，效果愈好。目前已广泛使用的有国产基因重组人生长激素等。

（二）催乳素

催乳素(PRL)可促进乳腺发育，引起并维持分娩后乳腺泌乳。同时在女性，使LH发挥其促进排卵、黄体生成、雌激素和孕激素分泌的作用；在男性，PRL促进前列腺及精囊腺的生长，增强LH对间质细胞的作用，使睾酮的合成增加。

PRL分泌受PRF与PIF的双重调控，PRF可促进PRL的分泌，而PIF则抑制PRL的分泌。

（三）促黑激素

促黑激素(MSH)的生理作用主要是刺激黑素细胞生成黑色素，使皮肤和毛发加深。

MSH的分泌主要受下丘脑的MIF和MRF的双重调控，当血中MSH增高时，也可通过负反馈抑制腺垂体MSH的分泌。

（四）促激素

腺垂体分泌四种促激素（TSH、ACTH、LH、FSH），分别对相关的靶腺发育及靶腺激素（甲状腺素、糖皮质激素和性激素）的合成和分泌起着促进作用。

腺垂体分泌促激素，接受下丘脑调节肽调控和靶腺激素的负反馈调节；促激素也可对下丘脑起着负反馈作用（图 11-4）。由于下丘脑、腺垂体和靶腺之间的相互作用，使靶腺激素含量处于相对稳定水平，以适应机体代谢的需要。

三、神经垂体激素

神经垂体不含腺体细胞，不能合成激素。所谓的神经垂体激素是指在下丘脑视上核、室旁核产生而贮存于神经垂体的血管升压素（VP，又称抗利尿激素）与催产素（OXT）。在适宜的刺激作用下，这两种激素由神经垂体释放进入血液循环。

（一）血管升压素

在正常情况下，血浆中血管升压素的浓度很低，仅为 1.0～4.0 ng/L，几乎没有收缩血管、引起血压升高的作用，此时主要表现为促进肾远曲小管和集合管对水的重吸收，即发挥抗利尿的作用。但在机体脱水或大失血等病理情况下，释放的血管升压素明显增多，才具有收缩全身小血管和升高血压的作用。

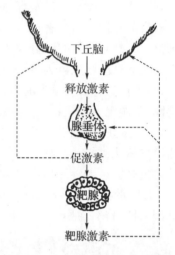

图 11-4 促激素分泌调控示意图
注：实线表示促进；虚线表示抑制（后同）

（二）催产素

催产素具有分娩时刺激子宫收缩和哺乳期促进乳汁排出的生理作用。

1. 对乳腺的作用　哺乳期乳腺，在催产素作用下，不断分泌乳汁，并贮存于腺泡中；同时，催产素使乳腺腺泡周围具有收缩性的肌上皮细胞收缩，腺泡压力增高，乳汁从腺泡经输乳管由乳头射出。此外催产素还有维持哺乳期乳腺不致萎缩的作用。当哺乳期母亲见到婴儿、听到其哭声或婴儿吸吮母亲乳头时均可引起条件反射，使催产素分泌增加。

2. 对子宫的作用　催产素促进子宫平滑肌收缩，但对非孕子宫的作用较弱，而对妊娠子宫的作用较强，有利促进分娩。雌激素能增加子宫对催产素的敏感性，而孕激素则相反。

第三节　甲状腺和甲状旁腺

甲状腺是人体内最大的内分泌腺，其重量约为 20～25 g；甲状腺腺泡上皮细胞是甲状腺激素的合成与释放的部位。甲状腺激素是酪氨酸的碘化物，主要有四碘甲腺原氨酸（T_4）和三碘甲腺原氨酸（T_3）。甲状腺激素合成的主要原料是碘和甲状腺球蛋白。在甲状腺腺泡之间和腺泡上皮细胞之间有滤泡旁细胞，又称"C"细胞，分泌降钙素。

甲状旁腺分泌甲状旁腺素（PTH）。甲状旁腺素与甲状腺"C"细胞分泌的降钙素（CT）共同调节机体的钙磷代谢。

第十一章 内分泌

一、甲状腺激素

甲状腺激素的主要作用是促进机体的物质与能量代谢,维持其正常生长发育过程。

(一)甲状腺激素的生理作用

1. 对代谢的影响

(1)对能量代谢的影响:甲状腺激素可提高绝大多数组织的耗氧量,增加产热量。据估计,1 mg的甲状腺激素能提高基础代谢率28%。故甲状腺功能亢进时,产热量增加,基础代谢率升高,患者喜凉怕热,极易出汗;而甲状腺功能低下时,产热量减少,基础代谢率降低,患者喜热畏寒。

(2)对物质代谢的影响:包括:①蛋白质代谢,生理范围内促进蛋白质生成,有利于机体的生长发育;但甲状腺激素分泌过多时,则加速蛋白质分解,特别是促进骨骼肌蛋白质分解,出现肌肉消瘦和收缩乏力;甲状腺激素分泌不足时,蛋白质合成减少,肌肉收缩无力,但组织间的黏蛋白增多,可结合大量的正离子和水分子,引起黏液性水肿。②糖代谢,甲状腺激素促进小肠黏膜对糖的吸收,增强糖原分解,并能增强肾上腺素、胰高血糖素、糖皮质激素和生长激素的生糖作用,因此升高血糖;甲状腺功能亢进时,血糖常升高,甚至出现糖尿。③脂肪代谢,甲状腺激素促进脂肪分解,并既促进胆固醇的合成,又可通过肝加速胆固醇的降解,而且降解的速度超过合成。所以,甲状腺功能亢进患者,血中胆固醇含量低于正常。

2. 对生长发育的影响 甲状腺激素具有促进组织分化、生长与发育成熟的作用,是维持正常生长发育不可缺少的激素,特别是对骨和脑的发育尤为重要。在胚胎期缺碘造成甲状腺激素合成不足或出生后甲状腺功能低下的婴幼儿,脑和骨发育障碍,导致身材矮小、智力低下,称**呆小症**(又称克汀病)。所以,在缺碘地区预防呆小症的发生,应在妊娠期注意适量补碘。治疗呆小症必须在婴儿出生后三个月以内补充甲状腺激素,过迟治疗,则难以见效。

3. 其他影响 甲状腺激素不但影响胚胎期脑的发育,对已分化成熟的神经系统活动也有影响,可以提高中枢神经系统的兴奋性。故甲状腺功能亢进时,出现注意力不易集中、多愁善感、喜怒失常、烦躁不安、失眠、多梦以及肌肉颤动等。相反,甲状腺功能低下时,出现记忆力减退、言行迟缓、表情淡漠和少动嗜睡等症状。

另外,甲状腺激素对心脏的活动有明显影响,可使心率增快,心肌收缩力增强,心输出量与心做功量增加。甲状腺功能亢进患者,常出现心动过速、心肌肥大,甚至发生心力衰竭。除此,甲状腺激素还有影响生殖功能等作用。

(二)甲状腺功能的调节

甲状腺功能活动主要受下丘脑与垂体的调节。下丘脑、垂体和甲状腺紧密联系,组成下丘脑-垂体-甲状腺轴,对甲状腺激素的合成和分泌进行调节。此外,甲状腺还可进行一定程度的自身调节。

1. 下丘脑、腺垂体对甲状腺的调节 下丘脑神经元释放的TRH,经垂体门脉系统作用于腺垂体,促进TSH的合成和释放。腺垂体分泌的TSH是调节甲状腺功能的主要激素。TSH的作用主要是促进甲状腺激素的合成与释放,促进甲状腺细胞增生。

2. 甲状腺激素的反馈调节 血中游离的T_4与T_3浓度的高低,对下丘脑和腺垂体的分泌起着经常性反馈调节作用。当血中游离的 T_4 与 T_3 浓度增高时,抑制 TRH、TSH 分泌;当血中游离的 T_4 和 T_3 浓度降低时,TRH、TSH 分泌增多,从而使得血中的甲状腺激素浓度得到相对稳定(图 11-5)。

3. 甲状腺的自身调节　除下丘脑、腺垂体对甲状腺进行调节以及甲状腺激素的反馈调节外,甲状腺可根据血碘水平调节其自身对摄取碘及合成甲状腺激素的能力,称为**甲状腺的自身调节**。甲状腺自身调节主要是适应食物中碘供应量的改变。当食物含碘量多时,甲状腺摄取的碘减少,使合成的甲状腺激素不致过多;相反,当食物含碘量少时,甲状腺摄取碘增加,使合成的甲状腺激素不致过少。

自身调节能力有一定的限度,如果食物中长期缺碘,虽然甲状腺的摄碘能力会逐渐增大,但仍然不能合成足够的甲状腺激素;此时血中的甲状腺激素浓度就会降低,对下丘脑、腺垂体负反馈作用减弱,引起 TSH 分泌增多,导致甲状腺组织增生、肿大,形成**地方性甲状腺肿**。

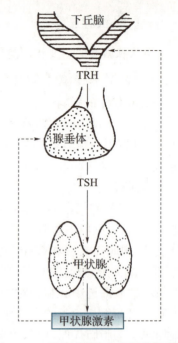

图 11-5　甲状腺激素分泌调节示意图

二、甲状旁腺素和降钙素

(一) 甲状旁腺素

1. 甲状旁腺素的生理作用　PTH 是调节血钙水平的最重要激素,它有升高血钙和降低血磷含量的作用,包括:①对骨的作用,骨是体内最大的钙贮存库,PTH 动员骨钙、骨磷入血,使血钙、血磷浓度升高;②对肾的作用,PTH 促进远端小管对钙的重吸收,使尿钙减少,血钙升高,同时还抑制近端小管对磷的重吸收,增加磷的排出,使血磷降低;③对小肠的作用,PTH 通过激活的 1,25-二羟维生素 D_3,促进小肠黏膜上皮细胞对钙、磷的吸收;另对骨钙动员和骨盐沉积有一定作用。

2. 甲状旁腺素分泌的调节　PTH 的分泌主要受血浆钙浓度变化的调节。血钙浓度下降时,甲状旁腺分泌 PTH 迅速增加;相反,血钙浓度升高时,PTH 分泌减少。另外,血磷升高也可使 PTH 分泌增多。

(二) 降钙素

1. 降钙素的生理作用　降钙素的主要作用是降低血钙和血磷,其主要靶器官是骨,对肾也有一定的作用,包括:①对骨的作用,降钙素抑制破骨细胞活动,减弱溶骨过程,增强成骨过程,使骨组织钙、磷沉积增加,血钙、血磷降低;②对肾的作用,降钙素能抑制肾小管对钙、磷、钠及氯的重吸收,增加这些离子在尿中的排出量,使血钙、血磷降低。

2. 降钙素分泌的调节　CT 的分泌主要受血钙浓度的调节。当血钙浓度升高时,降钙素的分泌亦随之增加;反之,则分泌减少。

CT 与 PTH 调节血钙的作用相反,两者相互配合,共同调节血钙浓度,维持血钙稳态。

第四节　肾上腺

肾上腺包括中央部的髓质和周围部的皮质两个部分,两者在形态发生、组织结构与生理功能上均不相同,实际上是两个独立的内分泌腺。

一、肾上腺皮质激素

肾上腺是人类和高等动物维持生命所必须的。实验证明,动物摘除其双侧肾上腺后,如不适当处理,很快衰竭死去;如仅切除肾上腺髓质,动物可以存活较长时间。

肾上腺皮质分泌的皮质激素分为三类:一类是球状带细胞分泌盐皮质激素,如醛固酮等;另一类是束状带分泌的糖皮质激素,如皮质醇(氢化可的松)等;还有一类是网状带分泌的性激素。

本节主要介绍糖皮质激素,盐皮质激素和性激素参见第四、八、十二章。

(一)糖皮质激素的生理作用

人体血浆中糖皮质激素主要为皮质醇,其作用十分广泛,对多种器官、组织都有影响。

1. 对物质代谢的影响　糖皮质激素对糖、蛋白质和脂肪代谢均有作用。包括:①糖代谢,糖皮质激素是调节机体糖代谢的重要激素之一,它促进糖异生,又具有抗胰岛素作用,并使外周组织对葡萄糖摄取和利用减少,因此促进血糖升高。如果糖皮质激素分泌过多(或服用此类激素药物过多)可引起血糖升高,甚至出现糖尿;相反,肾上腺皮质功能低下患者(如艾迪生病),则可出现低血糖。②蛋白质代谢,糖皮质激素促进肝外组织,特别是肌肉组织蛋白质分解,加速氨基酸转移至肝生成肝糖原。糖皮质激素分泌过多时,由于蛋白质分解增强,合成减少,将出现肌肉消瘦、骨质疏松、皮肤变薄、淋巴组织萎缩等。③脂肪代谢,糖皮质激素促进脂肪分解,增强脂肪酸在肝内氧化过程,有利于糖异生作用。肾上腺皮质功能亢进(如库欣病)时,由于糖皮质激素对身体不同部位的脂肪作用不同,产生四肢脂肪组织分解增强,而腹、面、肩及背处脂肪合成增加,以致出现面圆、背厚、躯干部发胖而四肢消瘦的特殊面容和体形,称为"向心性肥胖"。

2. 对水盐代谢的影响　糖皮质激素可增加肾小球血浆流量,使肾小球滤过率增加,促进水的排出;另有较弱的保钠排钾作用。

3. 对血细胞的影响　糖皮质激素可使循环血液中红细胞、血小板和中性粒细胞的数量增加,而使淋巴细胞和嗜酸性粒细胞减少。

4. 对循环系统的影响　糖皮质激素通过允许作用,增强血管平滑肌对去甲肾上腺素的敏感性;并能抑制具有血管舒张作用的前列腺素的合成;同时还能降低毛细血管壁的通透性,减少血浆滤出,以维持血容量,故对维持正常血压具有重要作用。

5. 在应激反应中的作用　当机体受到各种有害刺激时,如缺氧、创伤、手术、饥饿、疼痛、寒冷以及精神紧张和焦虑不安等,血中 ACTH 浓度立即增加,糖皮质激素也相应分泌增多,以增强机体对有害刺激的耐受力。

此外,糖皮质激素还具有其他方面的生理作用,如提高中枢神经系统的兴奋性、促进胎儿肺泡表面活性物质的合成、增加胃酸与胃蛋白酶原的分泌等。大剂量的糖皮质激素还有抗炎、抗过敏、抗毒和抗休克等药理作用。

(二)糖皮质激素分泌的调节

1. 下丘脑、腺垂体的调节　下丘脑促垂体区神经元合成释放的 CRH,通过垂体门脉系统被运送至腺垂体,使 ACTH 分泌增多,进而引起肾上腺皮质合成、释放糖皮质激素增加。各种应激刺激通过多种途径最后汇集于下丘脑,促进 CRH 的分泌,引起下丘脑-垂体-肾上腺皮质轴活动增强，产生应激反应。

2. 反馈调节 当血中糖皮质激素浓度升高时，可反馈性地抑制下丘脑和腺垂体，使 CRH 释放减少，ACTH 合成及释放受到抑制(图 11-6)；ACTH 还可反馈性地抑制下丘脑的活动。临床上长期大量应用糖皮质激素的病人，外源性药物可通过反馈抑制 ACTH 的合成与分泌，甚至可以造成肾上腺皮质萎缩，分泌功能停止。如突然停药，病人可出现肾上腺皮质功能低下，引起肾上腺皮质危象，甚至危及生命。故应采取逐渐减量停药或间断给予 ACTH 的方法，以防止肾上腺皮质萎缩而产生不良后果。

二、肾上腺髓质激素

肾上腺髓质分泌肾上腺素(E)和去甲肾上腺素(NE)，两种都是儿茶酚胺激素。

（一）肾上腺髓质激素的生理作用

肾上腺髓质激素的生理作用已在各有关章节分别介绍，现归纳如表 11-2。

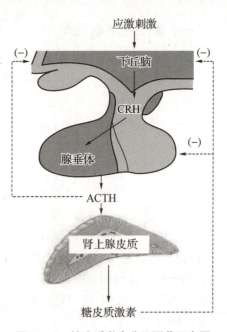

图 11-6 糖皮质激素分泌调节示意图

表 11-2 肾上腺素和去甲肾上腺素的主要生理作用比较

项目	肾上腺素	去甲肾上腺素
心率	增快	减慢（降压反射作用）
心输出量	增加	减少
血管	皮肤、胃肠、肾血管收缩 冠脉、骨骼肌血管舒张	冠脉舒张（局部缺氧作用），其他血管收缩
血压	升高	升高（明显）
支气管平滑肌	舒张	舒张（较弱）
胃肠平滑肌	抑制	抑制（较弱）
妊娠（末期）子宫平滑肌	舒张	收缩
血糖	升高	升高（较弱）
脂肪	分解	分解（较弱）
产热作用	较强	较弱
中枢神经系统	兴奋性提高，能引起激动和焦虑	兴奋性提高，能引起激动，但不焦虑

（二）肾上腺髓质激素分泌的调节

肾上腺髓质主要接受交感神经的调节，交感神经兴奋时，肾上腺素与去甲肾上腺素的释放。ACTH 有促进髓质合成肾上腺素与去甲肾上腺素的作用，主要是通过糖皮质激素影响，也可能有直接作用。当肾上腺素与去甲肾上腺素增多时，可通过负反馈抑制使其减少。

第五节 胰 岛

胰岛是胰腺中的内分泌腺,胰岛细胞主要有 A 细胞和 B 细胞。其中 A 细胞约占胰岛细胞的 20%,分泌胰高血糖素;B 细胞约占胰岛细胞的 75%,分泌胰岛素。

一、胰岛素

知识链接 结晶牛胰岛素的人工合成

1965 年 9 月 17 日,中国首次人工合成了结晶牛胰岛素,这是人类有史以来第一次人工合成有生命的蛋白质。实验的成功使中国成为世界第一个合成蛋白质的国家。蛋白质是生命的物质基础,没有蛋白质就没有生命。而过去世界普遍认为生命体是天然的,大都认为人工合成是不可能的,中国人首次让它变为可能。人工牛胰岛素的合成,标着着人类在认识生命、探索生命奥秘的征途中,迈出了关键性的一步,其意义与影响是巨大的。它标志着人工合成蛋白质时代的开始,是生命科学发展史上一个重要里程碑;同时,它也是中国自然科学基础研究的重大成就。

胰岛素是含有 51 个氨基酸的小分子蛋白质,正常人空腹状态下血清胰岛素浓度为 35~145 pmol/L。胰岛素主要在肝脏灭活。

（一）胰岛素的生理作用

胰岛素是促进合成代谢、调节血糖稳定的主要激素。

1. 对糖代谢的影响　胰岛素促进全身组织对葡萄糖的摄取和利用,加速葡萄糖合成为糖原,贮存于肝和肌肉中;并抑制糖异生,促进葡萄糖转变为脂肪酸,贮存于脂肪组织,导致血糖下降。

胰岛素缺乏时,血糖升高,如超过肾糖阈,尿中将出现糖,甚可引起糖尿病。

2. 对脂肪代谢的影响　胰岛素促进肝脏合成脂肪酸,然后转运到脂肪细胞贮存;促进葡萄糖进入脂肪细胞,合成脂肪酸和甘油三酯,贮存于脂肪细胞中;同时,还抑制脂肪酶的活性,减少脂肪的分解。

胰岛素缺乏时,出现脂肪代谢紊乱,脂肪分解增强,血脂升高,加速脂肪酸在肝内氧化,生成大量酮体,可引起酮血症与酸中毒。

3. 对蛋白质代谢的影响　胰岛素促进蛋白质合成过程。如促进氨基酸进入细胞;使细胞核的复制和转录过程加快,促进 DNA 的复制和 RNA 的转录;加速核糖体的翻译,促进蛋白质合成。另外,胰岛素还可抑制蛋白质分解和肝糖异生。

由于胰岛素能增强蛋白质的合成过程,所以它对机体的生长也有促进作用。但胰岛素单独作用时,对生长的促进作用并不强,只有与生长素共同作用时,才能发挥明显的促进生长效应。

（二）胰岛素分泌的调节

1. 血糖的作用　血糖浓度是调节胰岛素分泌的最重要因素,当血糖浓度升高时,胰岛素

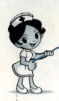

分泌明显增加,从而促进血糖降低;当血糖浓度下降至正常水平时,胰岛素分泌也迅速恢复到正常水平。这种负反馈调节是血中胰岛素和血糖水平维持正常的重要机制。

2. 神经调节　胰岛受迷走神经与交感神经支配。迷走神经兴奋促进胰岛素的分泌;交感神经兴奋则抑制胰岛素的分泌。

3. 激素的作用　胃肠激素中,抑胃肽有促胰岛素分泌的作用,而促胃液素、促胰液素、胆囊收缩素须达到药理剂量时才有促进胰岛素分泌的作用;生长激素、糖皮质激素、甲状腺激素以及胰高血糖素可通过升高血糖浓度间接刺激胰岛素分泌。肾上腺素和胰岛 D 细胞分泌的生长抑素则抑制胰岛素的分泌。

此外,许多氨基酸如精氨酸、赖氨酸,都有刺激胰岛素分泌的作用。

二、胰高血糖素

胰高血糖素是由 29 个氨基酸组成的直链多肽,主要在肝脏降解灭活,肾脏也有降解作用。

(一)胰高血糖素的生理作用

胰高血糖素是一种具有很强的促进分解代谢的激素,可促进肝糖原分解和糖异生,使血糖明显升高;可促使氨基酸转化成葡萄糖,抑制蛋白质的合成;可激活脂肪酶,促进脂肪分解,同时又能加强脂肪酸氧化,使酮体生成增多。

(二)胰高血糖素分泌的调节

血糖浓度是影响胰高血糖素分泌重要的因素。血糖降低时,胰高血糖素分泌增加;血糖升高时,则胰高血糖素分泌减少。氨基酸的作用与葡萄糖相反,能促进胰高血糖素的分泌。交感神经兴奋促进胰高血糖素分泌;而迷走神经兴奋则抑制胰高血糖素分泌。

知识链接　其他激素简介

松果体分泌的激素主要有褪黑素和肽类激素两类。**褪黑素**可抑制下丘脑 GnRH 的释放,使垂体促性腺激素合成、分泌减少;抑制性腺发育;另可减少血中的 TSH、T_4。正常妇女血中褪色素发生变化,提示妇女月经周期的节律与松果体的活动节律关系密切。**肽类激素**包括 GnRH、TRH、催产素等,可发挥各自作用。

胸腺是淋巴器官,也能分泌多种肽类物质,如胸腺素、胸腺生长素等,胸腺素能使淋巴干细胞分化成熟为具有免疫功能的 T 淋巴细胞。人的胸腺于 14~16 岁时发育成熟,青春期分泌增多,到老年时分泌降低。因此,免疫缺陷和老年人易患感染性疾病可能与此有关。

前列腺素(PG)是广泛存在于动物和人体内的一组重要的组织激素,根据其分子结构的不同,可把 PG 分为 A、B、D、E、F、H、I 等类型。PG 的生理作用广泛复杂,几乎对机体各个系统的功能活动均有影响。例如,PGI_2 能抑制血小板聚集,并有舒张血管的作用;PGE_2 可使支气管平滑肌舒张;而 $PGF_{2\alpha}$ 则使支气管平滑肌收缩。此外,PG 对体温调节、神经系统、内分泌与生殖系统的活动,都有一定的影响。

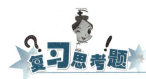

1. 名词解释:内分泌系统 激素 靶细胞 激素的允许作用 第二信使 下丘脑调节肽 侏儒症 呆小症 巨人症 肢端肥大症 地方性甲状腺肿
2. 简述激素作用的一般特征。
3. 简述激素的分类及其作用机制。
4. 简述腺垂体激素、甲状腺激素、糖皮质激素、胰岛素的生理作用。
5. 调节血糖浓度的激素有哪些?它们是如何调节的?
6. 为什么长期大量使用糖皮质激素时不能突然停药?临床上采用什么措施解决?

(周晓隆)

第十二章 生 殖

生殖是指生物体生长发育成熟后,能够产生与自身相似的子代个体的生理过程。生殖是生命活动的基本特征之一,对生物繁衍和保持种族的延续具有重要意义。人类的**生殖过程**是经过两性生殖系统的共同活动实现的,包括两性生殖细胞(精子和卵子)的形成、交配、受精、着床、妊娠和分娩等环节。

男女性的生殖系统中,能产生生殖细胞和分泌性激素的器官称为**主性器官**,又称**性腺**,其余的为**附性器官**。男性的主性器官是睾丸,附性器官包括附睾、输精管、精囊腺、前列腺、尿道球腺和阴茎等;女性的主性器官是卵巢,附性器官包括输卵管、子宫、阴道及外阴等。两性除生殖器官(第一性征)不同外,在青春期后,出现一系列与性别有关的特征,称为**副性征**即**第二性征**。如男性生长胡须、嗓音低沉、喉结突出、骨骼粗壮、肌肉发达,毛发呈男性分布的特征;女性则骨盆宽大,声调较高,乳房增大,躯体脂肪及毛发呈女性分布的特征。

第一节 男性生殖

一、睾丸的功能

睾丸主要由曲细精管和间质细胞组成,具有产生精子和内分泌双重功能。曲细精管是精子生成的部位,间质细胞可以合成和分泌雄激素。

(一)睾丸的生精作用

曲细精管上皮由生精细胞和支持细胞构成。原始的生精细胞为精原细胞,紧贴于曲细精管的基膜。从青春期起,精原细胞开始发育,经历初级精母细胞、次级精母细胞、精子细胞阶段,成为精子,然后脱离支持细胞进入管腔(图12-1)。人类的整个生精过程大约历时两个半月。在精子生成的过程中,支持细胞对各发育阶段的生精细胞提供营养、支持和保护的作用,并参与血睾屏障的形成,以确保生精细胞分化和发育所需微环境的相对稳定。

精子的生成需要适宜的温度,阴囊温度通常保持在32℃左右,低于腹腔温度,适合于睾丸精子的生成。若在胎儿期或出生一年内睾丸不能下降到阴囊仍停留在腹腔或腹股沟内,称为隐睾症。由于腹腔温度较高,曲细精管不能正常发育,成年后影响精子的生成过程,可导致男性不育症。此外,X线过度照射和进入体内的某些化学物质如有机氯杀虫药、合成洗涤剂和消毒剂的蓄积等,也能干扰精子的生成过程。

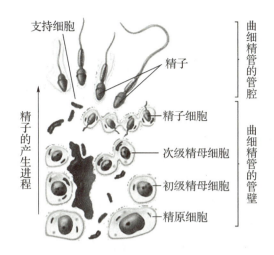

图 12-1　睾丸曲细精管生精过程示意图

（二）睾丸的内分泌功能

睾丸的间质细胞分泌雄激素，包括睾酮、双氢睾酮、脱氢异雄酮等，主要为睾酮，正常成年男性每天分泌量约 4～9 mg，50 岁以后睾酮的分泌量逐年减少。睾酮主要有以下生理作用：

1. 影响胚胎的性分化，使含有 Y 染色体向男性方面分化；促进内、外生殖器发育，促进睾丸的下降。

2. 促进和维持男性附性器官的发育及副性征的出现；维持正常的性欲。

3. 维持生精，睾酮与支持细胞分泌的雄激素结合蛋白结合后，进入曲细精管，促进精子的生成过程，并维持精子的成熟与活力。

4. 促进蛋白质特别是肌肉和生殖器官的蛋白质合成；促进骨骼生长、钙磷沉积。

5. 直接刺激骨髓，促进红细胞生成。

此外，睾丸的内分泌功能受下丘脑和腺垂体分泌激素的调控，下丘脑分泌 GnRH 经垂体门脉系统运至腺垂体，促使腺垂体分泌 FSH 和 LH；FSH 对睾丸曲细精管中生精过程起始动作用；而 LH 促进睾丸间质细胞分泌睾酮，睾酮维持生精过程。血中的睾酮达到一定浓度，通过负反馈作用，抑制下丘脑和腺垂体 GnRH、LH 的分泌（不能抑制 FSH 分泌）。支持细胞分泌的抑制素，也能反馈性抑制腺垂体分泌 FSH，从而使睾丸精子的生成和血液中睾酮浓度保持正常的状态。

二、男性附性器官的功能

男性附性器官的主要功能是完成精子的成熟、贮存、运送和射精。

精子在曲细精管管腔内并没有运动能力，运送至附睾内停留 18～24 小时后，才进一步发育成熟，获得运动能力。

精子主要贮存于附睾及输精管壶腹部，故输精管结扎术后一段时间内，射出的精液中仍有精子。精液是由精子和精浆组成的，精子约占 10%，精浆约占 90%。精浆是附睾、精囊腺、前列腺及尿道球腺的分泌物。射精反射发生时，精液沿着附睾、输精管、射精管、尿道途径排至体外。射精反射的基本中枢在脊髓腰骶段。正常男性一次射精的精液量约为 3～6 ml，每毫升精液中含有2千万至4亿个精子,少于2千万个精子则不易使卵子受精。

第二节 女性生殖

女性在生育期内,其主性器官即卵巢具有产生卵子和分泌性激素的双重功能。而附性器官的主要功能是接纳精子、输送精子和卵子,完成受精及孕育新个体等。

一、卵巢的功能

(一)卵巢的生卵功能

女性青春期开始时,卵巢中约有30万~40万个原始卵泡,在腺垂体分泌的FSH作用下,原始卵泡开始发育,经历初级卵泡和次级卵泡阶段发育为成熟卵泡(图12-2)。除妊娠期外,通常每月约有15~20个原始卵泡同时发育,但仅有一个卵泡发育成熟排卵,其余卵泡在发育的不同阶段先后退化,形成闭锁卵泡。卵泡成熟后在腺垂体分泌的LH作用下,卵泡壁破裂,卵细胞与透明带、放射冠和卵泡液被排入腹腔,此过程称为**排卵**。排卵的时间一般在月经周期的第14天左右。一般由两侧卵巢每月交替排卵,也可由一侧卵巢连续排卵。排出的卵子随即被输卵管伞摄取进入输卵管中。

排卵后,残留的卵泡颗粒细胞和内膜细胞在LH作用下,增生形成月经黄体。若卵子未受精,月经黄体维持12~15天左右便退化萎缩成白体;若卵子受精,月经黄体在人绒毛膜促性腺激素(hCG)的作用下继续发育成为妊娠黄体。

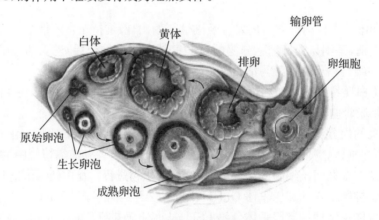

图12-2 卵巢生卵过程示意图

(二)卵巢的内分泌功能

卵巢主要分泌雌激素和孕激素,还分泌少量的雄激素,它们均属于类固醇激素。

1. **雌激素** 卵巢分泌的雌激素有雌二醇(E_2)、雌酮和雌三醇(E_3),主要是雌二醇。胎盘也分泌雌激素,主要是雌三醇。雌激素主要作用是促进女性生殖器官的生长发育与功能的成熟,促进女性副性征出现。

2. **孕激素** 卵巢的黄体细胞和胎盘均可分泌孕激素,主要是孕酮(P,又称黄体酮)。孕酮的主要生理作用是保证胚泡着床并维持妊娠,但这些效应要在雌激素作用于子宫的基础上才能发挥。雌激素和孕激素生理作用不同,两者比较见表12-1。

表 12-1 雌激素与孕激素生理作用比较

作用部位或范围	雌激素生理作用	孕激素生理作用
卵巢	促进卵泡发育成熟和排卵	抑制排卵
子宫	促进子宫内膜上皮、血管和腺体增生,提高子宫肌对催产素的敏感性	促进子宫内膜进一步增生变厚,血管增生、腺体增生并分泌,利于胚泡着床;抑制子宫肌收缩;抑制母体对胚胎的免疫排斥反应,具有"安胎"作用
宫颈腺	分泌多而稀薄的黏液,利于精子穿透	分泌少而黏稠的黏液,不利于精子穿透
输卵管	增强输卵管平滑肌的蠕动,利于卵子和精子的运送和结合	减弱输卵管平滑肌活动,抑制卵子和精子的运送
阴道	促进阴道上皮细胞增生、角化和糖原含量增加;糖元分解成乳酸,降低阴道 pH 值,利于乳酸杆菌生长,抑制致病菌生长	—
乳腺	促进乳腺导管和结缔组织增生,脂肪沉积,使乳房增大并形成乳晕	促进乳腺腺泡发育和成熟,为分娩后泌乳作好准备
副性征与性欲	激发和维持	—
代谢	加速肌肉蛋白质的合成;加速骨骼的生长和骨骺愈合;促进胆固醇的降解与排泄;使醛固酮分泌增多,导致钠水潴留	促进机体产热,故排卵后期基础体温升高 0.3~0.5℃
下丘脑-腺垂体	排卵前高浓度的雌激素对下丘脑-腺垂体具有正反馈调节作用	高浓度的孕激素通过负反馈调节作用,抑制腺垂体 LH 的分泌

二、月经周期

(一)月经及月经周期的概念

女性从青春期起至绝经(除妊娠期外),在卵巢激素的作用下,每月一次子宫内膜脱落出血,经阴道流出的现象称为**月经**。子宫内膜的周期性变化过程称为**月经周期**。人的月经周期为 20~40 天,平均 28 天。每次月经持续 3~5 天,每次月经失血量为 50~100 ml。第一次来月经称为**初潮**,其年龄在 12~14 岁期间;45~55 岁期间由于卵巢功能衰退,月经周期停止,称为绝经。故女性生育期在 30 年左右。

(二)月经周期的分期及其形成机制

在一个月经周期中,根据子宫内膜的变化可将月经周期分为三期(图 12-3)。

1. **增生期(卵泡期,排卵前期)** 相当于月经周期的第 5~14 天,即从月经停止至排卵日止。下丘脑分泌 GnRH,促使腺垂体分泌 FSH 和 LH,FSH 作用于卵巢,促使卵泡生长发育并分泌雌激素,子宫内膜在雌激素的作用下增生变厚,血管、腺体增生,但腺体不分泌。此期末血液中雌激素浓度达到高峰,通过正反馈使下丘脑 GnRH 分泌增多,进而刺激腺垂体 FSH 和 LH 的分泌,尤其是 LH 的分泌达到高峰。在高浓度 LH 的作用下,发育成熟的卵泡破裂排卵。

2. **分泌期(黄体期、排卵后期)** 相当于月经周期的第 15~28 天,即从排卵日起至月经来潮前止。排卵后,在 LH 的作用下,残存的卵泡颗粒细胞和内膜细胞变为黄体细胞,形成黄体,黄体分泌大量的雌激素和孕激素,子宫内膜同时受到两种激素尤其是孕激素的刺激,进

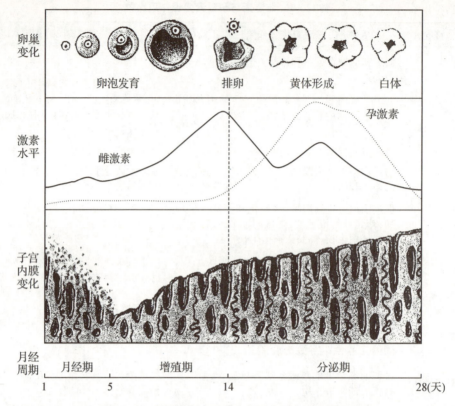

图12-3 月经周期中卵巢与子宫内膜的变化示意图

一步增生变厚,血管扩张充血,腺体迂曲并分泌,为胚泡着床和发育做好准备。排卵后的第8~10天,血中雌激素和孕激素达到高水平,对下丘脑、腺垂体产生负反馈抑制作用,故下丘脑的GnRH和腺垂体的FSH及LH分泌减少,黄体由于失去LH的促进作用,退化萎缩成白体,导致血液中雌激素和孕激素浓度迅速降低。

3. 月经期 相当于月经周期1~4天,即从月经出血开始至出血停止。此期内由于黄体退化萎缩,雌激素和孕激素含量迅速下降,子宫内膜失去这两种激素的刺激作用,内膜血管发生痉挛性收缩,继之缺血坏死、脱落与出血,出现月经(图12-4)。

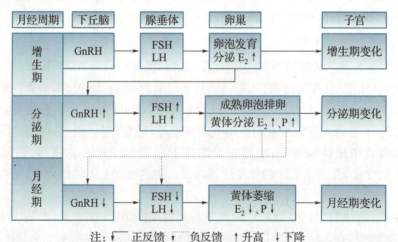

图12-4 下丘脑-腺垂体-卵巢轴功能活动的调节与月经周期的形成示意图
注:┌,正反馈;┊,负反馈;↑,升高;↓,下降

随着血液中雌激素和孕激素水平降低,对下丘脑-腺垂体的负反馈作用解除,下丘脑-腺垂体-卵巢轴的功能活动又进入下一周期,导致新的月经周期重新形成。

由此可见,月经周期中子宫内膜的周期性变化,实际上是下丘脑-腺垂体-卵巢轴活动导致的。其中增生期变化是雌激素直接作用的结果,分泌期变化是雌激素和孕激素作用所致,月经期的出现是雌激素和孕激素水平同时下降引起的。此外,下丘脑与中枢神经系统有着密切联系,内外环境的变化、社会心理因素的改变及其他器官疾病,都可通过中枢神经系统影响下丘脑-腺垂体-卵巢轴的内分泌功能而使月经周期失调。

知识链接 月经期的卫生保健

月经是一种生理现象,但月经期由于子宫内膜脱落,形成创面,容易感染,且此时机体抵抗力相对下降,容易引起某些疾病。故月经期需注意以下几个方面:

1. 调节心情 使其舒畅,情绪稳定,精神愉快,可减少或防止痛经以及行经不畅。

2. 注意卫生 一是经期卫生,保持外阴部卫生,勤换内裤,使用清洁消毒的卫生纸、卫生巾,不要坐浴或盆浴,最好淋浴;不与别人共用毛巾和浴盆;不宜游泳;不做阴道检查。另是饮食卫生,少吃刺激性食物,少食或不食冰冻食物、饮料,多吃蔬菜和水果,保持大便通畅,以免盆腔充血;月经期容易出现疲劳和嗜睡,故不宜饮用浓茶、咖啡等。

3. 注意保暖 适当增加衣着,避免淋雨、趟水、坐卧湿地、用凉水冲脚。

4. 劳逸适度 可适当参加体力劳动和锻炼,但不能从事重体力劳动及参加剧烈运动。

5. 禁止房事 月经期性生活可能将细菌带入子宫腔,引起感染;另使盆腔充血,也可引发某些疾患。

三、妊娠与分娩

(一)妊娠

妊娠是指母体内子代新个体的形成和生长发育的过程,包括受精与着床、妊娠的维持、胎儿的生长发育等。

1. 受精 **受精**是指精子与卵子相互融合形成受精卵的过程。正常受精的部位是在输卵管壶腹部与峡部连接处(图12-5)。排卵后,卵子被输卵管伞摄取,依靠输卵管平滑肌收缩和上皮纤毛的摆动运行到输卵管壶腹部;而进入女性生殖道的精子,一方面靠自身的运动,另一方面也借助女性生殖道平滑肌的收缩和输卵管纤毛的摆动运行到受精部位。精子在子宫和输卵管内停留一段时间,才获得使卵子受精的能力,这种现象称为**精子获能**。

受精是一个复杂有序的生理过程,精子与卵子相遇时,经过精卵识别、顶体反应(即精子释放顶体酶,溶蚀卵子放射冠及透明带)和两细胞膜融合,精子进入卵细胞内。进入卵内的精子胞核形成雄性原核,卵细胞核形成雌性原核,两性原核融合形成新的细胞核,即受精卵。在一次射出的上亿个精子中,一般只有200个左右的精子运行到受精部位,通常仅有一个精子与卵子结合而受精。

精子在女性生殖道内保持受精能力时间为2～3天,卵子只有6～24小时,因此在排卵前后五天内的性生活则有较好的受孕机会,在此期间避免性生活则可达到一定的避孕效果。

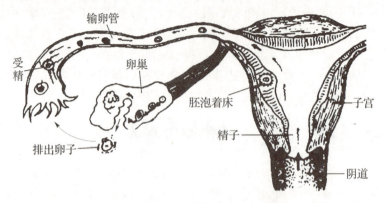

图12－5 排卵、受精与着床示意图

2. 着床　着床是指胚泡植入子宫内膜的过程。受精卵在沿输卵管向子宫方向运行的过程中,细胞不断分裂,约在受精后第4天抵达子宫腔时已形成胚泡,胚泡着床经过定位、黏着和穿透三个阶段,约在受精后第6～7天开始植入子宫内膜,第11～13天可完全包埋入子宫内膜。着床的正常部位通常在子宫体腔上部的前壁或后壁。若植入子宫体腔以外的部位称为**异位妊娠**。成功的着床有赖于胚泡与母体相互识别、胚泡发育及到达子宫的时间与子宫内膜的变化同步等因素。

知识链接　常用的避孕方法

排卵、受精和着床是妊娠的三个重要环节,使用药物、机械、手术或其他人为的方法干扰其中的任何一个环节都可防止妊娠。

1. 抗排卵　常见的是激素避孕法,使用含有人工合成的雌激素和孕激素复方避孕药或避孕针剂,是通过负反馈机制,使FSH和LH分泌减少,从而抑制排卵。

2. 抗受精　主要防止精卵结合。最有效的途径是男女性绝育手术,还有避孕套、宫颈帽、阴道隔膜等方法。此外,含孕激素的避孕药增加宫颈黏液黏度,可阻止精子穿透。

3. 抗着床　宫内节育器,使宫腔环境不利受精卵着床。含孕激素的口服避孕药、皮下埋植、长效避孕针等可抑制子宫内膜生长,使腺体萎缩,从而影响着床。

3. 妊娠的维持　受精以后,由于高浓度的雌、孕激素对腺垂体起负反馈作用,导致腺垂体分泌LH减少,但是此时黄体并不退化,这是由于受精后的第6天左右,胚泡滋养层细胞开始分泌人绒毛膜促性腺激素(hCG),代替黄体生成素的作用,促进卵巢的黄体转化为妊娠黄体,使其继续分泌雌激素和孕激素。妊娠3个月左右,妊娠黄体逐渐萎缩,此时胎盘的内分泌功能逐渐增强,接替妊娠黄体分泌孕激素和雌激素,两种激素共同维持妊娠过程,直至分娩。

在整个妊娠期内,孕妇血液中雌激素和孕激素一直保持高水平,故妊娠期没有月经。由于两种激素对下丘脑、腺垂体始终起负反馈抑制作用,导致卵巢中没有新的卵泡发育和排卵,故妊娠期间不再受孕。

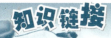

胎盘的内分泌功能

胎盘是母体与胎儿之间进行的物质交换的场所,也是妊娠期间形成的最重要的内分泌器官。胎盘分泌的主要激素有:

1. 人绒毛膜促性腺激素(hCG) 是由胎盘绒毛膜合体滋养层细胞分泌的一种糖蛋白。在早孕期,替代LH的作用,促使月经黄体转为妊娠黄体。在受精后第6天开始分泌,第8～10天就可在母体血液和尿中测到hCG,于妊娠的8～10周分泌量达到高峰,随后下降,在20周左右降至较低水平,直到妊娠末期。

由于此激素在早孕期间就出现在母体血和尿液中,可作为确诊早期妊娠的指标。

2. 人绒毛膜生长素(hCS) 它是胎盘分泌的单链多肽激素,大约妊娠第6周可在母血中测得,第34～35周达高峰,直到分娩。主要作用是促进胎儿生长,调节母体与胎儿的糖、脂肪和蛋白质的代谢过程。

3. 雌激素和孕激素 妊娠3个月左右,妊娠黄体渐萎缩,此时胎盘可分泌雌激素(主要是雌三醇)和孕激素。两种激素共同作用,促进子宫内膜和乳腺进一步生长发育,以及"安胎",直至分娩。

妊娠中晚期,检测母体血中雌三醇的含量可判断胎儿是否存活。

(二)分娩

分娩是成熟胎儿及其附属物从母体子宫产出体外的过程。人类的妊娠时间是从末次月经第一天算起约为280天(40周)。胎儿发育成熟后发生自然分娩发动的机制尚不清楚。目前认为,妊娠期末胎儿对子宫颈的刺激,反射性引起催产素的释放,并提高子宫肌对催产素的敏感性;同时子宫颈受牵拉可使宫合成和分泌大量PG。在催产素和PG的共同作用下,使子宫开始节律性收缩并不断加强;同时膈肌、腹肌收缩,腹压增加,宫口开放,通过正反馈调节,直至胎儿娩出。

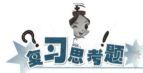

1. 名词解释:生殖 副性征 月经 月经周期 受精 着床 妊娠 分娩
2. 睾酮、雌激素和孕激素各有何生理作用?
3. 月经周期中卵巢和子宫内膜有何变化?
4. 妊娠期间内分泌功能有何变化?
5. 根据你学过的生殖生理知识,你认为女性可以在哪些生殖环节上采取避孕措施?
6. 男性结扎输精管对性激素的分泌及副性征有无影响?为什么?

(周爱凤)

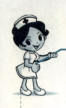

第十三章
人体的生长发育、衰老与健康

人的一生从出生、生长发育、衰老直至死亡是连续变化的生理过程,可分为婴儿期、幼儿期、学龄前期、学龄期、青春期、成年期、更年期和老年期等生命阶段。认识人的一生中各个生命阶段的主要生理特点,有利于从动态和整体的角度理解和掌握人的生理功能,提高保健意识,建立正确的健康观。

第一节 生长发育和衰老

生长是指体格的增长和器官形态的增大;**发育**是指组织细胞结构的成熟和生理功能的完善。生长与发育两者关系密切,不能截然分开,故一般统称为**生长发育**。影响生长发育的因素包括:①遗传,人类遗传与某些疾病有密切关系,与体形、身高、外貌等也相关;②环境,包括胎儿时期和出生后各生命阶段的营养供应、疾病影响,以及家庭、幼儿园和中小学对保健意识和体育锻炼重视、教育程度;③生活条件及经济状况;④个体差异等。

一、儿童期生理特点

儿童生长发育是一个连续的过程,又具有一定的阶段性。不同的年龄期各具有一定的特点,大致划分为六个年龄期,各年龄期的主要特征如下:

(一)胎儿期

妊娠前8周为**胚胎期**,第9周到分娩为**胎儿期**,自孕期28周至出生后1周为**围产期**。遗传因素、孕期感染、中毒、孕妇营养、心理状态都是影响胎儿发育的因素,故孕妇的卫生保健、充足的营养供应、预防感染、保持良好的的精神状态和定期检查均有助于胎儿的发育。围产期小儿死亡率约占新生儿死亡率的70%,因此要特别重视围产期卫生保健,防止宫内感染和早产,必要时进行羊水脱落细胞染色体以及其他物理、生化检查,对某些遗传性疾病和先天性畸形作出产前诊断,并采取相应措施,可降低围产期小儿死亡率。

(二)新生儿期

从胎儿娩出、脐带扎后至满28天为**新生儿期**。新生儿期是胎儿出生后生理功能调节进行并适应宫外环境的时期,如出现问题,多由于适应不良所引起,如环境过冷、过热,有先天性缺陷、早产、畸形等。新生儿期免疫功能不足,皮肤黏膜及其他屏障功能差,易于感染。生长发育快而消化功能差,故开始喂养时,应十分重视其消化功能逐渐适应等问题。

（三）婴儿期

自出生后 28 天至 1 岁是**婴儿期**。此期以乳类为主食，生长发育迅速，如身长增长 50%，体重增加 200%，头围增加 30%；开始出现乳牙，逐渐能坐、会爬并开始学走，其生理功能仍在发育完善中。因此，这种快速的生长发育需要足够的营养供应，而消化功能不足，免疫功能差，则易患上某些急性感染性疾病及消化功能紊乱、营养不良等。

（四）幼儿期

1~3 岁是**幼儿期**。该期幼儿生长发育速度减慢，大脑皮质功能进一步完善，语言表达能力逐渐丰富，模仿性增强，智能发育快，要求增多，能独立行走、活动、见识范围迅速扩大，接触事物增多，但仍缺乏自我识别和保护能力；同时是某些感染性疾病及传染病的多发期。

（五）学龄前期

3~6 岁是**学龄前期**。学龄前期儿童的体格发育速度减慢，智能发育进一步加快，求知欲强，好问，好奇心强，自我控制能力差。

（六）学龄期

6~12 岁是**学龄期**。学龄期儿童除生殖系统以外，大部分器官已发育成熟，脏器功能特别是大脑发育更加完善，记忆力强，智力发育迅速，基本接近成人。机体抵抗力增强，感染性疾病减少，但变态反应性疾病如结缔组织病、肾炎、过敏性紫癜等增多，疾病的表现基本上与成人相似。这个时期应重视思想、智力教育，加强体育锻炼，参加适当劳动。

二、青春期生理特点

青春期一般是指从青春发育征象开始出现至生殖功能发育成熟的生命阶段。一般男孩从 13~14 岁开始到 18~20 岁，女孩从 11~12 岁到 17~18 岁。青春期是人生中身体发育的第二高峰期，该期由于下丘脑、腺垂体、性腺等内分泌系统发生一系列变化，内分泌激素释放增加，促进了青春期的生长突增，导致身体生长、发育、生殖等生理功能和生理特征产生显著的变化。在人的生命周期中，青春期具有特殊的生理、心理和社会生活特征。主要表现为：

（一）躯体的突增

躯体的突增是青春期发育过程中的突出表现之一。由于性别不同，男女青春期生长发育突增的幅度存在明显的差异。男性身高平均增长 31.2 厘米，女性身高平均增长 23.8 厘米。此时期男性上体的围、宽度增长较快，最后形成了男性上体宽粗、下体窄细的体格形态；而女性则相反，形成上体窄细、下体短粗的体格形态。

（二）胸围与肺活量的增加

胸围与肺活量随着年龄的增加，出现呼吸肌功能增强，呼吸频率减慢，深度不断增大。男性的肺活量均高于同年龄的女性，尤其在 13 岁以后，这种差别逐渐扩大。到成年后，女子平均肺活量约为男子的 70%。青春期经常参加锻炼的人，其胸围、肺活量比不锻炼的人要明显扩大增多；经常锻炼者比同龄人胸围大 2~3 厘米以上，肺活量多 200 ml 以上。

（三）第二性征发育

青春期新陈代谢特别旺盛，性器官迅速发育，第二性征逐渐明显并趋向成熟。男性声音变粗、胡须、腋毛和阴毛开始长出，性腺、生殖器官也逐渐发育成熟，开始有遗精现象。女性声调变高，乳房丰隆，骨盆宽大，子宫体增大，卵巢增大并有卵泡生长发育，开始出现月经周

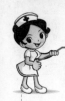

期,脂肪分布于肩、胸、臀部,形成女性体态。

(四)其他系统和内脏的改变

青春期循环、呼吸、肌肉和神经等系统均迅速发育,生理功能增强、效率提高。如心脏的重量比出生时增加10倍,心肌增厚,血压及心搏出量逐渐增加,脉搏率逐渐变慢,接近成人标准。

三、老年期生理特点

人自65岁开始进入老年期,其生理变化主要有:

(一)外貌的变化

毛发变白、脱发。眼睑、耳及额部皮肤下垂,眼窝脂肪消失,眼球凹陷,出现眼袋。身高下降。皮肤老化,弹性降低,皱纹加深,表面失去光泽;皮脂腺功能减退,皮下脂肪减少,老年色素沉着,白斑增多。

(二)身体构成成分的变化

人体的老化,使脏器组织中细胞数减少,使某些脏器组织重量减轻;脏器组织和细胞脱水导致体重下降;体内的含水量,男性由体重的60%减至50%左右,女性由50%减至44%左右。体内钾、氮、脱氧核糖核酸等含量降低。除脂肪组织以外的其他组织与器官表现不同程度的萎缩。人体脂肪组织增加,发胖,脂肪蓄积,血总胆固醇量、血清总脂质增加。此外,老年人血中卵磷脂、甘油三脂、游离脂肪的含量随年龄增大而增加。

(三)循环系统的变化

心血管系统发生一系列退行性和适应性改变。冠脉硬化、心肌血液供应减少,心肌萎缩,心率减慢,心室容积减少,导致心输出量减少;对心血管活动调节功能下降,使老年人心脏对负荷增加的适应能力以及对药物的反应性明显降低。大动脉管壁硬化,同时伴有小动脉硬化时,易患高血压。

(四)呼吸系统的变化

呼吸肌与韧带萎缩,呼吸道阻力增加,呼吸功能下降。胸廓变形,通气功能下降。支气管分泌亢进,黏液分泌增多。肺泡增大、融合,出现肺气肿倾向。由于肺泡融合,生理无效腔增大,肺泡通气量减少,肺气体交换效率降低。

(五)消化系统的变化

牙齿松动,逐步脱落,咀嚼功能下降。消化道平滑肌收缩力降低,蠕动减弱,胃排空延迟,消化液分泌减少,消化不良,常伴便秘。小肠有效吸收面积减少。肝体积减少,重量减轻,药物代谢速度减慢,代偿功能降低。胆汁分泌减少,胆汁变浓;胆固醇含量增多,容易沉积形成胆石。

(六)泌尿系统的变化

肾脏萎缩,肾单位减少,肾小动脉硬化,肾血流量降低,导致肾的滤过、重吸收及排泄减少,肾对尿的浓缩能力减退,易致多尿。肾排除代谢废物和生物活性物质的能力减退。膀胱容量变小,神经调控膀胱能力减弱,常发生不自主收缩,容易产生尿频、尿失禁和夜尿增多。女性尿道抗菌能力下降,男性前列腺逐渐肥大。

第十三章 人体的生长发育、衰老与健康

（七）感官的变化

晶状体弹性减退，出现老视。视觉细胞感光性减退，视力下降。中耳的鼓膜、听骨链僵硬及听神经退变，听觉功能下降。此外，嗅觉、味觉、温度觉、运动位置觉和痛觉都有不同程度的减退。

（八）生殖系统的变化

性腺逐渐萎缩，功能退化，附性器官及副性征逐渐退变，但性欲仍可一定程度保持。老年男性睾丸逐渐萎缩，产生精子和雄激素能力下降；老年女性卵巢萎缩，雌激素分泌减少，性功能下降；阴道分泌物减少，易患老年性阴道炎。

（九）运动系统的变化

骨密度降低，骨质疏松，脆性增加，骨重减轻，关节软骨出现损害。骨骼肌兴奋性下降，收缩力减弱，有些肌肉出现萎缩，韧带与肌腱变硬，出现退行性变化及纤维化。脊柱变短且易弯曲，故老人身高降低。

（十）神经系统的变化

脑组织逐渐萎缩，体积变小，重量减轻，脑回缩小。脑动脉硬化，脑血流量减少。脑内神经传递物质减少，神经传导速度减慢，感觉迟钝，脑代谢水平降低，信息处理功能和记忆力减退，注意力不集中，性格有一定改变，机体稳态调节及适应环境能力减弱，容易产生各种疾病。

（十一）内分泌系统的变化

甲状腺功能减退，代谢水平下降，故怕冷，容易疲乏。肾上腺皮质功能减退，对感染、创伤等有害刺激的应激能力下降。胰岛功能减退，可使血糖水平升高，易患糖尿病。

中年是人的一生中生命力最强、精力最旺盛的时期，是社会财富的主要创造者，其生理功能的改变常被忽视。由于这一时期心理、生理负担最重，各种生理功能逐步向老年期转化，因此应重视中年时期的各种生理变化，提高机体保健意识。

四、衰老

衰老是机体随着年龄增长而发生的组织结构退行性改变和生理功能及适应能力逐渐减退的过程，与先天因素和后天因素有关。衰老可发生在整体、脏器以及细胞、亚细胞和分子等不同水平上。

衰老的机制问题一直是人们所探讨的问题，众说纷纭，至今尚未得出统一的结论。大量的研究发现，衰老与基因、自由基、激素、细胞因子和免疫功能低下等多种因素有关。

很多学者研究认为，每种生物都有自己在遗传上规定的"时间计划"，即出生、生长发育、成熟、衰老与死亡有固定的时间表，按规定时间依次完成。衰老是细胞遗传计划决定的，老化起因于细胞之中。细胞内在的预定程序决定了它的寿命。目前，关于衰老的认识，主要有以下几种影响较大的学说，包括：**遗传决定学说**认为，有些基因即 DNA 链上存在衰老或死亡基因，决定着生物体寿命的长短，决定了衰老的快慢。**氧自由基学说**认为，在机体代谢过程中，可连续不断产生的一种损害自身的毒性产物即自由基，积累增多时，损伤细胞膜；随着年龄的增长，抗自由基防御能力下降，引起衰老。**细胞突变学说**认为，细胞分裂次数与寿命成正比，由于某些物理的、化学的和生物的因素使细胞受损，遗传物质发生突变，使细胞本身及下一代细胞异常，生理功能下降，分裂次数减少，促进衰老。**交联学说**认为，交联反应是一种

体内普遍存在的生化反应,主要发生在核酸、蛋白质、胶原等大分子中,过多的交联干扰可以引起生物体的衰老。**免疫功能退化学说**认为,随着年龄的增长,人在体内外有害因素的长期作用下,免疫器官逐渐退化,免疫细胞减少或比例失调,免疫功能下降,导致细胞功能失调,代谢障碍,引起生物体的衰老。

较新的观点是以细胞核为中心的衰老起因学说。这种观点认为组成细胞核的重要物质脱氧核糖核酸是一种遗传物质,在细胞衰老时,核内的脱氧核糖核酸可能在结构上发生变化,导致细胞的死亡,从而表现出生物体的衰老。

生命活动是十分复杂的,它还涉及神经系统的功能状态、内分泌调节能力以及外界环境的影响。因此,引起生物体衰老的原因是多方面的。由于这些因素相互影响,所以,对衰老的相关因素必需加以综合分析。通常,延缓衰老需要保持良好的情绪心态、合理的休息睡眠、科学的饮食调养、积极的防治疾病与和谐的社会环境。

第二节 健 康

一、健康的概念

随着医学的发展,对健康的认识逐步深入。最早的认识,无病就是健康,这一概念早在上个世纪30年代就被否定,代之以健康意味着"结实的体格和完善的功能,并充分地发挥其作用"。WHO宪章中,对健康的定义表述为"**健康是身体上、精神上和社会适应上的完好状态,而不仅仅是没有疾病和虚弱**"。要达到这一总体状态,其基本要求是一个人的体魄、精神和智能都应与其年龄、性别和所处的社会环境以及地域情况相适应,这些功能表现都在正常范围内,并且彼此之间处于平衡或自稳状态。

健康是动态的概念,可以说影响一个人健康的因素是经常发生的。健康的人,从最完善的体魄逐步受到损害,以至患上轻病直至重病,是连续的,其间没有明确的界限。一个人在躯体上的疾病容易引起人们的重视,而精神(心理)上的疾病,特别是尚处于疾病发生前的生理失衡状态,往往被人忽视。

健康的内涵包括:①精神安宁,生活起居正常,能够参加学习、生产劳动和体育运动。②自我感觉良好,发自内心的良好感觉是健康的基准,比之本人所处环境对健康影响更为重要;一个残疾者外表上虽然异于正常人,但能够按自己的身体特点,克服种种困难,做些对人民有益的工作,与一个体格上健康,却终日郁郁寡欢者相比,从某种意义上讲,前者是健康人,而后者是病人。③个体对环境中各种因素有调节和适应能力;④能高效率的从事各项工作。

二、健康的主要影响因素

影响健康的主要因素包括:①环境因素,除了生物因素外,还有物理、化学、社会、经济、教育、文化等因素;②行为生活方式,包括营养、风俗习惯、嗜好(吸烟、饮酒)、交通工具(如车祸)、体育锻炼、精神状态、性生活;③医疗卫生保健服务,社会上医疗卫生保健设施的分配、医疗卫生保健制度及其使用;④生物遗传因素,造成先天性缺陷或伤残。这四个因素相互依存,其中环境对健康起主要影响;其次是行为生活方式、医疗卫生保健服务;生物遗传因素影响较小,但一旦发生疾病,常致不可逆的终身伤残。这四个因素受国家的经济水平和医疗卫生事业发展的影响,同时还取决于社会群体的文化教育素质、精神文明程度、生态平衡的保

第十三章 人体的生长发育、衰老与健康

持、自然资源的利用以及人口数量等。它们相互影响和相互制约,影响到群体的健康水平。

随着医学界对影响健康因素认识的不断深入,医学模式也从过去的生物医学模式转变为生物-心理-社会医学模式。新的医学模式使医学界解决实际问题的能力有了明显进步。由此可见,要保持和促进每个人的健康,提高人群的健康水平,医护人员不但要治疗患者身体上的疾病,同时还要医治其心理上的疾病,注意其所处的社会环境,并取得个人、家庭和社会的全面合作,其中十分重要的环节就是教育个人能执行自我保健和遵守公共卫生。

知识链接 人体重要的微量元素作用简介

微量元素的数量虽然很少,但非常重要,它们与人体几乎所有的功能有关。人体必需的微量元素主要有15种,即:铁、钠、钾、锌、铜、钙、磷、碘、硒、镁、锰、硫、氯、钼、铬。现将几种重要的微量元素作用介绍如下:

铁:是血红蛋白的组成部分,血红蛋白可将红细胞携带的氧送往身体的各部分,供机体代谢需要。(参见第三章)

钠、钾和氯:作为电介质,维持体液的平衡和压力,它们调节血压、心率、肌肉收缩、神经传导等。(参见相关章节)

锌:人体内含锌约2~3 g,遍布于全身许多组织中。锌可以帮助人体生产200种以上的酶;同时人的味觉、嗅觉、视觉与锌有关;锌还可以预防前列腺癌。

铜:人体内含铜量约50~100 mg,人体每日需要量约1.5~2.0 mg。铜可以帮助人体形成新的红细胞,通过血液系统储存和运送铁,帮助人体预防心脏病和癌症。

钙:不仅对牙齿和骨头至关重要,还对神经传导、维持免疫系统、帮助血液凝固、新陈代谢、肌肉收缩以及心脏功能有着重要作用;还可预防结肠癌。

碘:人体中的碘大部分集中在甲状腺中,成人每天需要补充0.15 mg。碘作为甲状腺激素原料,参予调节人体的新陈代谢。(参见第十一章)

硒:广泛分布于脂肪以外的所有组织中,人体每天需要补充50~200 μg。它是一种抗氧化剂,作用和维生素C、维生素E及胡萝卜素类似,同时还可以增强人体的免疫系统。

镁:是一种与钙和锌相关的金属,与激素作用、心血管功能正常以及肌肉收缩有关。

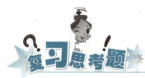

1. 名词解释:生长发育　衰老　健康
2. 简述生物-心理-社会医学模式对现代医学的影响。
3. 运用所学的知识解释"生命在于运动"。
4. 结合生活实际谈谈你的健康观。

(周晓隆)

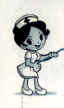

生理学实验指导

概 论

一、实验课教学目的和基本要求

（一）教学目的

现代生理学的理论知识是在实验的基础上建立和发展起来的，因此学生学习实验课有着特别重要的意义。其教学目的是让学生通过生理学实验，学习某些动物实验的基本操作技术和人体部分功能活动测试技能；验证生理学的部分基本理论知识，加深对相关生理学理论知识的理解和掌握；培养学生理论联系实际、团结协作的工作作风，以及观察分析事物和解决实际问题的能力。

（二）基本要求

1. 实验前

（1）仔细阅读《生理学实验指导》中的有关内容，熟悉本次实验的目的、原理、对象、用品、步骤、项目和注意事项。

（2）结合实验阅读相关理论知识，必要时查阅有关资料，力求充分理解实验原理，以提高实验课的效果。

（3）预测本次实验结果，考虑本次实验可能发生的问题及其应对的措施和方法。

（4）工作服穿着整洁，按时进入实验室。

2. 实验中

（1）遵守实验室守则，听从带教老师安排。

（2）认真查对实验物品是否齐全、完好；实验时爱惜实验设备、动物和标本，节约药品、水和电。

（3）带教老师示教时，要认真观察；实验小组实验时，要做好合理分工，各司其责；自己操作时，要按规定正确使用仪器和手术器械，按实验步骤、项目进行实验。

（4）仔细观察实验中出现的现象，给予随时记录，并联系相关理论内容进行思考；发现异常情况及时报告老师。

（5）做人体实验时，注意受试者保暖，操作时动作轻柔，避免不良刺激。

3. 实验后

（1）及时关闭仪器和设备的电源，按规定妥善处理实验动物。

(2) 清理、洗净和擦干所用手术器械，并核对、放好实验用品；如有损坏应报告带教教师，在带教老师清点检查后方可离开。

(3) 分组做好实验室清洁卫生工作。

(4) 及时整理实验纪录，分析实验结果，按要求撰写实验报告，按时交给老师批阅。

二、常用实验器材简介

(一) 实验仪器

进行生理学实验所需的仪器总体上可分为以下几个系统(实验图1)。

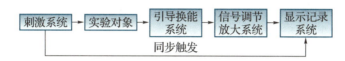

实验图1　生理学实验仪器配置及其关系示意图

1. 刺激系统　由于电刺激的强度、频率和时间容易控制、对组织损伤很小，可重复使用，故生理学实验中经常使用。电刺激系统包括电子刺激器、刺激隔离器和各种电极。

2. 引导换能系统　若生理现象为其他能量形式时，如机械收缩、压力、振动、温度或某种化学成分变化等，都需要将原始生理信号转换为电信号，此时需要各种形式的换能器进行引导换能。

3. 信号调节放大系统　许多生理信号微弱，须进行适当的放大。最原始的经典仪器是各式各样的杠杆、检压计等；现代仪器设备包括示波器、记录仪中的放大器部分和专用的前置放大器、微电极放大器等。

4. 显示记录系统　包括纸带记录、显示屏记录或显示信号的仪器。通过调节相关的旋钮、走纸速度或扫描速度，将信号扩展开来。记纹鼓是一种较为原始的经典记录仪；现代生理学实验中常用的记录仪器有示波器与示波照相机、生理记录仪等。

进行动物生理实验，有时还需有一些维持生命的系统，如恒温槽、一些器官或细胞的灌流装置、神经屏蔽盒(室)、人工呼吸机等。

5. 由于计算机技术的发展，计算机生物信号采集处理系统已在生理学实验中广泛应用，有替代刺激器、放大器、示波器和记录仪的趋势。

(1) 计算机生物信号采集处理系统：生物信号采集处理系统是应用大规模集成电路、计算机硬件和软件技术开发的一种集生物信号的采集、放大、显示、处理、存储和分析的电机一体化仪器。该系统可替代传统的刺激器、放大器、示波器、记录仪，一机多用，功能强大，广泛地被应用于生理学、病理学、药理学等实验。目前我国的生物信号采集处理系统多达十余种，该系统由硬件和软件两大部分组成，硬件主要完成对各种生物电信号(如心电、肌电、脑电等)与非生物电信号(如血压、张力、呼吸等)的采集，并对采集到的信号进行调理、放大，进而对信号进行模/数(A/D)转换，使之进入计算机。软件主要用来对已经数字化的生物信号进行显示、记录、存储、处理及打印输出，同时对系统各部分进行控制，与操作者进行人机对话。

(2) 电子计算机实验动态模拟技术：通过建立一定的数学模型，计算机可以仿真模拟一些生理过程。例如激素或药物在体内的分布过程、心脏的起搏过程、动作电位的产生过程等。除过程模拟外，利用计算机动画技术还可在荧光屏上模拟心脏泵血、胃肠蠕动、尿液生

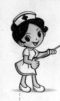

成、兴奋的传导等生理过程。这种模拟技术由于使用成本低、方便、无污染、可重复性好,因而具有广阔的发展前景。

（二）手术器械

生理学实验常用手术器械与医学外科部分手术器械大致相同,但也有一些专用器械。

1. 两栖类动物手术器械

(1) 金属探针:用来破坏脑和脊髓。

(2) 玻璃分针:用于分离神经与血管等组织。

(3) 蛙心夹:用以在蛙心室舒张时夹住心室尖,尾端用线系在换能器上。

(4) 蛙板:用于固定蛙类,有孔蛙板用于蛙微循环观察。

(5) 蛙钉或蛙腿夹:用于固定蛙腿。

(6) 锌铜弓:用于刺激神经肌肉标本,以检查其兴奋性。

(7) 手术剪、手术镊:用途见下。

2. 哺乳类动物手术器械

(1) 手术刀:手术刀主要用来切开皮肤和脏器。手术刀片有圆刃、尖刃和弯刃三种;刀柄也分多种。可根据手术部位、性质的需要,自由拆装。

(2) 手术剪:手术剪分钝头剪、尖头剪,其尖端有直、弯之分。主要用于剪皮肤、肌肉等软组织;也可用来分离组织,即利用剪刀尖插入组织间隙,分离没有大血管的结缔组织;眼科剪主要用于剪血管和神经等细软组织。一般说来,深部操作宜用弯剪,不致误伤组织;剪线大多为尖头直剪;剪毛用钝头、尖端上翘的手术剪。正确执剪姿势是用拇指与无名指持剪,示指置于手术剪的上方。粗剪刀,为普通的剪刀;在蛙类的实验中,常用来剪蛙的脊柱、骨和皮肤等粗硬组织。

(3) 手术镊:常用的有无齿镊和有齿镊两种,用于夹住或提起组织,以便剥离、剪断或缝合。有齿镊用于夹捏皮肤、皮下组织、筋膜、肌腱等较坚韧的组织,使其不易滑脱;但有齿镊不能用以夹持重要器官,以免造成损伤。无齿镊用于夹持神经、血管、肠壁或脏器等较脆弱组织,使之不易受到损伤。

(4) 血管钳:血管钳又称止血钳,有直、弯、带齿和蚊式钳等类型,主要用于钳夹血管或止血点,以达到止血目的;也可用于分离组织、牵引缝线、夹持缝针等。

(5) 骨钳:在打开颅腔和骨髓腔时,用于咬切骨质。

(6) 颅骨钻:用于开颅时钻孔。

(7) 气管插管:急性动物实验时,插入气管,以保证呼吸通畅,或做人工呼吸;将一端接描记气鼓或换能器,可记录呼吸运动。

(8) 血管插管:有动脉插管和静脉插管。动脉插管一般与压力换能器相连;静脉插管用于实验时注射各种药物。

(9) 动脉夹:用于阻断动脉血流。

(10) 拉钩或扩张器:用于牵拉与扩撑切口,以充分暴露手术视野。

三、实验动物

（一）实验动物的种类、习性和使用

1. 蟾蜍与蛙　可短期饲养于潮湿地方,几天可不喂食或喂以草和昆虫等。因蟾蜍和蛙的一些基本的生命活动与恒温动物相似,而且离体组织器官所需的存活条件比较简单,容易控制和掌握,因此被广泛用于生理学实验。

2. 家兔　性情温顺,灌胃、取血方便。由于家兔耳缘静脉浅表,是静脉给药的最佳部位;常用于心血管反射活动、呼吸运动调节、泌尿功能调节、消化道运动及平滑肌特性、大脑皮层运动区功能定位和去大脑僵直、神经放电活动等实验。

3. 小白鼠　体型较小,成熟期短,繁殖力强,性情温顺,易于捕捉,操作方便。其实验结果的科学性、可靠性和重复性高,常用于小脑功能障碍等实验。

4. 大白鼠　性情不够温顺,受惊吓或捕捉方法粗暴时,表现凶悍,可咬人。但有其优点,如其离体器官可进行大鼠离体静态肺顺应性实验;整体可用于胃酸分泌、胃排空、垂体、肾上腺系统、中枢神经系统等实验。

5. 豚鼠　又称荷兰猪,耳蜗管发达,听觉灵敏。常用于耳蜗微音器电位的和临床听力等实验。

6. 狗　听觉、嗅觉灵敏,反应敏捷,对外界环境适应能力强;容易饲养调教,能很好地配合实验需要。狗具有发达的血液循环与神经系统,内脏构造及其比例与人相似,是较理想的实验动物。常用于心血管系统、脊髓传导、大脑皮层运动区功能定位、条件反射、内分泌腺摘除和各种消化系统功能等实验。

(二) 实验动物的给药方法

1. 肌肉注射　肌肉血管丰富,药物吸收速度快,特别适合于狗、兔等肌肉发达的动物;而小白鼠、大白鼠、豚鼠因肌肉较少,肌肉注射有困难,必要时可选用股部肌肉注射。肌内注射一般由两人操作,小动物也可一人完成。助手固定动物,术者用左手指轻压注射部位,右手持注射器刺入肌肉,回抽针栓,如无回血,表明未刺入血管,将药物注入,然后拔出针头,轻轻按摩注射部位,以助药物吸收。

2. 腹腔注射　腹腔吸收面积大,药物吸收速度快,故腹腔注射适合于多种刺激性小的水溶性药物的用药,是啮齿类动物常用给药途径之一。腹腔注射穿刺部位一般选在下腹部正中线两侧,该部位无重要器官。腹腔注射可由两人完成,熟练者也可一人完成。助手固定动物,并使其腹部向上,术者将注射器针头在选定部位刺入皮下,然后使针头与皮肤呈45°角缓慢刺入腹腔,如针头与腹内小肠接触,一般小肠会自动移开,故腹腔注射较为安全(实验图2)。

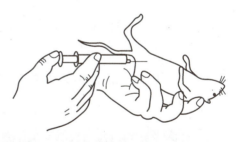

实验图 2　小白鼠腹腔注射法示意图

刺入腹腔时,术者可有阻力突然减小的感觉,再回抽针栓,确定针头未刺入小肠、膀胱或血管后,缓慢注入药液。

3. 静脉注射　静脉注射将药物直接注入血液,无需经过吸收阶段,药物作用最快,是急、慢性动物实验最常用的给药方法。静脉注射给药时,不同种类的动物由于其解剖结构的不同,应选择不同的静脉血管。

(1) 家兔耳缘静脉注射:将家兔置于兔固定箱内,没有兔固定箱时可由助手将家兔固定在实验台上,并特别注意兔头不能随意活动。剪除兔耳外侧缘被毛,用乙醇轻轻擦拭或轻揉耳缘局部,使耳缘静脉充分扩张。用左手拇指和中指捏住兔耳尖端,示指垫在兔耳注射处的下方,右手持注射器由近耳尖处将针刺入血管,再顺血管腔向心脏端刺进约1 cm,回抽针栓,如有血表示已刺入静脉,然后由左手拇指、示指和中指将针头和兔耳固定好,右手缓慢推注药物进入血液(实验图3)。如感觉推注阻力很大,并且局部肿胀,表示针头已滑出血管,应重新穿刺。另需注意,兔耳缘静脉穿刺时应从远心端开始,以便重复注射。

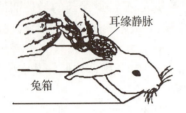

实验图3 兔耳缘静脉注射法示意图

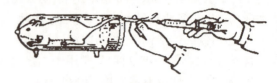

实验图4 小白鼠尾部静脉注射法示意图

(2)小白鼠与大白鼠尾静脉注射:小白鼠尾部有三根静脉,两侧和背部各有一根,两侧的尾静脉更适合于静脉注射。注射时先将小白鼠置于鼠固定筒内或扣在烧杯中,让尾部露出,用乙醇或二甲苯反复擦拭尾部或浸于40~50℃的温水中加热1分钟,使尾静脉充分扩张。术者用左手拉尾尖部,右手持注射器(以4号针头为宜)将针头刺入尾静脉,然后左手捏住鼠尾和针头,右手注入药物(实验图4)。如推注阻力很大,局部皮肤变白,表示针头未刺入血管或滑脱,应重新穿刺,注射药液量以0.15 ml/只为宜。幼年大白鼠也可做尾静脉注射,方法与小白鼠相同,但成年大白鼠尾静脉穿刺困难,不宜采用尾静脉注射。

(3)狗静脉注射:狗前肢小腿前内侧较粗的头静脉和后肢外侧小隐静脉,是狗静脉注射较方便的部位。注射时先剪去该部位被毛,以乙醇消毒。用压脉带绑扎肢体根部,或由助手握紧该部位,使头静脉充分扩张。术者左手抓住肢体末端,右手持注射器刺入静脉,此时可见明显回血,然后放开压脉带或嘱助手放松该部位,左手固定针头,右手缓慢注入药物(实验图5)。

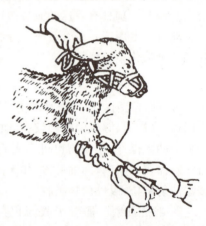

实验图5 狗前肢头静脉注射法示意图

四、常用生理溶液和实验常用麻醉药物

实验表1 常用生理溶液的成分及配制

药品名称	任氏溶液（两栖类）	乐氏溶液（哺乳类）	台氏溶液（哺乳类胃肠）	生理盐水	
				两栖类	哺乳类
氯化钠	6.50 g	9.00 g	8.00 g	6.50 g	9.00 g
氯化钾	0.14 g	0.42 g	0.20 g	—	—
氯化钙	0.12 g	0.24 g	0.20 g	—	—
碳酸氢钠	0.20 g	0.10~0.30 g	1.00 g	—	—
磷酸二氢钠	0.01 g	—	0.05 g	—	—
氯化镁	—	—	0.10 g	—	—
葡萄糖	2.00 g	1.00~2.50 g	1.00 g	—	—
蒸馏水	加至1 000 ml	加至1 000 ml	加至1 000 ml	加至1 000 ml	加至1 000 ml

配制上述溶液时,先将上述各种成分分别溶解,逐一混合,$CaCl_2$(或$NaHCO_3$)然后加入

混合,最后再加蒸馏水至 1 000 ml。实验时宜新鲜配制使用或在低温中保存,配制生理盐水的蒸馏水最好能预先充气。

实验表 2　生理实验常用麻醉药物使用

(mg/kg)

药物名称	给药途径	狗	家兔	小白鼠	维持时间
乙醚	吸入	适量	适量	适量	不定
戊巴比妥钠	静脉注射	25～35	25～40	25～70	2～4 小时
	腹腔注射	25～35	35～40	40～70	2～4 小时
苯巴比妥钠	静脉注射	80～100	100～160	—	4～6 小时
	腹腔注射	80～100	150～200	—	4～6 小时
硫喷妥钠	静脉注射	20～30	30～40	25～30	15～30 分钟
	腹腔注射	—	60～80	50	—
氨基甲酸乙酯	静脉注射	750～1 000	750～1 000		2～4 小时
	腹腔注射	750～1 000	750～1 000		2～4 小时

五、实验报告的填写要求

具体格式参见如下:

生理学实验报告

姓名＿＿＿＿　班级＿＿＿＿　组别＿＿＿＿　日期＿＿＿＿　室(水)温＿＿＿＿

实验序号及实验题目＿＿＿＿＿＿＿＿＿＿＿＿＿＿＿＿＿＿＿＿＿＿＿＿＿

实验目的＿＿＿＿＿＿＿＿＿＿＿＿＿＿＿＿＿＿＿＿＿＿＿＿＿＿＿＿＿＿＿

实验原理＿＿＿＿＿＿＿＿＿＿＿＿＿＿＿＿＿＿＿＿＿＿＿＿＿＿＿＿＿＿＿

实验对象＿＿＿＿＿＿＿＿＿＿＿＿＿＿＿＿＿＿＿＿＿＿＿＿＿＿＿＿＿＿＿

实验步骤＿＿＿＿＿＿＿＿＿＿＿＿＿＿＿＿＿＿＿＿＿＿＿＿＿＿＿＿＿＿＿

实验项目与结果＿＿＿＿＿＿＿＿＿＿＿＿＿＿＿＿＿＿＿＿＿＿＿＿＿＿＿＿

实验分析＿＿＿＿＿＿＿＿＿＿＿＿＿＿＿＿＿＿＿＿＿＿＿＿＿＿＿＿＿＿＿

实验结论＿＿＿＿＿＿＿＿＿＿＿＿＿＿＿＿＿＿＿＿＿＿＿＿＿＿＿＿＿＿＿

填写实验报告时需要注意:

1. 实验报告填写　书写整洁、字迹端正、用辞规范、简明扼要、实事求是、按时上交。文字书写须用墨水笔,绘图宜用铅笔。

2. 实验结果记录　实验时,要仔细观察实验结果,按照实验步骤,逐一、及时、客观、完整地做出实验记录,不能在实验后根据回忆追记或靠主观想像描述。

3. 实验结果处理　应将实验过程中所观察到的现象、原始资料进行真实、详细的记载。①实验记录是曲线的,应进行合理的剪切、归类,也可自己仿制记录曲线,在实验报告的适当位置进行粘贴,并加以标注和必要的文字说明。②实验结果是数据的,可绘制成表格进行准确表达。③如对实验结果进行文字描述,应科学、正确、客观和简明。此外,有些实验结果需要进行统计学处理。

4. 实验结果分析　依据实验中获取的实验结果,结合学习的理论知识进行分析,并提出自己的见解和认识,以提高综合分析、解决问题的能力。对未能预测到的实验结果的出现,应从实验误差、理论知识上深入探讨,求得合理解释。

5. 实验结论确立　对照实验目的、原理,通过实验结果分析,总结实验结果中具有代表性的内容,给予简要归纳,以体现出实验结论中存在的规律性的理性认识。实验中未能得到充分理论证据的实验结果,或是不能推导出理论结论的实验结果,可不写实验结论,但需说明清楚。

（耿宏柱）

实验一　坐骨神经-腓肠肌标本的制备

【实验目的】

学会制备坐骨神经-腓肠肌标本。

【实验原理】

蟾蜍或蛙的某些基本生命活动与恒温动物相似,而其离体组织所需的存活条件却比较简单,易于控制。因此常用蟾蜍或蛙的坐骨神经-腓肠肌标本观察组织的兴奋性、兴奋过程、骨骼肌收缩特点,以及了解刺激的一些规律等。

【实验对象】

蟾蜍或蛙。

【实验用品】

蛙类手术器械、锌铜弓、任氏液、培养皿、污物缸等。

【实验步骤】

1. 破坏脑和脊髓　取蟾蜍或蛙一只,洗净。左手握蛙,使蛙背朝上,用拇指按压背部,示指下压头部前端,使蛙头前倾。右手持金属探针,使针尖沿头背部正中向下滑动,在两侧耳后缘连线前约 3 mm 处可触及一凹陷处,将探针由此垂直刺入枕骨大孔(实验图6),针尖折向头方刺入颅腔,左右搅动,破坏脑组织;然后将探针抽回至枕骨大孔,转向后方插进椎管,向尾端推进以毁损脊髓。若动物四肢瘫软,呼吸停止,一切反射活动消失,则表明脑和脊髓已被完全破坏。

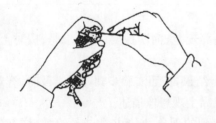

实验图 6　破坏蟾蜍脑脊髓示意图

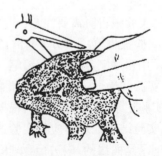

实验图 7　剪断脊柱示意图

2. 剪除躯干上部及内脏　用左手拇指和示指捏住蟾蜍腰部,在其骶髂关节水平上 1～2 cm 处,用粗剪刀剪断脊柱(实验图7),再沿腹部两侧剪开皮肤及肌肉,并将头部、前肢连同所有内脏剪去(实验图8),仅保留一段脊柱、两侧坐骨神经及后肢。

3. 剥皮　用左手拇指及示指捏住脊柱断端,右手捏住断端边缘皮肤,由上至下剥至趾端(实验图9)。将标本置入盛有任氏液的培养皿中,手和所用器械洗净。

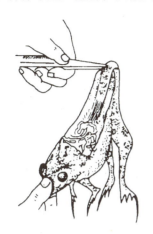 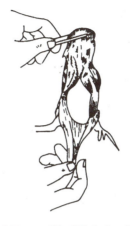

实验图8　剪除躯干上部和内脏示意图　　**实验图9　剥掉后肢皮肤示意图**

4. 分离两腿　用手术镊夹住脊柱,将标本提起,用粗剪刀剪去骶尾骨后,沿中线将脊柱剪成两半,并从耻骨联合正中剪开两腿,使之完全分离,随后将标本置入任氏液中。

5. 分离坐骨神经　将标本有坐骨神经丛面向上,用玻璃分针沿脊柱向下分离坐骨神经,再在其下肢肌部背侧二头肌和半膜肌之间,用玻璃针分离出坐骨神经,分离方向应由中枢端向外周至膝关节处(实验图10)。神经完全暴露后,用粗剪刀剪下一小段与神经相连的脊柱或用线在坐骨神经靠近脊柱处结扎,游离神经。用手术镊提起该小块脊柱或棉线,用眼科剪剪断其坐骨神经分支,分离神经至膝关节处。游离的神经置于腓肠肌肌腹上,并常用任氏液湿润,防止干燥。

6. 制备坐骨神经小腿标本　在膝关节周围剪去全部大腿肌肉,并用粗剪刀将股骨刮净,然后从股骨中段剪去上段股骨,制成坐骨神经小腿标本(实验图11)

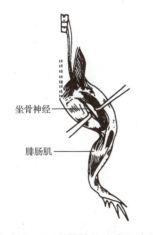 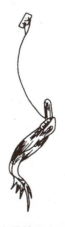

实验图10　坐骨神经分离示意图　　**实验图11　坐骨神经小腿标本示意图**

7. 分离腓肠肌　用玻璃针或手术镊将腓肠肌跟腱分离,并穿线结扎。在结扎处下端用粗剪刀剪断跟腱,左手执线提起腓肠肌,分离至膝关节处,然后沿膝关节将小腿其余部分全部剪掉,制成坐骨神经-腓肠肌标本(实验图12)。

用浸有任氏液的锌铜弓轻触坐骨神经,如腓肠肌收缩,表明标本性能良好。将标本放进任氏液中浸泡10~15分钟,以稳定其兴奋性。

【注意事项】

1. 毁损脑脊髓时,防止蟾蜍耳后毒液射入眼内。
2. 在横断脊柱时,必须超过骶髂关节上1 cm,否则易剪断坐骨神经,且不利于剥皮操作。剪断股骨时,应留足够长的股骨,以免影响标本的固定。
3. 剥皮后,将手和所用器械洗净,以免蟾酥污染标本,影响其兴奋性。
4. 剪断脊柱,分离两腿、去除大腿肌肉时,防止剪断神经。
5. 分离坐骨神经时,应用玻璃分针操作,避免金属器械碰夹损伤神经。
6. 制备标本的过程中,要不断滴加任氏液,以防干燥后影响其兴奋性。

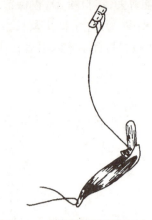

实验图12 坐骨神经腓肠肌标本示意图

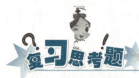

制备坐骨神经-腓肠肌标本时,如何保证所做标本的兴奋性?

实验二 刺激强度与肌肉收缩反应的关系

【实验目的】

观察刺激强度与肌肉收缩反应之间的关系,理解阈值、阈刺激、阈下刺激、阈上刺激等概念。

【实验原理】

活组织具有兴奋性,能接受刺激发生反应。但刺激要引起组织发生反应,必须达到一定强度即阈值。当刺激强度小于阈值时,不能引起肌肉收缩,只有当强度达到或高于阈值时,肌肉才开始收缩。

【实验对象】

蟾蜍或蛙。

【实验用品】

蛙类手术器械、任氏液、铁支架、肌槽、刺激器、记纹鼓或二道生理记录仪、张力传感器等。

【实验步骤】

1. **准备标本** 制备坐骨神经-腓肠肌标本,在任氏液中浸泡10~15分钟。
2. **固定标本** 将标本置于肌槽中,股骨断端置于槽侧壁的小孔中,旋紧螺丝钉固定,坐骨神经放置在肌槽电极上。
3. **用记纹鼓记录** 将腓肠肌结扎线缚在肌槽传动杠杆上,调节杠杆上的描笔,使笔尖与记纹鼓鼓面呈切线接触;再用电线将电子刺激器的刺激输出和肌槽上的刺激电极连接起来

(实验图 13)。

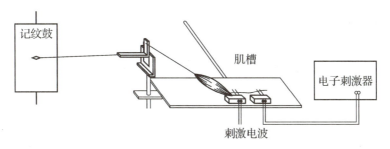

实验图 13　记纹鼓记录实验装置示意图

4. 用生理记录仪记录　将张力传感器固定在铁支架上并与二道生理记录仪连接,将系在腓肠肌肌腱上的丝线连接到张力传感器弹簧片上,使丝线处于垂直位置并刚好拉直标本。安装好记录纸,并注意电子刺激器与肌槽和二道生理记录仪的连接,接上电源,打开开关,准备记录(实验图 14)。

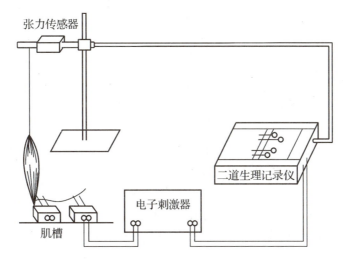

实验图 14　生理记录仪记录实验装置示意图

【实验项目】

刺激强度由弱开始,给予坐骨神经单个刺激,当达到一定强度时,肌肉开始收缩,此强度即为阈值,此时的刺激称为阈刺激。肌肉未出现收缩之前的刺激均为阈下刺激。继续增加刺激强度,可见肌肉收缩幅度随之增大,当肌肉收缩幅度不再发生改变时的刺激,称为最适刺激。比阈刺激大的刺激均为阈上刺激。

【注意事项】

1. 标本置放在肌槽上时,保持其自然长度。
2. 每次刺激后应休息 30 秒左右,使标本兴奋性适当恢复。
3. 实验中注意滴加任氏液,使标本保持良好的功能状态。
4. 给予不同刺激时,注意用笔作出记号,以便区分和分析。

复习思考题

为什么在一定范围内肌肉收缩力与刺激强度呈正变?

实验三 反射弧分析

【实验目的】

分析脊蛙屈腿反射的反射弧组成,以及反射弧完整性与反射活动的关系。

【实验原理】

在中枢神经系统参与下,机体对刺激所产生的规律性反应称为反射。反射活动的结构基础是反射弧,由感受器、传入神经、神经中枢、传出神经和效应器五个部分组成,其中任何一个环节的结构或功能受到破坏,反射活动均不能实现。

【实验对象】

蟾蜍或蛙。

【实验用品】

蛙类手术器材、铁支架、双凹夹、肌夹、小烧杯、培养皿、滤纸片、药用棉球、0.5%和1.0% H_2SO_4 溶液、清水等。

【实验步骤】

1. 制备脊蛙　用粗剪刀横向伸入口腔,沿蛙口角剪去颅脑部,用棉球压迫创面止血。

2. 用肌夹将蛙下颌夹住,挂在铁支架上。

【实验项目】

1. 检查右侧屈腿反射　待蛙四肢松软后,用盛在培养皿中的 0.5% H_2SO_4 溶液刺激蛙右后肢足趾皮肤,观察有无屈腿反射;然后用小烧杯盛清水洗去足趾上的硫酸溶液,并用纱布擦干皮肤。

2. 剥去右后肢足趾皮肤　在右后肢踝关节上方,将皮肤剪一环形切口,剥去切口以下的皮肤,重复项目1,观察有无屈腿反射。

3. 检查左侧屈腿反射　用 0.5% H_2SO_4 溶液刺激左后肢足趾皮肤,观察有无屈腿反射。

4. 剪断左腿坐骨神经　在左后腿背面作一纵形皮肤切刀,用玻璃分针分开股二头肌和半膜肌,钩出坐骨神经并剪断;再用 0.5% H_2SO_4 溶液刺激该腿足趾皮肤,观察有无屈腿反射。

5. 检查搔扒反射　用1% H_2SO_4 溶液浸泡的滤纸片贴在蛙胸腹部皮肤上,观察有无搔扒反射出现。

6. 破坏脊髓　用金属探针插入脊蛙椎管,毁损脊髓,重复项目5,观察有无搔扒反射。

【注意事项】

1. 蛙足趾每次浸入硫酸溶液的深度要一致;每项实验结果观察完毕后,均应立即用清水洗去硫酸,并用纱布拭干。

2. 注意剪断坐骨神经的高位分支和剥离干净足趾的皮肤,以免影响实验效果。

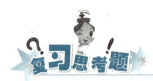

本实验为什么要先剪去蛙的颅脑?

实验四　刺激频率对肌肉收缩的影响

【实验目的】

观察用不同频率的刺激坐骨神经后,对腓肠肌收缩形式的影响;了解单收缩、强直收缩特征和形成的基本机制。

【实验原理】

给予蛙的坐骨神经-腓肠肌标本一次最适刺激,该肌肉发生一次收缩。当该肌肉完全舒张后,再给予该肌肉一次最适刺激,该肌肉又发生一次收缩,这就是单收缩。若提高刺激频率,在肌肉还没有完全舒张时就给予新的刺激,此时发生的收缩是不完全性强直收缩,波形为锯齿状。若进一步提高刺激频率,在肌肉仍在收缩期时就给予新的刺激,此时发生的收缩就是完全性强直收缩,波形较高而且顶端为一个较平的直线。根据这个原理,若给予标本一连串的最适刺激,则因刺激频率不同会得到一连串的单收缩、不完全强直收缩或完全强直收缩。

【实验对象】

蟾蜍或蛙。

【实验用品】

蛙类手术器材、肌槽、记纹器或二道生理记录仪、电刺激器、电磁标、铁支架、双凹夹、任氏液、培养皿、滴管、线等。

【实验步骤】

1. 制作坐骨神经-腓肠肌标本,将其固定在肌槽上。
2. 连接实验装置,给予调试。
3. 从最小刺激强度开始,逐渐增加刺激强度对肌肉进行刺激,找到刚刚引起肌肉最大收缩的刺激强度,即为该标本的最适刺激强度,整个实验过程中均固定在此刺激强度上。

【实验项目】

1. 用单刺激作用于坐骨神经,可记录到肌肉的单收缩曲线。
2. 将刺激方式置于"连续",其余参数固定不变,用频率为 1、6、10、15、20、30 Hz 的连续刺激作用于坐骨神经,可记录到单收缩、不完全强直收缩和完全强直收缩曲线(纸速2~10 mm/s)。

【注意事项】

1. 经常给标本滴加任氏液,保持标本良好的兴奋性。
2. 连续刺激时,每次刺激持续时间要保持一致,不能过长,一般为 3~4 秒钟;每次刺激后要休息 30 秒钟,以免标本疲劳。
3. 若刺激神经引起的肌肉收缩不稳定时,可直接刺激肌肉。

4. 可根据实际需要调整刺激频率。

复习思考题

1. 什么是单收缩、不完全强直收缩、完全强直收缩？它们是如何形成的？
2. 为什么在一定范围内，刺激频率增加，肌肉收缩的幅度也随之增高？

（耿宏柱）

实验五　红细胞脆性实验

【实验目的】

观察不同浓度低渗盐溶液对红细胞的影响，加深理解血浆渗透压对维持细胞正常形态和功能的重要意义。

【实验原理】

将血液滴入不同浓度的低渗盐溶液中，可检查红细胞对低渗盐溶液抵抗力的大小。开始出现溶血现象的低渗盐溶液浓度，为该红细胞的最大脆性（正常约为0.45%NaCl溶液）；出现完全溶血时的低渗盐溶液浓度，则为该红细胞的最小脆性（正常为0.30%～0.35%NaCl溶液）。对低渗盐溶液的抵抗力小，表示红细胞的脆性大；反之，表示脆性小。

【实验对象】

人或家兔。

【实验用品】

抗凝血、试管架、小试管、滴管、1 ml或2 ml吸管、1%NaCl溶液及蒸馏水等。

【实验步骤】

配制不同浓度的低渗盐溶液　取小试管10支，依次编号后排放在试管架上，按实验表3要求，配制0.9%氯化钠溶液和9种不同浓度的低渗盐溶液。

实验表3　9种低渗盐溶液的配制

试液		1	2	3	4	5	6	7	8	9
1%NaCl(ml)	0.90	0.65	0.60	0.55	0.50	0.45	0.40	0.35	0.30	0.25
蒸馏水(ml)	0.10	0.35	0.40	0.45	0.50	0.55	0.60	0.65	0.70	0.75
NaCl浓度(%)	0.90	0.65	0.60	0.55	0.50	0.45	0.40	0.35	0.30	0.25

【实验项目】

1. 加抗凝血　用滴管取抗凝血，在每个试管中各加1滴，摇匀，静置30分钟以上。
2. 观察结果　根据各试管溶液颜色和混浊度的不同，作出判断。

(1) 试管内液体下层为混浊红色，上层为无色或极淡红色的液体，表明无红细胞破裂。

(2) 试管内液体下层为混浊红色，而上层出现透明红色，表示部分红细胞已破坏，为不完全溶血。出现不完全溶血的最大低渗盐溶液，是该红细胞的最小抵抗力，即红细胞的最大脆性。

(3) 试管内液体完全变成透明红色,管底无细胞沉淀,表示红细胞全部破裂,为完全溶血。出现完全溶血的最大低渗盐溶液,为该红细胞的最大抵抗力,即红细胞的最小脆性。

【注意事项】

1. 小试管的大小、口径应一致;配制不同浓度的低渗盐溶液必须准确无误。
2. 加抗凝血时只加一滴,量要准确,滴入时要全部进入盐溶液。
3. 摇匀试管内血液时,动作要轻柔,倾倒1~2次,避免人为的溶血。
4. 抗凝剂最好使用肝素,因其他抗凝剂可改变溶液的渗透压。

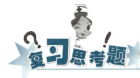

如何理解渗透压大小与红细胞脆性之间的关系?

实验六 血液凝固及其影响因素

【实验目的】

观察血液凝固及其影响因素,加深理解血液凝固机制及其临床意义。

【实验原理】

血液凝固由内源性凝血系统或外源性凝血系统启动;血液凝固是一系列酶促反应过程,有许多凝血因子参与,受多种因素影响。实验中改变反应条件或去除反应中的某个因子,可使血液凝固的过程加速或延缓。

【实验对象】

人或家兔。

【实验用品】

哺乳类手术器械、抗凝血液、血浆和血清、研磨组织液、试管、试管架、滴管、吸管(或注射器)、小烧杯、水浴槽、冰块、棉花、秒表、石蜡油、3%$CaCl_2$溶液、0.9%NaCl溶液、3%NaCl溶液、肝素、竹签等。

【实验步骤】

1. 制备抗凝血液、血浆和血清 将抗凝剂加入到血液中,制备抗凝血液;另将部分抗凝血液离心,制备血浆;此外,抽取的部分血液不加抗凝剂,以制备血清。
2. 制备组织研磨液 将家兔脑或肌肉组织(富含因子Ⅲ)取出,称重,放入乳钵中研磨。然后按每克组织加10 ml生理盐水混匀,离心,取上层清液,即可使用。

【实验项目】

1. 观察比较内源性凝血与外源性凝血过程 取试管4支,注明标号,排放在试管架上,按实验表4加入各种物品,最后加3%$CaCl_2$溶液,并立即混匀并记时。然后每隔20秒将试管倾斜,若液面不随着倾斜,则表示血液凝固,记下凝固所需时间,如果有试管不凝固也须记下结果。

实验表4　血液凝固实验

试管编号	1	2	3	4
血　浆(ml)	0.5	0.5	0.5	—
血　清(ml)	—	—	—	0.5
3％NaCl 溶液	2滴	—	—	—
0.9％NaCl 溶液	2滴	2滴	—	—
研磨组织液	—	—	2滴	2滴
3％CaCl$_2$ 溶液	—	2滴	2滴	2滴

2. 观察影响血液凝固的因素　用吸管(或注射器)取抗凝的血液 6 ml,分别注入实验表 5 的 6 支试管内各 1 ml,混匀后立即记时;然后每隔 20 秒钟将试管倾斜,观察试管内血液是否发生凝固,记下凝固所需时间。

实验表5　血液凝固的影响因素

实 验 项 目	凝血时间
1. 放棉花少许	
2. 用石蜡油润滑试管内表面	
3. 加血后将试管置于 37℃ 水浴中	
4. 加血后将试管放在冰块间	
5. 放肝素 8U(加血后摇匀)	
6. 放柠檬酸钠 3mg(加血后摇匀)	

【注意事项】

1. 试管口径的大小应一致,向各试管加入的内容物剂量要准确。

2. 凡需加入 3％CaCl$_2$ 溶液的试管,均应最后加入 3％CaCl$_2$ 溶液,并从加入 3％CaCl$_2$ 溶液时计算凝固时间。

3. 若试管血液过少,或研磨组织液过稀,将影响血液凝固效果。

4. 如从人体采取静脉血液,必须严格消毒。

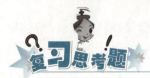

1. 如何理解血液凝固的启动?
2. 从血液凝固的影响因素中能得到什么启示?与临床上有何关系?

(汪光宣)

实验七　人 ABO 血型鉴定

【实验目的】

学习鉴定人 ABO 血型的方法;观察红细胞凝集现象;加深理解血型分型的依据及其在输血中的重要意义。

【实验原理】

A 抗原与抗 A 抗体相遇或 B 抗原与抗 B 抗体相遇,会使红细胞发生凝集反应。根据这一原理,用已知的标准血清,即 A 型标准血清(含抗 B 抗体)和 B 型标准血清(含抗 A 抗体),去鉴定受试者红细胞膜上未知的抗原,从而确定受试者血型。

【实验对象】

人。

【实验用品】

A 型血和 B 型血的标准血清、采血针、双凹玻片、小试管、滴管、竹签、生理盐水、75％酒精、干棉球、显微镜及玻璃蜡笔等。

【实验步骤】

1. 取双凹玻片一块,用玻璃蜡笔在两端分别标明 A、B 字样。
2. 在 A 侧凹面中央滴 A 型标准血清一滴,在 B 侧凹面中央滴 B 型标准血清一滴。
3. 用 75％酒精棉球消毒手指或耳垂后,用采血针刺破皮肤,取血 1~2 滴,滴入盛有 1 ml 生理盐水的试管内混匀,制成红细胞悬液。
4. 用滴管吸取红细胞悬液,各滴 1 滴在上述的血清中,用两根竹签分别混匀。

【实验项目】

1. 静置 10 分钟后,先用肉眼观察有无凝集现象;如不能确定,则用低倍显微镜观察或在 30 分钟后再确定。
2. 根据凝集反应结果判定血型(实验图 15)。

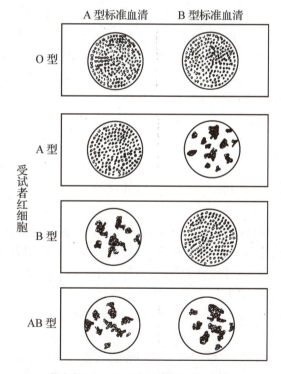

实验图 15 ABO 血型检查结果示意图

【注意事项】

1. 双凹玻片、滴管、试管在实验前必须清洗干净,以免出现假凝集现象。
2. 标准血清的滴管须专用,两种标准血清绝对不能混淆、接触,最好采用有颜色的标准血清。

3. 红细胞悬液加入到标准血清中时,滴管头不能接触标准血清液面。用竹签进行混合时,竹签不能相混使用。

4. 标准血清和红细胞悬液均须新鲜,红细胞悬液的配制不能过浓或过稀,以免造成实验结果不准确。

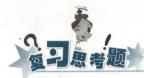

如果仅有已知 A 型和 B 型的红细胞,是否可以判断受试者的血型?为什么?

(鲍道林)

实验八　蛙心搏动观察和心源起搏分析

【实验目的】

用结扎法观察蟾蜍或蛙心脏的起搏点和心脏不同部位的自动节律性高低。

【实验原理】

心脏的特殊传导系统具有自动节律性,但各部位的自动节律性高低不同。蟾蜍或蛙的心脏起搏点是静脉窦(哺乳动物是窦房结)。正常情况下,静脉窦(窦房结)的自律性最高,能自动产生节律性兴奋,并依次传到心房、房室交界区、心室,引起整个心脏兴奋和收缩,因此静脉窦(窦房结)是主导整个心脏兴奋和搏动的正常部位,被称为正常起搏点;其他部位的自律组织仅起着兴奋传导作用,称之为潜在起搏点。

【实验对象】

蟾蜍或蛙。

【实验用品】

蛙类手术器械、任氏液、蛙板、蛙钉、玻璃分针、秒表、滴管等。

【实验步骤】

在体蛙心制备　取蟾蜍或蛙一只,洗净,破坏其脑、脊髓后背位固定于蛙板上,左手持手术镊提起胸骨后端的皮肤剪一小口,然后向左、右两侧锁骨外侧剪开皮肤。把游离的皮肤掀向头端。再用手术镊,提起胸骨后方的腹肌,剪开一小口后,剪刀伸入胸腔(勿伤及心脏和血管),沿皮肤切口剪开胸壁,剪断左右鸟喙骨和锁骨,使创口呈一倒三角形,充分暴露心脏部位。持眼科镊提起心包膜,并用眼科剪剪开心包膜,暴露心脏(实验图 16A)。

【实验项目】

1. 观察蛙心各部位收缩的顺序,熟悉蛙心脏的结构,从心脏背面(实验图 16B)观察静脉窦,心房和心室的跳动,记录每分钟的收缩次数,注意它们的跳动顺序。

2: 斯氏第一结扎　分离主动脉两分支的基部,用眼科镊在主动脉干下引一细线。将蛙心心尖翻向头端,暴露心脏背面,在静脉窦和心房交界处的半月形白线(即窦房沟)处将预先穿入的线作一结扎(实验图 17),以阻断静脉窦和心房之间的传导。观察蛙心各部位的搏动节律变化情况,并记录各自的跳动频率。待心房、心室复跳后,再分别记录心房、心室的复跳

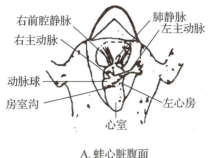

A. 蛙心脏腹面　　　　　　　　B. 蛙心脏背面

实验图 16　蛙心解剖结构示意图

时间和蛙心各部位的搏动频率,比较结扎前后变化情况。

3. 斯氏第二结扎　第一结扎实验项目完成后,再在心房与心室之间即房室沟用线作第二结扎(实验图 17)。结扎后,心室停止跳动,而静脉窦和心房继续跳动,记录各自的跳动频率。经过较长时间的间歇后,心室又开始跳动,记录心室复跳时间以及蛙心各部位的跳动频率。

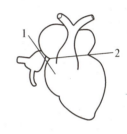

实验图 17　斯氏结扎示意图

注:1. 第一结扎;2. 第二结扎

【注意事项】

1. 破坏蛙脑、脊髓时,注意止血,防止出血过多。
2. 剪心包时,注意不要伤及心脏;如用蛙心夹夹住蛙心尖部时,不要夹破心脏。
3. 实验中,经常滴加任氏液于心脏,防止其干燥而影响兴奋性。
4. 结扎前要认真识别心脏的结构,结扎部位要准确地落在相邻部位的交界处,结扎时用力逐渐增加,直到心房或心室搏动停止。
5. 记录静脉窦、心房、心室跳动频率要同步进行,避免误差。

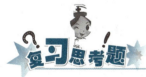

1. 斯氏第一结扎后,心房、心室搏动发生什么变化,为什么?
2. 斯氏第二结扎后,心房、心室搏动情况又有何不同,为什么?
3. 如何证明两栖类心脏的起搏点是静脉窦?

实验九　期前收缩和代偿间歇

【实验目的】

验证心动周期中心脏兴奋性变化的规律及有效不应期长的特点。

【实验原理】

蛙类的心脏与其他动物的心脏一样,其兴奋后有较长的有效不应期,相当于心脏的收缩期和舒张早期;在这段时间,任何刺激都不能引起心脏兴奋与收缩。在心脏舒张早期以后,正常节律性兴奋到达之前,人工给心脏施加一个阈上刺激,恰好落在心室舒张的中、后期,能引起一次提前出现的心脏收缩,称为"期前收缩"或"额外收缩"。同理,期前收缩也有一个较长的有效不应期,因此,如果下一次正常的窦性节律性兴奋到达时,正好落在期前收缩的有效不应期内,就不能引起心脏收缩(即"脱失")。这样,期前收缩之后往往出现一个较长时间的心室舒张期,称为"代偿间歇"。

【实验对象】

蟾蜍或蛙。

【实验用品】

蛙类手术器械、任氏液、滴管、玻璃分针、蛙板、蛙钉、蛙心夹、双极刺激电极、橡皮泥或电极支架、铁支架、生物信号采集与处理系统(或多道生理记录仪、刺激器)、张力换能器等。

【实验步骤】

1. 在体蛙心制备　见实验八内容。

2. 观察蛙心脏的结构(参照实验图16)　自心脏腹面可观察到心室、心房,动脉球和主动脉。用玻璃分针向前翻转蛙心,暴露心脏背面可观察到静脉窦和心房。

3. 连接实验装置　按实验图18,将蛙心夹上的细线与张力换能器相连,让心脏搏动信号传入多道生理记录仪的输入。将双极刺激电极与心室接触良好并固定稳妥后,与刺激器的刺激输出连接。

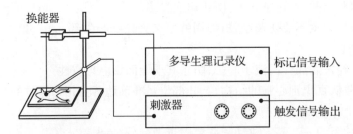

实验图18　在体蛙心期前收缩描记装置示意图

若使用多道生理记录仪,刺激器与记录仪分开时,还需将刺激器的触发信号输入多道生理记录仪的标记外接,以作为刺激标记。

【实验项目】

1. 描记正常心搏曲线,观察曲线的收缩期和舒张期。

2. 用中等强度的单个阈上刺激,分别在心室收缩期或舒张早期刺激心室,观察能否引起期前收缩。

3. 用同等强度的单个阈上刺激在心室舒张早期之后的不同时段刺激心室,观察有无期前收缩出现。

4. 以上刺激若能引起期前收缩,观察其后有无代偿间歇出现。

5. 短时间内改变刺激强度在心室舒张早期之后的同一时段,刺激心室,观察心室收缩的幅度变化情况。

6. 用连续的刺激心室肌,观察蛙心是否会出现强直收缩。

【注意事项】

1. 夹蛙心时,避免损伤蛙心;经常给蛙心滴加任氏液,以保持心脏的兴奋性。

2. 采用多道生理记录仪时,注意仪器接地。

3. 张力传感器与蛙心夹之间的细线应保持适宜的紧张度。
4. 双极刺激电极与心室接触良好的同时,还应尽量不让其阻碍蛙心的自主收缩。
5. 实验时要严格掌握刺激时间和时段。

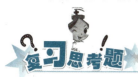

1. 通过实验,说明期前收缩和代偿间歇的产生机制。
2. 心脏的有效不应期较长有何生理意义?

实验十　体液因素对离体蛙心搏动的影响

【实验目的】

观察 Na^+、K^+、Ca^{2+}、H^+、肾上腺素、乙酰胆碱等体液因素对心脏活动的影响,加深理解内环境相对稳定对心脏正常功能活动的重要意义。

【实验原理】

心脏的正常节律性活动需要一个适宜的内环境(如 Na^+、K^+、Ca^{2+} 的浓度及比例、pH 值、肾上腺素和乙酰胆碱浓度及温度等),因内环境的变化直接影响到心脏的正常节律性活动。在体心脏还受交感神经和迷走神经的双重支配,交感神经末梢释放去甲肾上腺素,使心肌收缩力加强,传导速度加快,心率加快;迷走神经末梢释放乙酰胆碱,使心肌收缩力减弱,心肌传导速度减慢,心率减慢。将失去神经支配的离体心脏保持于适宜的理化环境中(如任氏液),在一定时间内仍能产生自动节律性兴奋和收缩。而改变蛙心腔内任氏液的组成成分,离体心脏的活动就会受到不同影响。

【实验对象】

蟾蜍或蛙。

【实验用品】

蛙类手术器械、任氏液、0.65％NaCl 溶液、2％$CaCl_2$ 溶液、1％KCl 溶液、3％乳酸溶液、1∶10 000 肾上腺素溶液、1∶10 000 乙酰胆碱溶液、多道生理记录仪、张力换能器、玻璃分针、蛙板、蛙钉、蛙心插管、蛙心夹、试管夹、滴管、试剂瓶、烧杯、双凹夹、万能支架、细线等。

【实验步骤】

1. 离体蛙心标本制备(斯氏蛙心插管法)

(1) 取蟾蜍或蛙一只,洗净;按前面介绍的方法打开胸腔,暴露心脏。在主动脉干下方穿双线,一条在左主动脉上端结扎作插管时牵引用;另一根在动脉球上方打一活结备用(用以结扎和固定插管)。

(2) 用玻璃分针将心脏向前翻转,在心脏背侧找到静脉窦,在静脉窦以外的地方做一结扎(切勿扎住静脉窦),以阻止血液继续回流心脏(也可不进行此操作)。

(3) 左手提起左主动脉上方的结扎线,右手持眼科剪在左主动脉根部(动脉球前端)沿向心方向剪一斜口,将盛有少许任氏液、大小适宜的蛙心插管由此开口处轻轻插入动脉球。当插管尖端到达动脉球基部时,应将插管稍向后退(因主动脉内有螺旋瓣会阻碍插管前进),并

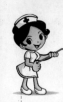

将插管尾端稍向右主动脉方向及腹侧面倾斜,使插管尖端向动脉球的背部后方及心尖方向推进,在心室收缩时经主动脉瓣进入心室(实验图19)。注意插管不可插得过深,插管的斜面应朝向心室腔,以免插管下口被心室壁堵住。

(4) 若插管中任氏液面随心室的收缩而上下波动,则表明插管进入心室,可将动脉球上已准备好的松结扎紧,并固定于插管侧面的钩上,以免蛙心插管滑出心室。剪断结扎线上方的血管,轻轻提起插管和心脏,在左右肺静脉和前后腔静脉下引一细线并结扎,于结扎线外侧剪去所有相连的组织,即得到离体蛙心。此步操作中应注意静脉窦不受损伤并与心脏连结良好。

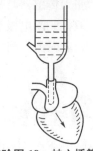

实验图19　蛙心插管进入心室示意图

(5) 用任氏液反复换洗插管内的任氏液,直到插管中无残留血液为止。

2. 实验装置连接　按实验图20将蛙心插管固定于支架上,在心室舒张时将连有一细线的蛙心夹夹住心尖,并将细线以适宜的紧张度与张力换能器相连。张力换能器的输出线与多道生理记录仪的输入通道相连。

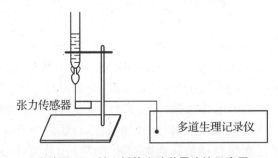

实验图20　蛙心插管实验装置连接示意图

【实验项目】

1. 记录心脏在有任氏液时的收缩曲线,观察心率及收缩幅度,并将其作为正常对照曲线。

2. 用吸管吸出插管中的任氏液后,换以等量的0.65％NaCl溶液,记录并观察心跳的变化。有变化出现时,应立即将插管内液体吸出,并以等量任氏液换洗数次,至心跳曲线恢复正常。

3. 将1～2滴2％$CaCl_2$溶液加入灌流液中,记录并观察心跳变化。有变化出现时,应立即以等量任氏液换洗数次,至心跳曲线恢复正常。

4. 将1～2滴2％KCl溶液加入灌流液中,记录并观察心跳变化。有变化出现时,应立即以等量任氏液换洗数次,至心跳曲线恢复正常。

5. 将1～2滴1∶10 000肾上腺素溶液加入灌流液中,记录并观察心跳变化。有变化出现时,应立即以等量任氏液换洗数次,至心跳曲线恢复正常。

6. 将1～2滴1∶10 000乙酰胆碱溶液加入灌流液中,记录并观察心跳变化。有变化出现时,应立即以等量任氏液换洗数次,至心跳曲线恢复正常。

7. 将1～2滴3％乳酸溶液加入灌流液中,记录并观察心跳变化。有变化出现时,应立即以等量任氏液换洗数次,至心跳曲线恢复正常。

【注意事项】

1. 制备离体心脏标本时,勿伤及静脉窦。

2. 蛙心夹应在心室舒张期时一次性夹住心尖,避免因夹伤心脏而导致漏液。

3. 每一观察项目都应先描记一段正常曲线,然后再加药并记录其效应;加药时应在心跳曲线上予以标记,以便观察分析。

4. 各种滴管应分开,不可混用。

5. 在实验过程中,插管内灌流液面高度应保持恒定;仪器的各种参数一经调好,应不再变动。

6. 给药量必须适度(若效果不明显,可适量滴加),加药出现变化后,须立即更换任氏液,否则会造成不可挽回的后果,尤其是 K^+、H^+ 稍有过量,即可导致难以恢复的心脏停跳。

7. 标本制备好后,若心脏功能状态不好(不搏动),可向插管内滴加 1～2 滴 2% $CaCl_2$ 溶液或 1∶10 000 肾上腺素溶液,以促进(启动)心脏搏动。在实验程序安排上也可考虑促进和抑制心脏搏动的药物交换使用。

8. 谨防灌流液沿丝线流入张力传感器内而损坏其电子元件。

【问题与解释】

1. 插管插入后,管中的液面不能随心脏搏动而波动,或波动幅度不大,影响结果的观察。其原因可能有:

①插管插至主动脉的螺旋瓣中,未进入心室。

②插管插至主动脉壁肌肉和结缔组织的夹层中。

③插管尖端抵触到心室壁。

④插管尖端被血凝块堵塞。

2. 插管后,心脏不跳动,其原因可能有:

①心室或静脉窦受损。

②插管尖端深入心室太多;或尖端太粗,心脏太小影响到心脏的收缩。

③心脏功能状态不好。

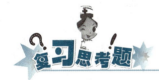

简要说明实验中不同体液因素影响心脏搏动的产生机制。

实验十一　人体心音听取

【实验目的】

学习心音听诊的方法;熟悉心瓣膜听诊区部位;了解正常人心音的特点,区分第一心音和第二心音。

【实验原理】

在每一心动周期中,由于心房和心室规律性的舒缩、心瓣膜的启闭和心脏射血及血液充盈等因素引起的振动经组织传至胸壁。将听诊器置于胸壁一定部位,即可在每一心动周期中听到两个心音,即第一心音和第二心音。第一心音是由房室瓣关闭和心室肌收缩振动所产生的,音调较低,历时较长,声音较响,是心室收缩的标志。第二心音是由肺动脉瓣和主动脉瓣关闭产生的振动所致,音调较高,历时较短,声音较脆,是心室舒张的标志。

【实验对象】

人。

【实验用品】

听诊器。

【实验步骤】

1. 受试者解开上衣,面向亮处,安静端坐,检查者坐其对面。
2. 检查者戴好听诊器。

【实验项目】

检查者以右手拇指、示指轻持听诊器胸件,按二尖瓣听诊区、主动脉瓣听诊区、肺动脉瓣听诊区、主动脉瓣第2听诊区、三尖瓣听诊区(实验图21)顺序仔细听取心音。根据两个心音在音调、响度、持续时间和时间间隔方面的差异,区分第一心音和第二心音,并记下心率,注意心跳节律及有无心杂音。

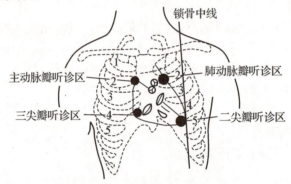

实验图 21 心音听诊部位示意图

【注意事项】

1. 实验室内必须保持安静,以利听诊。
2. 听诊器耳件的弯曲方向应与外耳道一致;听诊器胸件不能在胸壁上滑动;听诊器的橡皮管不可交叉扭结,不可与其他物体摩擦,以免发生摩擦音,影响听诊。
3. 如呼吸音影响听诊,可嘱受试者暂停呼吸片刻。

复习思考题

1. 心音是如何产生的?如何区分第一心音和第二心音?
2. 心音听诊有何临床意义?

实验十二 人体心电描记

【实验目的】

学习描记人体心电图的方法;辨认人体正常心电图的波形并了解其生理意义;学习心电图波形的测量分析方法。

【实验原理】

心脏在兴奋时出现电位变化,这些电位变化可通过心脏周围的组织和体液等容积导体传至体表。将测量电极放在体表规定的两点,即可记录到由心脏电活动所致的综合性电位变化,该电位变化的曲线称为心电图。

体表两记录点间的连线称导联轴,心电图是心电向量在相应的导联轴上的投影。心电图波形的大小与导联轴的方向有关,与心脏的舒缩活动无直接关系。导联的选择有3种:①标准肢体导联,是身体两点间的电位差,简称标Ⅰ、Ⅱ、Ⅲ导联。②单极加压导联,左、右上肢及左下肢三个肢体导联上各串联一个 5 kΩ 的电阻,共接于中心电站,此中心点电站的电位为0,以此作为参考电极。另一电极分别置于左、右上肢和左下肢,分别称为 aVR(右上肢)、aVL(左上肢)、aVF(左下肢)。③单极胸导联,仍以上述的中心电站为参考电极,探测电极置于胸前。常用的有 $V_1 \sim V_6$ 共6个部位(实验图22)。

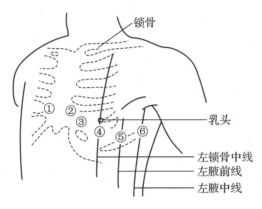

实验图22　人体心电图胸导联电极安放示意图
注:①V_1;②V_2;③V_3;④V_4;⑤V_5;⑥V_6

【实验对象】

人。

【实验用品】

0.9% NaCl 溶液或电极糊(导电膏)、心电图机(或多道生理记录仪)、检查床、棉花、分规、放大镜等。

【实验步骤】

1. 仪器连接　接好仪器电源,地线和导联线,打开电源开关,让仪器预热5分钟左右。让被检查者平卧检查床上,用生理盐水或电极糊擦两手腕、两足踝和胸前安放电极处。然后连接相应导线。具体连接方法见实验表6。

实验表6　导联电极位置、符号和插头颜色(标识)

电极位置	符　号	插头颜色或标识
右腕	RA	红色Ⅰ或1
左腕	LA	黄色Ⅱ或2
左踝	LF 或 LL	蓝或绿色Ⅲ或3
右踝	RF 或 RL	黑色Ⅴ或5
胸前	V 或 C	白色Ⅳ或4

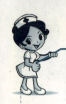

胸导联电极位置:
①V_1,胸骨右缘四肋间;②V_2,胸骨左缘四肋间;③V_3,②与④联线的中点;
④V_4,左锁骨中线五肋间;⑤V_5,左腋前线五肋间;⑥V_6,左腋中线五肋间。

2. 确定走纸速度,一般为 25 mm/秒。

3. 定标,重复按动 1 mV 定标电压按钮,使描记笔向下移动 10 mm,记录标准电压曲线。

【实验项目】

1. 记录心电图　旋动导联选择开关,依次记录Ⅰ、Ⅱ、Ⅲ、aVR,aVL 和 aVF,以及胸导联 $V_1 \sim V_6$ 等十二个导联的心电图。记录完毕,松解电极,将心电图机上各旋钮转回原位。取下心电图纸,标明导联和受试者姓名、性别、年龄、日期。

2. 选择Ⅱ导联记录的心电图纸,辨认 P 波、QRS 波群、T 波振幅,P-R、R-R 和 Q-T 间期,用分规测量其波幅(电压)和时间。

【注意事项】

1. 受试者全身肌肉要放松,避免肌肉颤动出现干扰。

2. 连接线路时,切勿将电源线、导联线和地线接错位置。

3. 在每次变换导联时必须先切断输入开关,然后再开启。每换一次导联,均须观察基线是否平稳及有无干扰,如有干扰,应调整或排除后再做记录。

4. 仪器使用完毕后,应擦净并将各旋钮恢复原位,最后切断电源。

【实验结果】

1. 剪贴心电图曲线。

2. 测量、分析心电图,测量若干个 R-R(或 P-P)间期,求其平均值,即为一个心动周期的时间(s)。

3. 计算心率:

$$心率 = \frac{60}{P-P \text{ 或 } P-R \text{ 间隔时间}}(次/分)$$

4. 统计全班结果,用平均值±标准差表示心动周期和心率。

1. 心电图上各波段和间期反映了心脏的哪些变化?
2. 心电图的描记有何临床意义?

实验十三　人体动脉血压测量

【实验目的】

学习人体肱动脉血压间接测量的方法;分析动脉血压间接测量的原理。

【实验原理】

动脉血压即指流动的血液对动脉管壁的侧压力。一般所说的动脉血压是指主动脉压。由于在大动脉中血压降落很小,故通常以上臂肱动脉血压代表主动脉压。测量肱动脉的收缩压与舒张压时,一般采用血压计和听诊器结合的 Korotkoff 听诊法,即根据从体表压住动脉所必需的压力来测定该动脉的血压。通常血液在血管内流动时没有声音,如果血流经过狭窄处形成涡流,则可发出声音。当用橡皮气球将空气打入缠缚于上臂的袖带内使其压力超过收缩压时,由于完全阻断了肱动脉内的血流,所以此时用听诊器胸件按于被压的肱动脉远端上,听不到任何声音,也触及不到桡动脉的脉搏。如徐徐放气减低袖带内压,当其压力低于肱动脉的收缩压而高于舒张压时,血液将断续地流过受压的血管,形成涡流而发出声音,此时即可在被压的肱动脉远端听到声音,也可触到桡动脉脉搏。如继续放气,以致外加压力等于舒张压时,则血管内血流便由断续变为连续,声音突然由强变弱或消失。因此,动脉内血流刚好发出声音时的最大外加压力相当于收缩压,而动脉内血流声音突变时的外加压力则相当于舒张压。

【实验对象】

人。

【实验用品】

听诊器、血压计。

【实验步骤】

1. 熟悉血压计的结构 汞柱式血压计由检压计、袖带和打气球三部分组成。检压计是一个标有 0～40.0 kPa(0～300 mm)刻度的玻璃管,上端通大气,下端和水银储槽相通;袖带是一个外包布套的长方形橡皮囊,借橡皮管分别和检压计的水银储槽及打气球相通;打气球是一个带有螺丝帽的球状橡皮囊,供充气或放气之用。

2. 测量动脉血压前准备

(1) 检查血压计是否完好,然后连接橡皮管,旋松血压计上打气球螺丝帽,驱出袖带内的残留气体后将螺丝帽旋紧,打开水银储槽开关。

(2) 让受试者静坐桌旁 5 分钟以上,脱去一臂衣袖[常取右上臂,右上臂的动脉血压较左上臂的低 0.7～1.3 kPa(5～10 mmHg)]。

(3) 让受试者前臂平放于桌上,手掌向上,使血压计零位刻度、上臂与心脏位置等高;将袖带缠在该上臂,袖带下缘至少位于肘横纹上 2 cm,松紧须适宜。

(4) 将听诊器两耳件塞入外耳道,使耳器的弯曲方向与外耳道一致。

(5) 在肘窝内侧先用手指触及肱动脉脉搏所在部位,将听诊器胸件放置其上。

3. 测量血压

(1) 挤压打气球,将空气打入袖带内,使检压计中水银柱逐渐上升到听诊器听不到声音为止,再继续打气使水银柱上升至 24.0 kPa (180 mmHg)左右,随即松开打气球螺丝帽,缓慢放气,减低袖带内压;在水银柱缓降的同时仔细听诊,如听到第一声微弱的"嘣嘣"样声音时,此时所示检压计中水银柱刻度即代表收缩压。

(2) 继续缓慢放气,这时声音有一系列的变化,先由低到高,而后由高突然变低,最后则完全消失。在声音由强突然变弱这一瞬间,检压计中所示水银柱刻度即代表舒张压;也可以是声音突然消失时,检压计中所示水银柱刻度代表舒张压,二者可有 0.7～1.3 kPa (5～10 mmHg)误差。

(3) 测压可重复一至二次,不可重复多次。血压记录常以收缩压/舒张压 mmHg 表示。

(4) 测试结束后,及时整理血压计,如放出袖带内气体,关闭水银储槽开关;并协助受试者穿衣;记录测量结果。

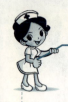

【注意事项】

1. 保持室内安静,以利听诊;在听诊过程中,袖带充气或放气不宜过快或过慢。
2. 测压前嘱受试者休息5分钟以上,因体力劳动及精神紧张均可影响血压。
3. 受试者上臂位置应与血压计零位刻度、心脏处于同一水平;血压计袖带缠绕的位置、松紧须适宜;听诊器胸件应放在肱动脉搏动位置上,而不应放在袖带底下,按压时不宜过重或过轻。
4. 连续测压2～3次,取平均值为准。重复测压时压力须降至零刻度,让受试者休息数分钟后,再打气加压测量。
5. 如发现血压超出正常范围时,应让受试者休息10分钟后复测,休息期间须将袖带解下。

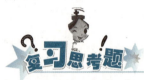

1. 测量动脉血压时应注意哪些事项?
2. 按性别和/或年龄统计本班同学安静时动脉血压值,并给予分析。
3. 安静时和运动时动脉血压是否相同?为什么?

实验十四　微循环血流的观察

【实验目的】

学习用显微镜或图像分析系统观察蛙肠系膜微循环内各血管及血流状况,了解微循环各组成部分的结构和血流特点;观察某些药物对微循环的影响。

【实验原理】

微循环是指微动脉和微静脉之间的血液循环,是血液和组织液进行物质交换的重要场所。经典的微循环包括微动脉、后微动脉、毛细血管前括约肌、真毛细血管网、通血毛细血管、动-静吻合支和微静脉等部分。

由于蛙类的肠系膜组织很薄,易于透光,可以在显微镜下或利用图像分析系统直接观察其微循环血流状态、微血管的舒缩活动及不同因素对微循环的影响。

在显微镜下,小动脉、微动脉管壁厚,管腔内径小,血流速度快,颜色鲜红,血流方向是从主干流向分支,可见搏动和轴流(血细胞在血管中央流动)现象;小静脉、微静脉管壁薄,管腔内径大,血流速度慢,颜色暗红,无轴流现象,血流方向是从分支向主干汇合;而毛细血管管径最细,透明,颜色较浅,仅允许单个细胞依次通过。

【实验对象】

蟾蜍或蛙。

【实验用品】

任氏液、20％氨基甲酸乙酯溶液、1∶10 000去甲肾上腺素溶液、1∶10 000组胺溶液、显微镜或计算机微循环血流(图像)分析系统、有孔蛙板、蛙类手术器械、蛙钉、吸管、注射器(1或2 ml)、滤纸等。

【实验步骤】

取蟾蜍或蛙一只,洗净,称重。在尾骨两侧进行皮下淋巴囊注射20%氨基甲酸乙酯(3 mg/g),约10~15分钟进入麻醉状态。用大头针将蛙腹位(或背位)固定在蛙板上,在腹部侧方做一纵行切口,轻轻拉出一段小肠袢,将肠系膜展开,小心铺在有孔蛙板上,用数枚大头针将其固定。

【实验项目】

1. 在低倍显微镜下,识别动脉、静脉、小动脉、小静脉和毛细血管,观察血管壁、血管口径、血细胞形态、血流方向和流速等情况;图像经摄像头进入计算机微循环血流(图像)分析系统,对微循环血流做进一步分析。

2. 用手术镊给予肠系膜轻微机械刺激,观察此时血管口径及血流变化情况。

3. 用一小片滤纸将肠系膜上的任氏液小心吸干,然后滴加几滴1∶10 000 去甲肾上腺素溶液于肠系膜上,观察血管口径和血流变化情况;出现变化后立即用任氏液冲洗。

4. 血流恢复正常后,滴加几滴1∶10 000 组胺溶液于肠系膜上,观察血管口径及血流变化情况。

【注意事项】

1. 手术操作要仔细,避免出血造成视野模糊。
2. 固定肠系膜时不能拉的过紧,不能扭曲,以免影响血管内血液流动。
3. 实验中要经常滴加少许任氏液,防止标本干燥。

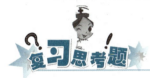

1. 低倍镜下如何区分小动脉、小静脉和毛细血管?各血管中血流有何特点?
2. 试解释不同药物引起血流变化的机制。

实验十五　哺乳动物动脉血压的调节

【实验目的】

学习哺乳动物动脉血压的直接测量方法,验证神经-体液因素对心血管活动的调节机制。

【实验原理】

在正常生理情况下,心血管活动受神经、体液因素和自身的调节。

心脏受交感神经和副交感神经的支配。心交感神经兴奋时,心率加快,心肌收缩力加强,房室传导加快,从而使心输出量增加,动脉血压升高。心迷走神经兴奋时,心率减慢,心房肌收缩力减弱,房室传导减慢,从而使心输出量减少,动脉血压下降。在神经调节中,以颈动脉窦-主动脉弓的减压反射尤为重要。当动脉血压升高时,压力感受器发放冲动增加,通过中枢反射性引起心率减慢、心肌收缩力减弱、心输出量下降、血管舒张和外周阻力降低,使血压降低。反之,当动脉压下降时,压力感受器发放冲动减少,通过调节又使血压回升。支配血管的交感缩血管神经兴奋时,使血管收缩、外周阻力增加、动脉血压升高。

家兔的压力感受器的传入神经在颈部从迷走神经分出,自成一支,称为减压神经,其传入冲动随血压变化而变化。

心血管活动还受肾上腺素和去甲肾上腺素等体液因素调节。它们对心血管的作用既有共性,又有特殊性,关键是心血管壁上被作用的哪一种受体占优势。肾上腺素对α与β受体均有激活作用;去甲肾上腺素主要激活α受体而对β受体作用很小,因而使外周阻力增加,动脉血压升高,但对心脏的作用要比肾上腺素弱。

【实验对象】

家兔。

【实验用品】

生理盐水、20%氨基甲酸乙脂溶液(或3%戊巴比妥钠溶液)、肝素(1 000 U/ml)、1∶10 000肾上腺素溶液、1∶10 000去甲肾上腺素溶液、1∶10 000乙酰胆碱溶液、多道生理记录仪、刺激器、兔手术台、哺乳动物手术器械、气管插管、动脉夹、动脉套管、血压换能器、保护电极、电磁标、有色丝线、纱布、棉球、注射器(50、10、2 ml)、铁支架、双凹夹等。

【实验步骤】

1. 实验仪器安装 按照要求安装调试好实验仪器。

2. 麻醉和固定 家兔称重后,耳缘静脉缓慢注射20%氨基甲酸乙酯(5 ml/kg)或3%戊巴比妥钠(1 ml/kg)进行麻醉。当家兔四肢松软,呼吸变深变慢,角膜反射迟钝时,表示已被麻醉,即可停止注射。将麻醉的家兔仰卧位固定于兔手术台上,注意保温。

3. 手术过程

(1) 分离颈部神经、血管:颈部剪毛,沿颈部正中线切开皮肤5~7 cm,用止血钳钝性分离皮下组织及浅层肌肉,暴露和分离气管;分离左、右两侧颈总动脉,左颈总动脉分离长些,以做动脉插管用(当向头端追索到甲状软骨上缘,可见到左颈总动脉分支为颈外和颈内动脉,在颈内动脉基部有一膨大处,为颈动脉窦);分离右侧的迷走神经、交感神经和减压神经。在分离的气管、颈总动脉及神经下方各穿一不同颜色的线备用,并在减压神经下放一钩状记录电极,实验过程中将电极悬空(但不要拉得过紧)。将神经周围的皮肤提起做一皮兜,在神经表面滴上38℃液体石蜡,以防止神经干燥,并起到绝缘效果。

(2) 进行气管插管。

(3) 分离内脏大神经(此步也可放在刺激内脏大神经前进行):将动物右侧卧位,在腰三角作一长4~5 cm的斜行切口,逐层分离至腹膜处,从左侧腹后壁(或沿腹中线切开皮肤)找到左肾,并将左肾向下推压,在其右上方可见一浅黄色黄豆粒大小的肾上腺。沿肾上腺上方可见内脏大神经,小心分离主干,在其下方穿一丝线,并安放好保护电极备用。

(4) 插动脉插管:做插管手术前经耳缘静脉注射肝素(500 U/kg体重),在左侧颈总动脉插入动脉插管。插管前应先检查动脉插管有无破裂,开口处是否光滑,其前端管粗细是否合适,然后加入少许抗凝剂待用。在左颈总动脉远心端穿线结扎,以动脉夹夹住动脉的近心端,在结扎处与动脉夹之间的动脉长度一般在3 cm左右。在此段血管下穿线备用,用锐利的眼科剪刀在尽可能在远心端结扎处剪一斜形切口,切口约为管径的一半。然后将充满抗凝剂的动脉插管向心脏方向插入血管,用已穿好的丝线扎紧插入血管的插管尖嘴部分,并用同一丝线在插管的侧管上缚紧固定,以防插管从插入处滑出。插好后应保持插管与动脉的方向一致,防止血管壁被插管尖端刺破。在腹股沟用手指轻摸到股动脉搏动处,顺血管方向切开皮肤4~5 cm,分离股动脉,然后以同样方法插一玻璃套管(内盛抗凝剂),以备放血使用。

【实验项目】

1. 观察正常血压曲线　由心脏舒缩引起血压波动的一级波(心波),与心率一致;由呼吸时肺的张缩所引起血压波动的二级波(呼吸波),与呼吸节律一致。

2. 夹闭右颈总动脉　用动脉夹夹闭右侧颈总动脉10~15秒,观察血压的变化情况;在出现一段明显变化后,突然放开动脉夹,再观察血压变化情况。

3. 牵拉左颈总动脉　手持左侧颈总动脉上的远心端结扎线,向心脏方快速牵拉3秒,观察血压的变化情况;再持续牵拉,观察血压变化情况。

4. 静脉注射肾上腺素溶液　待血压基本稳定后,由耳缘静脉注入1:10 000肾上腺素溶液0.2~0.3 ml,观察血压的变化情况。

5. 静脉注射乙酰胆碱溶液　待血压基本稳定后,由耳缘静脉注入1:10 000乙酰胆碱溶液0.2~0.3 ml,观察血压的变化情况。

6. 静脉注射去甲肾上腺素溶液　待血压基本稳定后,由耳缘静脉注入1:10 000去甲肾上腺素溶液0.2~0.3 ml,观察血压的变化情况。

7. 刺激右迷走神经外周端　待血压基本稳定后,结扎并剪断右侧迷走神经,用保护电极刺激迷走神经外周端;观察血压的变化情况。

8. 刺激内脏大神经　待血压基本稳定后,用保护电极刺激内脏大神经,观察血压的变化情况。

9. 刺激减压神经　在血压基本恢复正常后,双重结扎减压神经,并在两结扎线中间剪断减压神经,分别用中等强度电流刺激减压神经的中枢端和外周端,观察血压的变化情况。

10. 股动脉放血　待血压基本稳定后,股动脉放血20~30 ml,观察血压的变化情况;然后静脉注射生理盐水40~60 ml,再观察血压的变化情况。

【注意事项】

1. 麻醉用药应适量,麻醉药注射速度要慢,同时注意呼吸变化,以免过量引起动物死亡。如果实验时间过长,动物苏醒挣扎,可适量补充麻醉药物。另要注意动物的保温和严密观察,以防动物意外死亡。

2. 手术过程中注意止血;实验仪器要接地,并注意适当的屏蔽。

3. 每观察一个项目,须待血压和心率恢复正常后,才能进行下一个实验项目。

4. 每次静脉注射完药物后,应立即推注0.5 ml生理盐水,以防止药液残留在针头内及局部静脉中而影响下一种药物的效应。

5. 实验中注射药物较多,注意保护耳缘静脉。

6. 实验结束前,必须结扎颈总动脉近心端后,再拔除动脉插管。

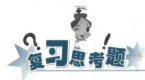

复习思考题

1. 动脉血压是怎样形成的?
2. 短时间夹闭右侧颈总动脉对全身的血压有何影响?若夹闭部位在颈动脉窦上,影响是否相同?为什么?
3. 试分析以上各种实验因素引起动脉血压变化的机制。

(耿宏柱)

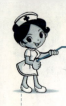

实验十六　人体肺通气功能的测定

【实验目的】

学习肺量计的使用及肺通气功能的测定方法。

【实验原理】

肺的主要功能是进行气体交换,为了保证肺换气的正常进行,必须不断进行肺通气。测定不同的肺容量,有助于广泛了解肺的通气功能。

【实验对象】

人。

【实验用品】

简易肺量计(或肺功能计)、鼻夹、75％酒精、棉球等。

【实验步骤】

1. 了解肺量计的基本构造与使用方法。

2. 受试者静立,口衔已消毒的橡皮接口,并用鼻夹夹鼻,练习用口呼吸 2～3 次后,进行下列各项测试。

【实验项目】

1. 测量潮气量　记录平静呼吸 30 秒,各次呼气和吸气量的平均值即为潮气量数值。

2. 测量补吸气量　在平静吸气末再继续做最大吸气,读出补吸气量数值。

3. 测量补呼气量　在平静呼气末再继续做最大呼气,读出补呼气量数值。

4. 测量肺活量　尽力作最大吸气后再做最大限度呼气所呼出的气量,即为肺活量;重复 2～3 次,取最大值。

5. 测量用力呼气量(时间肺活量)　尽力做最大吸气后,屏气 1～2 秒,立即用最快速度尽力呼气,直至不能呼出为止。读出第 1、2、3 秒末所呼出的气量,计算各秒呼出气量占全部呼出气量(肺活量)的百分比。

6. 测量最大随意通气量　尽力做最深最快的呼吸,记录 15 秒内呼出的气体总量,乘以 4,即为每分最大随意通气量。

【注意事项】

1. 使用肺量计前,应检查肺量计是否漏气及有无其他故障。

2. 橡皮接口要进行消毒,更换受试者时应重新消毒。

3. 吹气时须防止从口角或鼻孔漏气。

4. 测最大通气量前,受试者先练习几次深快呼吸。

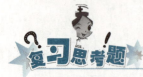

测量肺通气功能的指标有哪些？各代表什么意义？

实验十七　胸膜腔负压及其变化的观察

【实验目的】

直接观察家兔胸膜腔负压及其不同因素影响下的变化情况。

【实验原理】

由于肺的回缩力造成胸膜腔内负压,这是保证肺通气正常进行的必要条件。将与水检压计相连的粗针头插入胸膜腔可直接测得胸膜腔内压力及其变化。

【实验对象】

家兔。

【实验用品】

哺乳动物手术器械、水检压计及浮标描记装置、记纹鼓或其他描记装置、胸腔穿刺针、生理盐水、20%氨基甲酸乙酯溶液等。

【实验步骤】

1. 麻醉与固定动物　方法见实验十五内容。
2. 装置仪器　固定水检压计,将穿刺针与水检压计用橡皮管连接,水检压计内液体稍加红色以利观察,水检压计内液面与零位刻度一致;调整水检压计的高度,使零位刻度与动物胸膜腔处在同一水平。
3. 手术过程　分离气管,插入气管插管。剪去家兔右胸部第4～6肋间区的毛,在右胸第5肋间沿肋骨上缘将胸腔穿刺针垂直刺入胸膜腔内,用胶布将针头固定于胸壁(实验图23)。

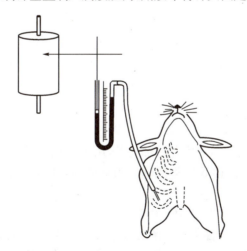

实验图 23　胸膜腔负压测定示意图

【实验项目】

1. 观察胸膜腔内压　针头一旦刺入胸膜腔内,即见水检压计内水柱向胸膜腔一侧升高,说明胸膜腔内压力低于大气压。开动记纹鼓或其他描记装置描记呼吸运动时,可见胸内负压随呼吸而变化,吸气时胸膜腔负压增大,呼气时胸膜腔负压减小。
2. 增大无效腔　将一长约50 cm的橡皮管连于气管插管的一侧开口,使无效腔增大,然后堵塞另一侧开口,观察胸膜腔负压变化情况。

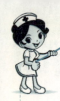

3. 气胸影响　沿右侧第7肋骨切开皮肤,分离第7肋骨,自腋后线到肋软骨处剪去一段肋骨,使胸膜腔与大气相通造成气胸。观察胸膜腔负压是否消失,肺组织是否萎缩。

【注意事项】

1. 穿刺前应检查仪器装置是否漏气,穿刺针头是否通畅。
2. 穿刺位置要准确,用力要适当,防止刺破肺组织和血管,造成气胸或出血过多。

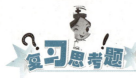

为什么吸气和呼气时胸膜腔内压都是低于大气压?

实验十八　哺乳动物呼吸运动的调节

【实验目的】

观察某些因素对呼吸运动的影响及肺牵张反射在呼吸调节中的作用。

【实验原理】

呼吸运动具有节律性,这种节律性活动主要来源于延髓与脑桥,并受体内外各种刺激的影响。对家兔施加各种有关刺激,可以通过神经、体液调节影响呼吸运动,使呼吸的频率和深度发生改变,并与机体代谢的需要相适应。

【实验对象】

家兔。

【实验用品】

哺乳动物手术器械、兔手术台、多道生理记录仪或记纹鼓、描记气鼓、电磁标、计时器、气管插管、注射器、橡皮管、气囊、20％氨基甲酸乙酯溶液、3％乳酸溶液、二氧化碳气球、钠石灰、生理盐水等。

【实验步骤】

1. 麻醉与固定动物　方法见实验十五内容。
2. 手术过程　用粗剪刀剪去家兔颈部的毛,用手术刀沿颈部正中线切开颈部皮肤,以止血钳分离出气管,剪开气管,插入气管插管并用棉线结扎固定。再在两侧分离迷走神经,在其下方穿线备用。
3. 记纹鼓描记　将描记气鼓固定于铁支架上,描记气鼓上的橡皮管与气管插管一侧开口连接(实验图24),调整气管插管另一侧短橡皮管的口径(用止血钳夹闭其一小部分),使呼吸曲线幅度大小适宜。描笔下方装两个电磁标,分别用作刺激标记和时间标记。呼吸、刺激、时间三个标记的笔尖应在同一垂直线上,并与记纹鼓面呈切线接触。
4. 记录仪描记　用系有线的弯钩大头针或蛙心夹,钩或夹在胸廓活动较大处的胸壁上,线的另一端系在张力换能器上,并与生理记录仪相连。

【实验项目】

1. 正常呼吸运动　开动记纹鼓及记时器,描记一段正常呼吸运动曲线。注意观察呼吸的频率、节律、幅度;另呼吸运动曲线中,向上曲线是呼气,向下曲线是吸气。
2. 增加吸入气CO_2浓度　将气管插管的开口端与CO_2气球相通,使CO_2慢慢进入气管

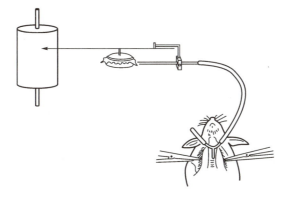

实验图 24　描记气鼓记录家兔呼吸运动示意图

插管,观察高浓度 CO_2 对呼吸运动的影响。

3. 造成缺氧　将气管插管的开口端通过一钠石灰瓶与有一定量空气的气囊相连,使动物呼出的 CO_2 被钠石灰吸收。随着呼吸的进行,气囊中的 O_2 越来越少,观察缺氧时呼吸运动的变化情况。

4. 增大无效腔　将气管插管开口端连接一根长 50 cm 的橡皮管,使无效腔增大,观察呼吸运动的变化情况。

5. 改变血液 pH 值　由耳缘静脉注入 3‰乳酸溶液 2 ml,观察呼吸运动的变化情况。

6. 剪断迷走神经　先剪断一侧迷走神经,观察呼吸运动的变化;然后再剪断另一侧迷走神经,观察呼吸运动的频率与深度的变化情况。

【注意事项】

1. 每项实验的观察时间不宜过长,一旦出现明显呼吸变化,立即停止刺激,待呼吸恢复正常后再进行下一项实验。

2. 进行每一实验项目前,要求有正常呼吸运动曲线作为对照。

3. 耳缘静脉注入乳酸时不能漏出血管外,以兔刺激动物,对呼吸产生影响。

4. 插气管插管时要注意止血,并保持呼吸道通畅。

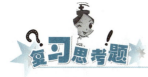

根据实验观察结果,分析影响呼吸运动的因素及其机制。

(王国樑)

实验十九　胃肠运动的观察

【实验目的】

观察胃和小肠的运动形式,以及神经和某些体液因素对胃肠运动的影响。

【实验原理】

消化管具有一定的紧张性和节律性运动,通过打开家兔腹腔,可以直接观察其胃肠运动方式,以及交感神经、副交感神经、乙酰胆碱和肾上腺素对胃肠运动的影响。

【实验对象】

家兔。

【实验用品】

哺乳动物手术器械、兔手术台、电子刺激器、保护电极、注射器、20%氨基甲酸乙酯溶液、1∶10 000乙酰胆碱溶液、1∶10 000肾上腺素溶液、阿托品注射液、生理盐水等。

【实验步骤】

1. 麻醉和固定动物 见实验十五内容。
2. 分离气管,插气管插管。
3. 剪去腹部的毛,自剑突下沿腹正中线切开腹壁,暴露胃肠。
4. 在膈下食管的前方找出迷走神经前支,套以保护电极备用;用温热盐水纱布将小肠推向右侧,在左侧肾上腺的上方腹后壁处,找出左侧内脏大神经,套上保护电极备用。
5. 用温热生理盐水(38~40℃),浸浴胃肠(或给手术台加温),保持腹腔内温度约(37~38℃),并防止胃肠表面干燥。

【实验项目】

1. 观察相对正常情况下胃肠活动,包括胃、小肠的紧张性收缩、蠕动、逆蠕动以及小肠的分节运动。
2. 用中等强度的重复电流脉冲,刺激膈下迷走神经前支,观察胃肠运动的变化情况。
3. 用中等强度的重复电流脉冲,刺激内脏大神经(属于交感神经),观察胃肠运动的变化情况。
4. 在松弛的小肠上滴上5~10滴1∶10 000乙酰胆碱溶液,观察小肠运动的变化情况。
5. 在收缩运动的小肠上滴上5~10滴1∶10 000肾上腺素溶液,观察小肠运动的变化情况。
6. 先以电刺激膈下神经,当出现明显反应时,从耳缘静脉注射阿托品0.5~1.0 mg,观察胃肠运动的变化情况;再直接电刺激胃和小肠,观察其运动的变化情况。

【注意事项】

1. 麻醉用药不宜过量,要求浅麻醉,电刺激时频率、强度适中。
2. 实验过程中注意保温和防止胃肠干燥。
3. 每更换一种药物使用前,注意肠管清洗,以去除上一种药物的影响。

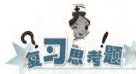

简要分析实验中神经、体液因素对胃肠影响的产生机制。

(罗桂霞)

实验二十 人体体温的测量

【实验目的】

掌握用水银体温计、红外线耳式体温计进行人体体温的测量方法。

【实验原理】

运用不同的体温计对人体体温进行测量,以获得体温值,说明体温可以通过人为而获取,并可推断其临床意义。

【实验对象】

人。

【实验用品】

红外线耳式体温计(实验图25、26)、水银体温计、75%酒精棉球、干棉球、记录表等。

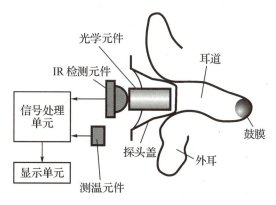

实验图25　耳温计测量耳温原理示意图

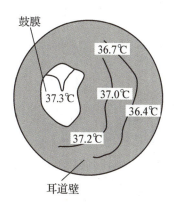

实验图26　耳温计视场示意图

一、用红外线耳式体温计测量体温

【使用方法】

1. 为了预防感染和测量准确,经常察看探头盖是否干净、盖好。
2. 按测定钮(ON)。
3. 确认显示器上显示图像。
4. 将受试者耳朵边往后轻拽,使耳孔敞开,将探头小心地插入耳内。
5. 按测定钮(ON),至有"嘀嘀"声为止;否则重新按测定钮,有"嘀嘀"声后,将探头取出。
6. 读取显示器上的体温计数值。

【注意事项】

1. 探头没有准确插入,此时读取的体温不准确。
2. 显示器上有显示图像时才可测定体温。
3. 左、右两个耳朵体温不一致时,以记录最高耳温为准。
4. 耳内有过多的耵聍或异物时必须清除后再测。
5. 避免运动或洗浴后直接测定。
6. 耳部正常温度为35.9~37.6℃。

二、用水银体温计测量体温

【使用方法】

1. 受试者取自由体位,安静5分钟以上。
2. 将口腔体温计取出,用干棉球擦干,观察其指示刻度是否在35℃以下。

3. 测量口腔(舌下)温度:将口腔体温计的水银端斜放在舌下,紧闭口唇,切忌牙咬,5分钟后取出擦净并读数、记录。

4. 测量腋窝温度:将体温计水银端置于腋窝中央,直接与皮肤接触,并让受试者屈臂过胸夹紧,以形成人工体腔,10分钟后取出擦净并读数、记录。

【注意事项】

1. 体温计用消毒溶液浸泡消毒,测试前用干棉球拭干,将其指示刻度甩至35℃以下。

2. 测量口腔(舌下)温度时,防止牙咬断裂,汞液外流伤害身体;测量腋窝温度时,有汗液须擦除;如腋下有创伤、炎症、或手术后,肩关节受伤或消瘦不能夹紧体温计者,不宜用此法测量。

3. 严格掌握测量时间,防止时间不够影响体温测量的准确性。

4. 运动后至少安静10分钟以上再测量。

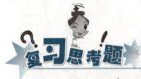

正常体温是如何形成的?

(汪光宣)

实验二十一　影响尿生成的因素

【实验目的】

通过观察若干因素对家兔尿生成的影响,加深对尿生成过程及若干因素对尿生成影响的理解。

【实验原理】

尿的生成过程包括肾小球滤过、肾小管和集合管的重吸收及分泌,凡能影响这三个环节的因素,都能引起尿的质和量发生变化。

【实验对象】

家兔。

【实验用品】

哺乳动物手术器材、二道生理记录仪或记纹鼓、血压换能器或水银检压计、电磁标、记滴器、电刺激器、保护电极、注射器、试管、试管夹、酒精灯、烧杯、纱布、线、膀胱插管(或细输尿管插管一对)、0.9% NaCl溶液、20% 葡萄糖溶液、1.5% 戊巴比妥钠溶液或20% 氨基甲酸乙酯溶液、1:10 000 去甲肾上腺素、垂体后叶素、速尿、班氏试剂、3.8% 柠檬酸钠溶液或肝素。

【实验步骤】

1. 麻醉和固定动物　见实验十五内容。

2. 颈部手术和血压描记与实验十五内容相同,分离右侧迷走神经,穿线备用。

3. 尿液收集可采用膀胱插管法或输尿管插管法。

(1)膀胱插管法:在耻骨联合前方,沿正中线作长约2~3 cm的皮肤切口,沿腹白线剪开腹腔,将膀胱移出体外。在膀胱顶部做一个荷包缝合,在缝线中心作一小切口,插入膀胱插管,收紧缝线关闭其切口,膀胱插管通过橡皮管与记滴装置相连。

(2)输尿管插管法:在耻骨联合上方,沿正中线作4～5 cm的皮肤切口,沿腹白线剪开腹壁暴露膀胱,用手轻轻拉出并向下翻转膀胱,在其底部找出双侧输尿管,用线在双侧输尿管近膀胱处分别进行结扎。在结扎部位上方各剪一斜口,将两根充满生理盐水的细输尿管插管向肾的方向分别插入输尿管内,然后用线结扎固定。手术完毕,用38℃盐水纱布覆盖切口,将两根细插管并在一起与记滴装置相连。

【实验项目】

1. 调试好记录装置,记录一段正常血压曲线和尿滴数作为对照。
2. 由耳缘静脉注入37℃生理盐水20 ml,观察血压和尿量的变化情况。
3. 剪断右迷走神经,用保护电极以中等强度的电刺激反复刺激其外周端,让血压下降到6.6 kPa (50 mmHg)左右且维持30秒,观察尿量的变化情况。
4. 静脉注射1∶10 000去甲肾上腺素0.5 ml,观察血压和尿量的变化情况。
5. 静脉注射垂体后叶素2 U,观察血压和尿量的变化情况。
6. 取尿液2滴,用班氏试剂作尿糖定性实验;再由耳缘静脉注入20%葡萄糖溶液5 ml,观察血压和尿量的变化情况。待尿量明显变化后再取尿2滴作糖定性试验。
7. 静脉注射速尿(5 mg/kg),观察尿量的变化情况。
8. 分离一侧股动脉,插入动脉插管进行放血,使血压迅速降至6.6 kPa(50 mmHg)左右,观察尿量的变化情况。
9. 从静脉迅速补充生理盐水20～30 ml,观察血压和尿量的变化情况。

【注意事项】

1. 因本实验项目多,损伤较大,须选用体质强壮的家兔。为保证实验中有足够的尿量,实验前给家兔多喂新鲜蔬菜。
2. 手术操作应轻柔,避免出现损伤性尿闭。剪开腹膜时避免损伤内脏。输尿管插管一定要插入管腔内,不要误入管壁的肌层与黏膜之间。
3. 本实验要作多次静脉注射,应注意保护耳缘静脉;静脉穿刺从耳尖开始,逐步移向耳根。
4. 每进行一项实验,均应等待血压和尿量基本恢复到对照值后再进行。

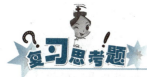

分析实验中各种因素影响血压和/或尿量变化的产生机制。

(杨祎新)

实验二十二　瞳孔反射

【实验目的】

学会瞳孔对光反射和近反射检查方法,了解其生理意义。

【实验原理】

眼视近物或受到光线刺激时,发生瞳孔缩小的现象,称为瞳孔反射。检查瞳孔反射可了解与其反射有关的结构、功能是否正常。

【实验对象】

人。

【实验用品】

手电筒、遮光板。

【实验项目】

1. 瞳孔对光反射

(1) 直接对光反射:在较暗处,先观察受试者两眼瞳孔大小,然后用手电筒照射受试者一眼,立即可见其瞳孔缩小;停止照射,瞳孔又放大。

(2) 间接对光反射:用遮光板将受试者鼻梁两眼视野分开,检查者用手电筒照射一眼,可见另一眼瞳孔也缩小。

2. 瞳孔近反射　让受试者注视正前方远处某一物体,观察其瞳孔大小;再让受试者目不转睛地注视该物体由远处迅速移至眼前,观察其瞳孔变化,并注意两眼球会聚现象。

【注意事项】

1. 受试者应注视远处(5 m以外),不可注视灯光,避免影响检查结果。

2. 瞳孔大小可参考下列数值:正常瞳孔的平均直径在2~3 mm之间,小于2 mm为瞳孔缩小,3~5 mm为中等瞳孔,大于5 mm为瞳孔扩大。

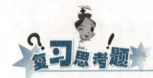

为什么瞳孔对光反射是双侧性的?

实验二十三　视敏度测定

【实验目的】

学会视敏度(视力)测定方法,了解其测定原理。

【实验原理】

视敏度(视力)是指分辨两点之间最小距离的能力。通常以眼能分辨两点间的最小视角表示视敏度(视力),即视敏度(视力)=1/视角。视角是物体上两点光线射入眼球,通过节点时交叉形成的夹角。正常眼能分辨的最小视角($α'$)为1分角($1/60°$)。用标准对数视力表测定视力,可用小数记录(V)或5分记录(L)。

$$V = \frac{受试者辨认某字的最远距离(d)}{正常视力辨认该字的最远距离(D)}$$

$$L = 5 - \log α'(视角)$$

视力表每行字旁边的L、V数值,表示$D=5$ m处能辨认该字的视力。如受检者在5 m处能辨认第11行字时,$α'=1$分角,则$V=5/5×1=1.0$,$L=5-\log 1=5$;同理能辨认第1行字时，$\alpha' = 10$ 分角，则 $V = 5/5 \times 10 = 0.1$，$L = 5 - \log 10 = 4$。依次类推。

【实验对象】

人。

【实验用品】

标准对数视力表、遮光板、指示棒、米尺等。

【实验步骤】

1. 悬挂视力表　将视力表平坦挂在光线充足、照明均匀的地方，视力表挂的高度要求表上第 11 行字与受试者眼睛在同一水平。
2. 让受试者站(坐)在距视力表前 5 m 处测试。

【实验项目】

1. 受试者用遮眼板遮住一眼，另一眼看视力表，一般先检右眼，后检左眼。
2. 检查者用指示棒从上而下逐行指点，嘱受试者说出或以手势表示字母缺口方向，直到能辨认最小的字行为止，该字行表旁的数值即为该眼的视力。
3. 若受试者对最上一行字母也不能确认，则须让受试者向前移动，直至能辨认为止；测量受试者与视力表间的距离，按上述公式推算视力。

【注意事项】

1. 视力表须平坦挂在光线充足、照明均匀的地方。
2. 两眼分别测定；用遮眼板遮挡眼睛时切勿按压过力，以免产生视力模糊，影响该眼视力测定结果。

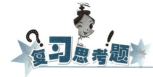

某受试者站在 0.5 m 处只能看清第一行"E"字，其视力是多少？

实验二十四　视野测定

【实验目的】

学会视野测定方法，测定出受试者各色视野，了解其测定意义。

【实验原理】

视野是指单眼固定注视前方一点所看到的空间范围。正常人由于面部结构(鼻和额)阻挡视线，视野范围鼻侧和上侧较窄，颞侧和下侧较宽。在同一光照条件下，用不同颜色的目标物测得的视野大小不一样，依次为：白色＞蓝色＞红色＞绿色。测定视野可了解视网膜的感光功能，并有助于诊断某些视网膜及视觉传导路的病变。

【实验对象】

人。

【实验用品】

视野计、白、红、蓝及绿色视标、视野图纸、红、蓝及绿色铅笔、遮眼板等。

【实验步骤】

1. 熟悉视野计的结构,临床上常用的视野计为弧形视野计(实验图27)。

2. 受试者背光而坐,下颌放在托颌架上,眼眶下缘放在眼眶托上。调整托颌架的高度,使眼与弧架的中心点处于同一水平面上。用遮眼板遮住一眼,另一眼注视弧架的中心点。

【实验项目】

1. 检查者手持白色视标,沿弧架面从外周向中央缓缓移动,直至受试者看到为止,记下此时视标所在部位弧架上所标度数;再将白色视标从中央向外周移动,看不到视标时,再记下度数,取两次度数的平均值,并在视野图纸上相应的方位和度数上用铅笔标出。同法,测对侧白色视野界限。然后将弧架转动45°,重复上述操作,共4次,得出8个度数,依次连接视野图上8个点,即得出白色视野图。

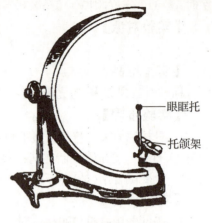

实验图27　视野计示意图

2. 依同法,测出蓝、红、绿色视野,并用相应色笔绘出轮廓。

3. 依同法,测另一眼视野。

【注意事项】

1. 受试者眼必须始终注视弧架的中心点,不能跟随视标移动。

2. 测定有色视野时,应以受试者看出颜色为准,检查者不得暗示。

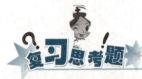

1. 当患者左眼颞侧视野,右眼鼻侧视野发生障碍时,试判断其病变的可能部位。

2. 比较白、蓝、红、绿色视野图区域大小。

实验二十五　色盲检查

【实验目的】

学会检查眼辨色能力的方法。

【实验原理】

色觉是视锥细胞的功能,可用色盲检查图检查色觉是否正常。

【实验对象】

人。

【实验用品】

色盲检查图。

【实验项目】

在明亮、均匀的自然光线下,检查者向受试者逐页展示色盲检查图,嘱受试者5秒以内回答每页所见的数字或图形,注意受试者回答是否正确,时间是否超过30秒。若有错误,可查阅色盲检查图中说明,确定受试者属于哪类色盲。

【注意事项】

1. 检查应在明亮、均匀的自然光线下进行,不能在直射日光或灯光下检查,以免影响检查结果。

2. 色盲检查图距离受检者眼睛以 30 cm 左右为宜。

3. 读图速度愈快愈好,速度太慢影响检查结果,以致对色弱者不易检出。一般 3 秒左右可得答案,最长不超过 10 秒。

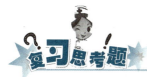

色盲检查有何临床意义?

实验二十六　声波的传导途径

【实验目的】

证明和比较气传导、骨传导的听觉传导途径及效果,分析其临床意义。

【实验原理】

声波经外耳、鼓膜和听小骨传至内耳,这是声波传导的主要途径,称为气传导(简称气导);声波也可经颅骨、耳蜗骨壁传入内耳,称为骨传导(简称骨导)。正常人骨导的效率较气导差,但气导途径发生障碍时,骨导仍可进行,甚或加强。本实验是通过振动的音叉置放位置、时间的不同,让受试者说明声音强度的变化,以证明声音的两种传导途径的不同,并借此鉴别听力障碍。

【实验对象】

人。

【实验用品】

音叉(频率为 256 次/秒或 512 次/秒)、棉球、橡皮锤、秒表等。

【实验项目】

1. 气导和骨导比较试验(任内试验,RT)(实验图 28)

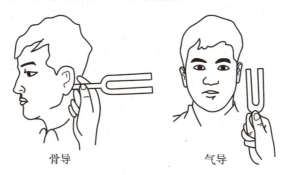

骨导　　　　　气导

实验图 28　骨导、气导比较实验示意图

(1) 室内保持安静,受试者取坐位,检查者用橡皮锤敲响音叉后,立即将音叉柄置于受试

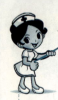

者颞骨乳突部。此时受试者可听到音叉响声,以后声音便逐渐减弱。当受试者刚听不到声音时,立即将音叉移至同侧外耳道口,则受试者又可重新听到声音,直到听不到为止,记下气导与骨导时间。检查者再将敲响的音叉置于其外耳道口,当听不到声音时,再移音叉置同侧颞骨乳突部,询问此时受试者能否又听到声音。正常人气导时间比骨导时间长约2倍,称气导和骨导比较试验阳性。

(2) 模拟气导障碍试验:用棉球塞住受试者一侧耳孔,重复上述操作。结果气导时间比骨导时间短,此称气导和骨导比较试验阴性。

2. 骨导偏向试验(韦伯试验,WT)

(1) 将振动的音叉柄置于受试者的额部正中,询问此时受试者两耳听到的声音强度是否相同。(正常人两耳声音强度相同,感觉声音在中间)。

(2) 模拟气导障碍试验:用棉球塞住受试者一侧耳孔,重复上述操作,此时被塞侧耳听到的声音强度较未塞侧耳要响。

【注意事项】

1. 室内必须保持安静。
2. 用橡皮锤敲击音叉在其叉枝顶端1/3处,用力适中,切忌在坚硬物体上敲打。
3. 音叉置于外耳道口约1~2 cm,不要触及耳郭或头发等,同时要使音叉振动的方向正对外耳道孔。

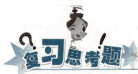

1. 比较气导与骨导有何不同?
2. 如何鉴别传导性耳聋和神经性耳聋?

(朱洁平)

实验二十七　人体腱反射检查

【实验目的】

学会常用的腱反射检查方法,分析腱反射检查的临床意义。

【实验原理】

脊髓是躯体运动的最基本中枢,受到大脑各级中枢的控制和调节。腱反射是典型的单突触躯体运动反射,具有明显的节段性分布。所以,可以通过某些腱反射的检查,了解脊髓反射弧的完整性和高位中枢对脊髓的控制情况。腱反射减弱或消失,提示该反射的传入、传出神经或脊髓反射中枢受损害;腱反射亢进,提示高位中枢有病变。

【实验对象】

人。

【实验用品】

橡皮锤。

【实验项目】

1. 肱二头肌反射　受试者端坐位,检查者用左手托起受试者半屈的右肘部,左前臂托住受试者的右前臂,并将左手拇指按在受试者的右肘部肱二头肌肌腱上,然后右手用橡皮锤叩打自己的左拇指(实验图29),以检查受试者肱二头肌的腱反射。正常反应为前臂快速屈曲。

2. 肱三头肌反射　受试者端坐位,上臂稍外展,前臂及上臂半屈成90°,检查者以左手托住受试者左肘部内侧,然后用橡皮锤轻叩尺骨鹰嘴突上方 1～2 cm 处的肱三头肌肌腱(实验图30)。正常反应为前臂快速伸展。

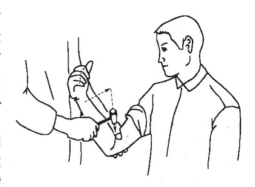

实验图29　肱二头肌反射示意图

3. 膝反射　受试者端坐位,两小腿自然下垂悬空,或一侧下肢搭在另侧下肢的膝部;检查者以右手持橡皮锤,轻叩膝盖股四头肌肌腱。正常反应为小腿快速伸直。

4. 跟腱反射　受试者跪于椅(凳)上,两足踝关节以下悬空,检查者右手持橡皮锤轻叩跟腱;或受试者仰卧,下肢曲屈,大腿稍向外旋,检查者左手握其足使踝关节稍向背曲,用右手持橡皮锤轻叩跟腱(实验图31)。正常反应为足向跖面屈曲。

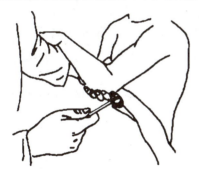

实验图30　肱三头肌反射示意图

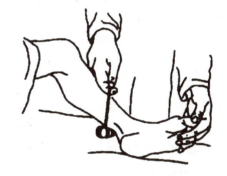

实验图31　跟腱反射示意图

【注意事项】

1. 检查时受试者肢体肌肉要尽量放松,不可用意识控制。
2. 叩击肌腱部位要正确,力量要适中。

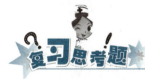

1. 简述腱反射的特点和临床意义。
2. 以膝反射为例,说明从叩击股四头肌肌腱到引起小腿伸直反应的全过程。

实验二十八　去一侧小脑动物的观察

【实验目的】

观察一侧小脑受损后对肌张力、随意运动和身体平衡的影响。

【实验原理】

小脑是躯体运动重要的调节中枢,与大脑、丘脑、脑干网状结构、脊髓等处有广泛而复杂的纤维联系,是锥体外系的重要组成部分,与身体平衡、肌紧张的调节、机体随意运动的协调有密切关系。因此,当破坏小白鼠一侧小脑后,可以引起肌紧张失调和身体平衡功能障碍。

【实验对象】

小白鼠。

【实验用品】

蛙类手术器械、大头针、烧杯(容量 200 ml)、棉球、乙醚等。

【实验步骤】

1. 麻醉　取小白鼠一只,先观察正常活动情况,然后将小白鼠用烧杯罩住,投入一块浸过乙醚的脱脂棉球,待动物麻醉后(停止活动,呼吸变得深慢)随即取出置于桌面上。

2. 手术　剪去小白鼠颅顶上的毛后,用拇指和示指固定动物头部,沿正中线切开两耳间的皮肤,暴露顶骨与顶间骨,用脱脂棉球轻轻向后分离顶间骨的肌肉,在半透明的颅骨下,小脑隐约可见,用大头针按实验图32所示的穿刺点垂直刺入一侧顶间骨(进针约 3 mm)搅动,破坏一侧小脑后拔针,并用棉球压迫止血。

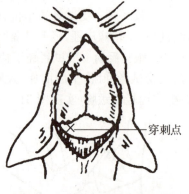

实验图32　小白鼠小脑穿刺示意图

【实验项目】

待动物清醒后,观察其活动情况,注意其姿势是否平衡,比较两侧肢体的肌紧张变化情况。

【注意事项】

1. 麻醉小白鼠时,烧杯不要完全密闭,与桌面间留有缝隙,以免动物缺氧窒息死亡。

2. 麻醉不宜过深,麻醉时应密切注意小白鼠的呼吸。

3. 针刺破坏小脑时,要垂直进针,深度适宜,刺入太深损伤中脑;刺入太浅,无破坏作用。

4. 实验完毕,应将小白鼠处死。

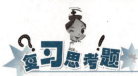

小脑分哪些区域?其功能有何不同?

实验二十九　大脑皮层运动区功能定位

【实验目的】

观察大脑皮层运动区的功能定位及其对躯体运动的调节。

【实验原理】

大脑皮层运动区是躯体运动调节的高位中枢;其不同部位,分别控制着特定肌肉或肌群的运动。刺激大脑皮层运动区某些部位,能引起特定肌肉或肌群收缩而产生运动。

【实验对象】

家兔。

【实验用品】

哺乳动物手术器械、兔手术台、颅骨钻、咬骨钳、刺激器、刺激电极、骨蜡、乙醚或20%氨基甲酸乙酯溶液、石蜡油、生理盐水等。

一、开颅法

【实验步骤】

1. 麻醉及气管插管　见实验十五内容;但麻醉拟浅,半量即可。
2. 固定动物　将家兔翻转俯卧,并固定其头于兔头固定架上。
3. 手术过程　在头顶部沿正中线切开皮肤,剥离肌肉,暴露出颅骨。然后用骨钻在一侧颅骨开洞,再用咬骨钳逐渐扩大创口,术中随时用骨蜡止血;用手术镊夹起脑膜并细心剪开,暴露脑组织,用温热生理盐水浸湿的棉花盖在裸露的大脑皮层上,或滴加几滴石蜡油,以防干燥。

【实验项目】

松解家兔头部和四肢,将一电极固定在头皮下做无关电极,用另一刺激电极,以适宜(6~16 V,10 Hz)的电刺激,和间隔均匀、相等时间(5~15 s),按实验图33所示,逐一刺入(1~2mm深度)刺激兔大脑皮层运动区,观察家兔对侧躯体运动的反应。可在另一侧大脑皮层重复上述实验。

二、不开颅法

【实验步骤】

1. 麻醉与手术　将家兔不麻醉或轻度麻醉,俯卧固定并将兔头固定于兔头固定架上,沿正中线切开头顶部皮肤,剥离骨膜暴露颅骨。

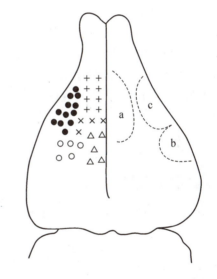

实验图33　家兔大脑皮层刺激效应区域示意图

注 a. 中央后区;b. 脑岛区;c. 下颌运动区
○头动;●下颌动;△前脚动;
+颜面肌和下颌动;×前肢和后肢动

2. 做骨性标志线　参看实验图34做骨性标志线。
3. 置入无关电极　采用单极连法,无关电极置腹部正中皮下。
4. 置入刺激电极　参照实验图35,按骨性标志线定位,将大头针去帽制成的针形电极,以小锤自颅顶部垂直钉入最佳点,约2~3 mm深,为防止针形电极在锤针时受压弯曲变形,可用特制的持针器(大号注射器针头截取上半部,外包长方形金属片,便于持握),加以保护。
5. 调整刺激参数　一般强度6~16 V,波宽20 ms,频率10 Hz为适宜。

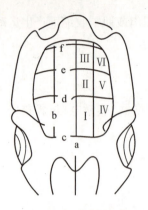 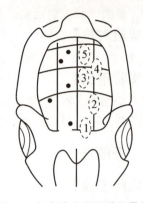

实验图34　兔大脑皮层运动区颅顶骨标志线示意图
注：a. 矢状线；b. 旁矢状线；c. 切迹连线；d. 冠状线；e. 顶冠间线；f. 顶间前线

实验图35　兔大脑皮层运动区最佳刺激区域示意图
注：1. 头动；2. 咀嚼；3. 前肢动；4. 竖耳；5. 举尾

【实验项目】

将生理多用仪的输出刺激与各部位的针形电极连接，逐一刺激，观察家兔的躯体运动反应。

【注意事项】

1. 刺激大脑皮层后引起的肌肉收缩反应往往有较长的潜伏期。所以，每次刺激需持续5～10 s后才能确定有无反应。

2. 开颅时，先用颅骨钻在左侧（或右侧）顶骨中央钻开一个小孔，在打开颅骨时，注意勿伤及硬脑膜。再用咬骨钳将骨孔慢慢扩大，当扩大到颅顶矢状缝处要特别小心操作，以免损伤矢状窦引起大出血。

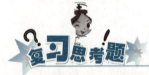

为什么刺激大脑皮层运动区不同区域，能观察到特定部位的运动反应？

实验三十　去大脑僵直

【实验目的】

观察去大脑僵直现象，了解高位脑中枢对肌紧张的影响。

【实验原理】

脑干网状结构是调节肌紧张的重要部位，通过该部位易化区和抑制区分别发放的下行冲动，对肌紧张起着加强或减弱的作用，两者共同维持正常的肌紧张。如果将猫或家兔脑的上下丘之间切断，此时动物出现伸肌过度紧张，四肢伸直，头尾昂起，脊柱硬挺的现象，称为去大脑僵直。去大脑僵直发生原因是因为抑制区失去高位脑中枢的始动作用，使易化作用相对增强而出现的僵直现象。

【实验对象】

家兔。

【实验用品】

哺乳动物手术器械、兔手术台、颅骨钻、咬骨钳、骨蜡、乙醚或20％氨基甲酸乙酯溶液、石蜡油、生理盐水等。

一、开颅法

【实验步骤】

1. 麻醉与手术　麻醉、开颅过程与家兔大脑皮层运动区功能定位实验的手术过程相同，但应向后扩展颅骨至枕骨结节，暴露两侧大脑半球后缘，注意勿损伤矢状窦与横窦，随时用骨蜡或止血海绵止血。

2. 切断脑干　松开动物四肢缚绳，再由助手抓紧动物四肢，术者左手将动物头部托起，右手用手术刀柄在大脑后缘与小脑之间，轻轻翻开大脑半球，暴露四叠体（上丘较粗大，下丘较小），用手术刀背在上下丘之间略向前倾斜切向颅底，同时向两边拨动，将脑干完全切断。

【实验项目】

1. 将动物侧卧，几分钟后可出现家兔的去大脑僵直现象（家兔躯干和四肢变硬伸直，头向后仰，尾向上翘，呈角弓反张状态）。

2. 检查家兔的肌张力。

二、不开颅法

【实验步骤】

1. 确定穿刺点　将兔用乙醚轻度麻醉，剪除头顶部毛，在其头顶正中线切开皮肤，暴露颅骨。在矢状缝与冠状缝交点至人字缝顶点之间用笔画一直线，将此线二等分，后一线段的中点向左或右旁开约5 mm处即是穿刺点。亦可按矢状缝与人字缝交点处向上、向左或右各旁开1～2 mm处作为穿刺点。

2. 横断脑干　一手握住兔头，另一手用探针先在一侧穿刺点钻一小孔，然后将注射针头自小孔向着口裂与下颌之间刺至颅底，并使针尖端向左右拨动，离断脑干后，取出针头。

【实验项目】

将动物侧卧，同上进行观察和检查家兔肌张力。

【注意事项】

1. 麻醉宜浅，若麻醉过深，动物不易出现去大脑僵直。

2. 进行手术时，避免损伤矢状窦与横窦而引起大出血。

3. 横断脑干的部位不能过低，以免损伤延髓呼吸中枢，引起呼吸停止。

4. 有时因横切部位过高，不出现去大脑僵直，15～20 min后，可再将刀背稍向尾侧端斜切一刀，观察反应。

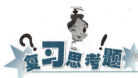

1. 什么是去大脑僵直？其产生机制如何？
2. 为什么去大脑的动物血压、呼吸还能保持基本正常？

（董克江）

主要参考文献

1. 姚泰主编. 生理学. 第6版. 北京:人民卫生出版社,2004
2. 姚泰主编. 生理学. 第7版. 北京:人民卫生出版社,2008
3. 姚泰主编. 人体生理学. 第3版. 北京:人民卫生出版社,2001
4. 王庭槐主编. 生理学. 第2版. 北京:高等教育出版社,2008
5. 全国自然科学名词审定委员会公布. 生理学名词. 北京:科学出版社,1990
6. 朱大年主编. 生理学. 第7版. 北京:人民卫生出版社,2008
7. 余承高等主编. 图表生理学. 北京:中国协和医科大学出版社,2007
8. 梁平,符史干主编. 生理学. 北京:中国医药科技出版社,2010
9. 朱大年主编. 生理学. 上海:复旦大学出版社,2008